2015

口腔医学新进展

主　编　樊明文

编　委　（以姓氏笔画为序）

Hendrik Busscher　Jo. E. Frencken

丁　云　马俊青　王　林　韦　曦

孙丽莎　任艺谨　许庆安　吴亚菲

李宇红　李铁军　陈　江　陈　智

林久祥　郑志明　金　岩　侯本祥

骆小平　贾　荣　郭维华　程　勇

葛立宏　樊明文

人民卫生出版社

图书在版编目（CIP）数据

2015 口腔医学新进展 / 樊明文主编 . —北京：人民卫生出版社，2015

ISBN 978-7-117-21237-3

Ⅰ. ①2… Ⅱ. ①樊… Ⅲ. ①口腔科学 Ⅳ. ①R73

中国版本图书馆 CIP 数据核字（2015）第 200166 号

人卫社官网	www.pmph.com	出版物查询，在线购书
人卫医学网	www.ipmph.com	医学考试辅导，医学数据库服务，医学教育资源，大众健康资讯

2015 口腔医学新进展

主　　编：樊明文

出版发行：人民卫生出版社（中继线 010-59780011）

地　　址：北京市朝阳区潘家园南里 19 号

邮　　编：100021

E - mail: pmph @ pmph.com

购书热线：010-59787592　　010-59787584　　010-65264830

印　　刷：北京中新伟业印刷有限公司

经　　销：新华书店

开　　本：850×1168　1/32　　印张：14

字　　数：363 千字

版　　次：2015 年 10 月第 1 版　2015 年 10 月第 1 版第 1 次印刷

标准书号：ISBN 978-7-117-21237-3/R·21238

定　　价：42.00 元

打击盗版举报电话：010-59787491　　E-mail: WQ @ pmph.com

（凡属印装质量问题请与本社市场营销中心联系退换）

前　言

进入 21 世纪十余年来,高科技的发展日新月异,科学技术的进步首先应归功于哲理性思想的影响。在科学研究工作中,大胆提出问题、敢于向权威挑战、以实验数据和事实为依据、遵循严密的逻辑体系,使得科学技术不断获得新成果。特别是近十余年来,信息科学的迅速发展,推动了各学科的技术进步。医学更是如此。有报告称,科学技术的 5 年更新率达到 50%,当然这是泛指。

在科技不断进步的大潮中,口腔医学也在不断发展和更新。新技术带来了设备的不断创新,新仪器层出不穷,使医师的临床操作更为灵活方便、患者更加舒适。过去无法实现的一些想法已经变为现实。

在这种背景下,定期出版本学科"新进展"的小册子实属必要。在人民卫生出版社的倡导下,本人邀约了在口腔医学各领域的著名专家学者编撰了《2015 口腔医学新进展》一书,希望这本小册子能给广大口腔医务工作者带来新的思维,指导大家去接受新知识、新技术,最终目的是使口腔临床工作不断改进,惠及大众。同时,在学术上跟上时代步伐,在国际学术界激烈的竞争中站有一席之地。

本册子篇幅不大,但内容涵盖了口腔基础与临床,在遴选作者的过程中,除国内的著名专家外,还邀请了部分国外专家参与,使本书内容更加具有代表性、权威性。成书之日对拨冗参与本书编写的专家们表示衷心感谢!

樊明文

2015 年 7 月 19 日

目　录

第一章　肿瘤干细胞研究进展

提要：肿瘤干细胞(cancer stem cells,CSC)是极少量存在于肿瘤组织内的一类具有自我更新和不定分化潜能的肿瘤细胞，是维持肿瘤组织不断生长的根源。本节将着重于概述头颈部鳞状细胞癌(head and neck squamous cellcarcinomas,HNSCC)的肿瘤干细胞研究进展。HNSCC 肿瘤干细胞位于靠近血管的肿瘤侵袭前沿(管周龛)。内皮细胞引发的信号改变是这些干细胞存活以及发生自我更新的关键因素。目前研究已发现的 HNSCC 肿瘤干细胞表面标记物有醛脱氢酶(ALDH)、CD133、CD44 等。研究表明，CSC 是肿瘤的起源，也是造成肿瘤局部复发、远处转移、放化疗耐受的关键因素。因此，深入研究其生物学特性，寻找有效的治疗靶点，对于 HNSCC 的最终治愈具有重要的生物学价值及临床应用前景。

一、肿瘤干细胞假说

肿瘤组织具有异质性(heterogeneity)，由具有不同表型和功能的细胞群体组成。目前有两种理论解释这一现象：传统观点即随机(stochastic)假说认为：所有肿瘤细胞均具有广泛增殖能力，但以很小的概率，随机进入细胞周期增生分裂。然而，在对肿瘤细胞系的研究中发现看似均一的肿瘤细胞在体内、外实验中表现出来的致瘤能力是不一样的，并非所有细胞均能成瘤。在白血病及实体瘤的研究中发现，仅少数癌细胞是实际上的致瘤性细胞。这些细胞在体外培养过程中呈现克隆性增殖，在免疫缺陷小鼠体内可以成瘤，并具有干细胞特性。随着肿瘤干细胞的发展,研究者提出第二个理论,即阶层(hierarchy)假说:认为肿瘤表现为等级结构,仅有一小部分细胞处于金字塔的最顶端,是肿瘤的起始细胞并维持肿瘤的生长。这些细胞称之为"肿瘤干细胞",或者"肿瘤起始细胞"。肿瘤干细胞是一群处于原始的未分化状态的细胞,具备自我更新和较强的不定向分化潜能,不能分化成为正常的成熟体细胞[1]。因此,肿瘤组织实际上是由肿瘤干细胞及其产生的分化程度不均一的细胞团块组成。仅占肿瘤小部分的肿瘤干细胞虽然具有无限的分裂增殖能力,却并不呈现快速分裂增殖的特性。肿瘤主体的快速增长是由一群失去自我更新能力但异常快速增殖的非干细胞样细胞实现的,或称为"过渡-扩增细胞"(transit-amplifying cells)[2]。这些细胞由肿瘤干细胞分化而成,他们仅具有有限的增殖潜能而无致瘤能力。传统的放、化疗方法主要是针对性杀伤具有快速分裂特性的肿瘤主体细胞,而对肿瘤干细胞的杀伤能力非常有限。少数处于休眠状态的肿瘤干细胞对放、化疗不敏感,成为肿瘤复发的根源[3]。肿瘤干细胞(CSC)有4个主要特点:①只有肿瘤中的一小部分细胞能引发免疫缺陷小鼠移植瘤的形成;②可通过独特的细胞表面标志物来区分肿瘤干细胞及非肿瘤干细胞;③由肿瘤干细胞诱发的肿瘤同时含有致瘤和非致瘤细胞(同原发性肿瘤的形态异质性);④能够进行多代次的连续移植证实肿瘤干细胞具有自我更新能力。

二、肿瘤干细胞存在的证据

对肿瘤干细胞的认识最早来源于对白血病的研究。20世纪80年代就有人提出了人类肿瘤生长的干细胞学说,但在近几年肿瘤干细胞的研究方受到重视。

(一) 白血病干细胞

很早以前就已提出慢性髓性白血病(CML)是一种起源于单克隆的造血干细胞的肿瘤。用体内外培养和细胞移植的方法对急性白血病和骨髓瘤进行研究,提示白血病干细胞的存在[4]。

1. 白血病细胞的培养　20 世纪 70 年代已可用单个白血病细胞悬液进行体外克隆培养,研究表明,只有大约 0.1%~1% 的白血病细胞能在体外软琼脂上生长。Park 等人用小鼠腹水培养人骨髓瘤细胞,发现只有 0.1%~1% 的骨髓瘤细胞能在体内生长成集落,而只有 1%~4% 的骨髓瘤细胞能在小鼠体内生成脾结节[5]。

2. 白血病细胞的移植实验　为了验证只有极少数肿瘤细胞是肿瘤克隆的起源,20 世纪 90 年代 Jone Dick 实验室的研究人员开始应用流式细胞仪和非肥胖型糖尿病 / 重症联合免疫缺陷小鼠(NOD/SCID)模型系统研究白血病干细胞。他们根据细胞的表面标记将急性髓性白血病(AML)患者的骨髓细胞分离出多种亚型并移植到 NOD/SCID 小鼠体内,发现只有 Thy⁻CD34⁺CD38⁻ 标记的细胞亚群能够在小鼠体内存活并引起相同的白血病。这一群细胞只占白血病细胞的极小一部分,并被命名为 SCID 白血病起源细胞(SCID leukemia-Initiatingcells,SL-IC)[6]。

(二)乳腺癌干细胞

与白血病相比,在实体肿瘤中研究干细胞要困难得多。Clarke 研究组从 9 例乳腺癌(1 例原发性,8 例转移性)患者中分离出癌细胞,并根据细胞表面标志 CD44 和 CD24 分为 $CD44^+CD24^{-/low}$ 和 $CD44^+CD24^+$ 细胞亚群[7]。将 2×10^5 的细胞注入免疫缺陷小鼠的腺体,12 周后只有 $CD44^+CD24^{-/low}$ 的细胞能够产生肿瘤。将具有成熟细胞标记(lineage)的细胞从 $CD44^+CD24^{-/low}$ 细胞中去除,则只有低于 1000 个细胞能够产生肿瘤。进一步从中分离出上皮细胞特异性抗原(ESA)阳性细胞,则低于 200 个细胞就可引发肿瘤。不仅如此,从初次移植的小鼠肿瘤中分离出各种细胞亚群并移植到新小鼠体内,只有 $ESA^+CD44^+CD24^{-/low}$ 能够再次引发肿瘤。这些结果表明乳腺癌细胞在致癌特性上是不均一的,$ESA^+CD44^+CD24^{-/low}$ 是乳腺癌起源的肿瘤干细胞。这是首次在实体肿瘤证明有肿瘤干细胞的存在。

在此之后,研究人员使用了类似的实验方法,在脑肿瘤、结肠癌、前列腺癌、胰腺癌、肝癌等实体瘤中也鉴定出了肿瘤干细胞的存在,进一步证实了肿瘤干细胞假说。近年来,随着对肿瘤干细胞的认识和重视,研究者们开始关注对头颈肿瘤干细胞的研究,这些研究对 HNSCC 的临床治疗将产生深远的影响。

三、头颈部肿瘤干细胞

头颈部鳞状细胞癌(HNSCC)居于所有癌症病死率的第六位,全世界每年新发病例约 50 万例。传统的治疗方法主要是手术和放疗,尽管能够治愈大多数临床一期的病患,仍有 23% 的病例出现复发、转移和死亡。最近几十年,HNSCC 中晚期生存率并没有得到很大提高[8]。使用铂制剂的化疗虽然能局部控制疾病的进展,但近年来的报道显示其远处转移率增加,推测肿瘤干细胞可能参与了 HNSCC 化疗耐药和远处转移的进程。

2007 年,Prince 等[9]首先发现了 HNSCC 中存在高度致瘤性的干细胞样细胞。他们采用流式细胞术分选出 $CD44^+$ 细胞,发现 5×10^3 个 $CD44^+$ 细胞即可致瘤,而即使再多数量的 $CD44^-$ 细胞也不能成瘤。免疫组化显示 $CD44^+$ 细胞类似基底细胞,阳性表达基底细胞 Marker CK5/14,而 $CD44^-$ 细胞形态类似分化的鳞状上皮细胞,表达分化的 Marker Involucrin(外皮蛋白)。$CD44^+$ 细胞产生的裸鼠移植瘤能够再现原发肿瘤的非均质性(同样含有 $CD44^+$ 和 $CD44^-$ 细胞)并且能连续成瘤(一代移植瘤分离的 $CD44^+$ 细胞同样能产生二代移植瘤)。显示了干细胞的自我更新和多向分化特质。2010 年密歇根大学的 J.E.Nör 课题组的研究显示,从 HNSCC 原发肿瘤分选出的 $ALDH^+CD44^+$ 细胞具有很强的致瘤能力,并且能连续成瘤,新生的移植瘤具有与原发肿瘤相似的组织形态[10]。这些研究指出 HNSCC 也符合肿瘤干细胞理论,HNSCC 中的一小部分肿瘤细胞具有极强的致瘤能力。

四、头颈部肿瘤干细胞的鉴定和分离

肿瘤干细胞的鉴定和分离是干细胞实验研究的重点和难点。研究者们试图通过干细胞区别于其分化的子代和基质细胞可被识别的特质来分离干细胞。这些特质包括:通过多药转运体活性染料外排(例如:ABC 转运蛋白),酶的功能(例如:醛脱氢酶的活性),在低附着培养条件下的微球形成能力,还有细胞表面抗原的表达[11]。

CD44 是首先被鉴定出的 HNSCC 干细胞表面标记物,它是一种细胞表面糖蛋白,其功能是作为透明质酸受体参与细胞黏附和迁移。2007 年,Prince 实验室从 HNSCC 中分离出 CD44$^+$ 肿瘤细胞,尽管所占比例低于 10%,却具有 CD44$^-$ 所不具有的自我更新、增殖分化和体内致瘤的能力。30 例 CD44$^+$ 细胞裸鼠移植实验中有 20 例成瘤,而 40 例 CD44$^-$ 细胞裸鼠移植后仅有 1 例成瘤。后续的研究显示,CD44 也参与了 HNSCC 的进展及转移,CD44$^+$ 细胞也高表达 Bmi-1,后者是胚胎干细胞中发现的与自我更新相关的蛋白。

跨膜糖蛋白 CD133 目前也被认为是一种可能的肿瘤干细胞标记物。CD133 或称为 Prominin-1,最初是在小鼠的神经上皮干细胞中发现的,后在人类造血干细胞中通过 AC133 单克隆抗体分离出来。CD133 的一个最为显著特点是:其表达随着细胞的分化迅速下调,使其成为一个独特的分离和鉴定干细胞的分子标志物[12]。CD133 在白血病干细胞、脑 CSC、大肠 CSC、前列腺 CSC 和肝 CSC 等多种实体肿瘤 CSC 中均有表达,CD133 可能是一种较为常见的 CSC 标志物,在 CSC 的分选和鉴定中具有一定的参考价值。Zhou 等报道在 HNSCC 细胞系(例如 hep-2)中,与 CD133$^-$ 细胞相比,CD133$^+$ 细胞显示出更强的克隆形成能力[13]。Chiou 等的研究显示,从口腔癌细胞系和口腔原发癌组织中分离的口腔癌干细胞样细胞也高表达 CD133,显示出增强的迁移能力和致瘤性。事实上 CD133 高表达的口腔癌病例也显示预后较差。近年来 zhang 等[14]的研究进一步提示与 CD133⁻ 细胞相比,CD133⁺ 细胞显示出增强的克隆形成能力、侵袭性、致瘤性以及对紫杉醇的抗性。

醛脱氢酶(ALDH)是一种参与视黄醛到视黄酸转化的胞内酶。在乳腺癌及脑肿瘤中,ALDH⁺ 细胞显示出高度的致瘤性和自我更新能力,这是肿瘤干细胞的"干性"所在。Chen 等[15]从 HNSCC 原发肿瘤分离出 ALDH⁺ 细胞,发现其能产生放疗抵抗,并在 HNSCC 中维持肿瘤干细胞样的性质,在肿瘤的维持和生长中起着至关重要的作用,从而为肿瘤的转移做储备。Prince 等随后发现,极低水平的 ALDH⁺ 细胞就能够产生肿瘤,与 CD44⁺ 细胞致瘤所需的细胞数相比减少了 10 倍,所产生的肿瘤具有原发肿瘤的形态和异质性,并且 ALDH high 细胞可以在动物模型中传代,上述这些特点都符合肿瘤干细胞的性质,从而表明 ALDH 是一种具有高度选择性的 HNSCC 干细胞的特异标记。Clay 等证实了至少 500 个 ALDH⁺ 的癌细胞移植入裸鼠体内后,就能产生新的头颈部鳞状细胞癌。其中很大部分 ALDH⁺ 细胞也是 CD44⁺,Krishnamurthy 等[16]的研究也发现 HNSCC 中使用 ALDH 及 CD44 联合筛选的细胞群具有很高的致瘤能力,在体外培养能形成更多的微球,体内也能连续传代,证实其有很高的自我更新能力。

侧群细胞:1996 年 Goodell 等[17]在研究鼠造血干细胞过程中,发现骨髓细胞被 DNA 荧光结合染料 Hoechst33342 染色后,经过流式细胞仪可以分离到一种很小的 Hoechst 33342 拒染的细胞亚群(占整个骨髓细胞 0.1%),这些细胞具有独特的能力,即能将染料迅速泵到细胞外,遂将其命名为侧群细胞(side populations,SP 细胞)。重要的是,这部分细胞虽然占整个骨髓细胞的比例很低,但具有很强的造血干细胞活性,能重建受致死剂量放射线照射的小鼠的髓系和淋巴系血细胞,重建能力是普通骨髓细胞的 1000 倍。到目前为止,已经发现人和动物的许多正常组织含有 SP 细胞,包括乳腺、肺、骨骼肌、心脏、肝脏、脑组织、皮肤和子宫平滑肌等。SP 细胞也存在于肿瘤组织和肿瘤细胞系中,例如神经母细胞瘤、恶性胶质瘤、乳腺癌、肺癌、卵巢癌等[18]。SP 细胞可以将活细胞染料 Hoechst33342 泵至细胞外,主要因为 SP 细胞膜表面高表达 ATP 结合盒转运蛋白(ATP-binding cassette transporter, ABC)。目前,SP 细胞分析法已经成为最简便的分离肿瘤干细胞的方法,特别是在无法确定某种特定类型肿瘤干细胞的分子标志时。2009 年,Zhang 等[19]分离了口腔鳞状细胞癌 SP 细胞,研究显示,SP 细胞比非 SP 细胞具有更强的成克隆和致瘤能力。OCC 侧群细胞高表达 ABCG2,ABCB1,CD44,Oct-4,Bmi-1,NSPc1 和 CK19。SP 细胞可以产生 SP 细胞和非 SP 细胞,而非 SP 细胞的子代只能是非 SP 细胞。这些研究提示 OCC 侧群细胞具有口腔癌干细胞的特质。

五、干细胞"龛"

肿瘤并不是孤立的增殖细胞团,相反,肿瘤可以看作在肿瘤微环境中相互影响相互依存的肿瘤细胞与间质细胞构成的一个复杂的"器官"。近十年来的研究表明,肿瘤细胞依赖于与基质细胞的"对话"促使自己恶性转化和逃避宿主的防御机制。

干细胞和肿瘤干细胞生存所依赖的独特微环境称为"壁龛"(stem cell niche)。壁龛中的细胞和非细胞成分产生调节细胞增殖和自我更新的信号,以此来维持干细胞的去分化状态[20]。包括基质细胞、炎细胞和脉管系统是壁龛供养肿瘤干细胞中主要成分[21]。基于此研究者们推断破坏肿瘤干细胞和壁龛之间的相互作用可以抑制肿瘤干细胞的存活[22]。

Calabrese 等[23]的研究显示管周细胞龛的内皮细胞为胶质母细胞瘤干细胞提供其存活和自我更新的关键因子。有研究表明,在原发性 HNSCC 大多数肿瘤干细胞在血管周围 100μm 直径范围内,除了为细胞提供氧气和养分,血管内皮也分泌 HNSCC 干细胞存活和自我更新的因子。Krishnamurthy 等[24]的研究发现,头颈部鳞癌干细胞位于血管周围的微环境,内皮细胞分泌蛋白因子促进 CSC 的增殖、自我更新以及 BMI-1 的表达上调。尽管如此，目前尚不明确将管周干细胞龛作为 HNSCC 治疗靶点是否可行。

六、HNSCC 干细胞研究的临床意义

肿瘤干细胞理论对于恶性肿瘤的治疗具有重要的临床意义。这一理论指出肿瘤组织并非均质体，肿瘤的发生只源于其中的一小部分细胞——肿瘤干细胞。传统的放化疗针对于高度增殖的细胞，而肿瘤干细胞可以长时间处于静止期，从而对放化疗产生抵抗。这些细胞可以被激活、分化和增殖，导致肿瘤的局部复发和远处转移。

深入研究肿瘤干细胞区别于正常细胞的特殊的分子致病机制，有助于寻找新的治疗靶点。例如 Bmi-1、Wnt、PTEN、Notch、Hedgehog 等信号通路近来都被证实可作为潜在的分子靶点。采用表达谱芯片或者高通量的转录组测序技术检测肿瘤中分离的肿瘤干细胞和肿瘤其他细胞的差异表达基因，将更有效地确定新的诊断和治疗靶位。近来的研究证实 micro-RNA(Let7，MicroRNA-200c 等)参与了肿瘤干细胞致瘤性的调控[25]。特异性的调控肿瘤干细胞而非正常干细胞使肿瘤干细胞的临床治疗应用更为有效和可行。

此外，干细胞"壁龛"在干细胞生存和生物学调控方面起重要作用，因此，通过破坏肿瘤干细胞局部微环境杀伤肿瘤干细胞或许可以成为肿瘤治疗的有效手段。例如，在胶质母细胞瘤中应用抗血管生成治疗可以显著降低肿瘤干细胞的百分数。Krishnamurthy 等的研究证实 HNSCC 肿瘤干细胞的生存和自我更新依赖于与血管内细胞龛的相互作用。在 HNSCC 裸鼠移植瘤中选择性的消除肿瘤相关的血管生成可以显著降低 HNSCC 肿瘤干细胞的百分数。然而抗血管治疗也需慎重，越来越多的证据表明抗血管治疗，尤其是抗 VEGF 治疗会影响肿瘤的恶性进程。研究者们猜测肿瘤细胞可能为了逃离抗血管药物所带来的不宜肿瘤微环境而产生侵袭性的表型，称之为"逃逸性抵抗

(evasive resistance)"。因此,需要更多的研究来权衡抗血管药物对肿瘤干细胞的作用和其对头颈肿瘤的进程的影响。

七、HNSCC 干细胞研究面临的挑战

肿瘤干细胞研究目前面临的最大挑战之一是如何体外培养、扩增和分析未分化的肿瘤干细胞。肿瘤干细胞既能发生对称性分裂,引起肿瘤干细胞的自我更新,也能发生非对称性分裂产生干细胞与祖细胞,后者进一步分化成后代细胞。因此如何使分选出来的干细胞只发生对称性分裂而不发生分化是一个值得深入探讨的问题。研究提示,在低附着培养条件下的微球状培养能成功富集 HNSCC 干细胞,并成为头颈部鳞癌干细胞体外培养的一种常规方法。

尽管在近年来在肿瘤干细胞生物学领域的研究已取得一定成绩,但是肿瘤干细胞究竟如何影响 HNSCC 的病理过程仍未所知。限制此研究的关键因素就是较难获得 HNSCC 组织标本以及干细胞数量较少,而在细胞系中肿瘤干细胞的存在尚存争议。另外,肿瘤干细胞的体内实验耗时耗财,体外实验又难于保证干细胞培养的过程中不发生分化。肿瘤干细胞分离培养方法的改进将加速这一领域研究的推进。

结语:

肿瘤干细胞的发现对临床肿瘤的治疗指出了全新的方向。众所周知,HNSCC 复发、转移是传统治疗方式失败的关键因素。常规的放化疗手段是试图杀灭所有的细胞,而肿瘤干细胞对放化疗手段不敏感,残存的肿瘤干细胞成为肿瘤复发、转移的驱动力。以这些"肿瘤生成细胞"为靶向的治疗将最终抑制肿瘤的再生长和转移,提高头颈肿瘤患者的生存率。

参考文献

1. Shah A, Patel S, Pathak J, et al. The Evolving Concepts of Cancer Stem Cells in Head and Neck Squamous Cell Carcinoma. ScientificWorld Journal. 2014,

2014:842491

2. Blanpain C,Lowry WE,Geoghegan A,et al. Self-renewal,multipotency,and the existence of two cell populations within an epithelial stem cell niche. Cell. 2004,118(5):635-648

3. Albers AE,Chen C,Koberle B,et al. Stem cells in squamous head and neck cancer. Crit Rev Oncol Hematol. 2012,81(3):224-240

4. Huntly BJ,Gilliland DG. Leukaemia stem cells and the evolution of cancer-stem-cell research. Nat Rev Cancer. 2005,5(4):311-321

5. Marx J. Cancer research. Mutant stem cells may seed cancer. Science. 2003, 301(5638):1308-1310

6. Singh SK,Hawkins C,Clarke ID,et al. Identification of human brain tumour initiating cells. Nature. 2004,432(7015):396-401

7. Reya T,Morrison SJ,Clarke MF,et al. Stem cells,cancer,and cancer stem cells. Nature. 2001,414(6859):105-111

8. Prince ME,Ailles LE. Cancer stem cells in head and neck squamous cell cancer. J Clin Oncol. 2008,26(17):2871-2875

9. Prince ME,Sivanandan R,Kaczorowski A,et al. Identification of a subpopulation of cells with cancer stem cell properties in head and neck squamous cell carcinoma. Proc Natl Acad Sci USA. 2007,104(3):973-978

10. Clay MR,Tabor M,Owen JH,et al. Single-marker identification of head and neck squamous cell carcinoma cancer stem cells with aldehyde dehydrogenase. Head Neck. 2010,32(9):1195-1201

11. Pastrana E,Silva-Vargas V,Doetsch F. Eyes wide open:a critical review of sphere-formation as an assay for stem cells. Cell Stem Cell. 2011,8(5): 486-498

12. Wu Y,Wu PY. CD133 as a marker for cancer stem cells:progresses and concerns. Stem Cells Dev. 2009,18(8):1127-1134

13. Zhou L,Wei X,Cheng L,et al. CD133,one of the markers of cancer stem cells in Hep-2 cell line. Laryngoscope. 2007,117(3):455-460

14. Zhang Q,Shi S,Yen Y,et al. A subpopulation of CD133(+) cancer stem-like cells characterized in human oral squamous cell carcinoma confer resistance to chemotherapy. Cancer Lett. 2010,289(2):151-160

15. Chen YC,Chen YW,Hsu HS,et al. Aldehyde dehydrogenase 1 is a putative marker for cancer stem cells in head and neck squamous cancer. Biochem Biophys Res Commun. 2009,385(3):307-313

16. Krishnamurthy S,Nor JE. Head and neck cancer stem cells. J Dent Res. 2012,91(4):334-340

17. Goodell MA,Brose K,Paradis G,et al. Isolation and functional properties of murine hematopoietic stem cells that are replicating in vivo. J Exp Med. 1996,183(4):1797-1806

18. Thomson JA,Itskovitz-Eldor J,Shapiro SS,et al. Embryonic stem cell lines derived from human blastocysts. Science. 1998,282(5391):1145-1147

19. Zhang P,Zhang Y,Mao L,et al. Side population in oral squamous cell carcinoma possesses tumor stem cell phenotypes. Cancer Lett. 2009,277(2): 227-234

20. Fuchs E,Tumbar T,and Guasch G. Socializing with the neighbors:stem cells and their niche. Cell. 2004,116(6):769-778

21. Hanahan D,Weinberg RA. Hallmarks of cancer:the next generation. Cell. 2011,144(5):646-674

22. Borovski T,De Sousa E,Melo F,et al. Cancer stem cell niche:the place to be. Cancer Res. 2011,71(3):634-639

23. Calabrese C,Poppleton H,Kocak M,et al. A perivascular niche for brain tumor stem cells. Cancer Cell. 2007,11(1):69-82

24. Krishnamurthy S,Dong Z,Vodopyanov D,et al. Endothelial cell-initiated signaling promotes the survival and self-renewal of cancer stem cells. Cancer Res. 2010,70(23):9969-9978

25. Yu CC,Chen YW,Chiou GY,et al. MicroRNA let-7a represses chemoresistance and tumourigenicity in head and neck cancer via stem-like properties ablation. Oral Oncol. 2011,47(3):202-210

26. Zhou ZT,Jiang WW. Cancer stem cell model in oral squamous cell carcinoma. Curr Stem Cell Res Ther. 2008,3(1):17-20

第二章　病毒与肿瘤

武汉大学口腔医学院　贾荣
美国国立健康研究院(NIH)郑志明

提要:肿瘤是一类严重危害人类健康的疾病。口腔恶性肿瘤约占全身恶性肿瘤的第 6 位。肿瘤的发生是多因素造成的。从 1911 年第一个人类肿瘤病毒发现后,肿瘤病毒在肿瘤发生中的作用日益受到重视。肿瘤病毒主要是通过病毒癌基因的作用参与肿瘤发生和发展。采用疫苗预防病毒感染可以达到预防肿瘤的目的。

肿瘤是一类严重危害人类健康的疾病。肿瘤的发生有多种原因,包括遗传因素和环境因素。环境因素包括化学因素、物理因素和生物因素。人们对生物因素特别是病毒在肿瘤中的作用的认识比较晚。1908 年丹麦科学家 Vilnelm Ellermann 和 Oluf Bang 首次发现病毒可以引起动物肿瘤,但是直到 1911 年 Peyton Rous 报道劳氏肉瘤病毒(Rous Sarcoma Virus,RSV)可以诱发鸡肉瘤的发生,人们才开始认识到肿瘤病毒的存在,从而开启了肿瘤病毒领域研究的先河,引发了病毒诱发肿瘤的研究热潮。肿瘤病毒包括 DNA 病毒和 RNA 病毒,可以通过不同的机制诱发机体恶性肿瘤的发生。研究提示人类 15% 至 20% 的恶性肿瘤与病毒相关,部分头颈部肿瘤也是由于感染了人乳头状瘤病毒(human papillomavirus,HPV)而诱发[1],这激发了研究人员的极大兴趣,促进了其发病机理的研究并积极寻找治疗方法。

一、肿瘤病毒的发现

(一) 禽类和哺乳动物肿瘤病毒的发现

人们把能引起人或动物肿瘤或体外能使细胞发生转化的

病毒称为肿瘤病毒。肿瘤病毒学的起源可以追溯至 20 世纪初期,1908 年丹麦生物学家 Vilnelm Ellermann 和 Oluf Bang 用不含细胞成分的鸡白血病血液和组织细胞滤液给健康鸡接种,发现后者也得了同样的病患。这是人类第一次发现病毒可以传播恶性肿瘤,从而将病毒与肿瘤联系起来。但是由于当时人们认识的局限,这一伟大发现并没有使人们意识到肿瘤病毒的存在。1911 年 Rockefeller 研究所的科学家 Peyton Rous 发现将不含细胞成分的鸡肉瘤滤液接种给健康鸡,可以诱发同样的肿瘤,幸运的是这一次 Rous 发现了第一个肿瘤病毒——劳氏肉瘤病毒(Rous sarcoma virus,RSV),同时也是第一个 RNA 肿瘤病毒,从而开启了肿瘤病因学研究领域的新纪元。但是由于仍没有受到充分的重视,直到 1966 年 Rous 才被授予诺贝尔医学奖和生理学奖[2]。

棉尾兔乳头状瘤病毒(cottontail rabbit papillomavirus,CRPV)是 在 1933 年 由 Richard Shope 和 E. Weston Hurst 发 现 的,Richard Shope 于 1957 年获得 Albert Lasker 临床医学奖。1935 年 Rous 和另一个科学家 Joseph Beard 共同发表了他们的研究结果,认为 CRPV 可以诱导皮肤肿瘤。CRPV 因此被称为第一个 DNA 肿瘤病毒。Ludwik Gross 在前人的研究基础上,于 1951 年发现了第一个鼠白血病病毒,1953 年发现一种能引起多类组织发生实体肿瘤的病毒,称为多瘤病毒。这种多瘤病毒不仅可引起小鼠和田鼠患肿瘤,还可引起兔、海猪、黄鼠狼等动物患肿瘤。1960 年 Ben Sweet 和 Maurice Hilleman 从恒河猴肾细胞中分离出一种猴空泡病毒 40(SV40),2 年后 Bernice Eddy 和 Maurice Hilleman 证实 SV40 有潜在致瘤特性。同年 John Trentin 等发现人腺病毒可以诱发实验动物肿瘤。这些工作和积累下来的成果促使科学家们坚信不疑人类肿瘤和病毒有密切关系,并坚持不懈地寻找人类肿瘤病毒,为肿瘤的治疗和预防探索另一条道路。

(二)人类肿瘤病毒的发现

从发现人类病毒到确认第一个人类肿瘤病毒经历了漫长

的时间,其中动物肿瘤病毒的发现加速了人类肿瘤病毒发现的进程。英国外科医生 Denis Burkitt 于 20 世纪 50 年代首次描述了 Burkitt 淋巴瘤,并大胆推测可能是某种病毒传播并导致了淋巴瘤的发生[3],直到 1965 年 Tony Epstein 和 Yvonne Barr 证实 Burkitt 淋巴瘤细胞里可以观察到一种新的病毒样颗粒。被命名为非洲淋巴细胞瘤病毒(epstein-barrvirus,EBV),这是第一个被发现的人类肿瘤病毒,具有划时代的意义。1966 年 Lloyd John Old 应用免疫扩散试验发现,EBV 与鼻咽癌有一定关系[4]。1973 年我国的病毒学家曾毅在鼻咽癌患者上皮肿瘤细胞中发现了 EBV 的基因组。后来科学家还发现 EBV 和移植后淋巴瘤及某些 Hodgkin 淋巴瘤也密切相关。

1937 年人们已经认识到乙型肝炎的发病是由于血液中的病毒引起。Baruch Blumberg 和其他科学家在 1967 年和 1968 年发现患者血清中含有乙肝病毒(hepatitis B virus,HBV)表面抗原,证实 HBV 是导致罹患乙型肝炎的原因。1975 年他们发现 HBV 感染与肝细胞肝癌有相关性,之后 R. Palmer Beasley 的一项研究显示与健康人相比,慢性 HBV 感染使罹患肝癌的风险增加了 100 倍,这些研究揭示 HBV 是继 EBV 之后又一个被发现的重要的人类肿瘤病毒。Baruch Blumberg 在 1976 年由于发现了 HBV 表面抗原被授予诺贝尔医学奖。发现 HBV 的另一个重要意义就是可以通过抗病毒疫苗来预防肝癌,事实上,HBV 疫苗是首个可以预防人类特定癌症的疫苗,是癌症研究史上的里程碑。

1959 年第二个可以导致动物肿瘤的牛乳头状瘤病毒(BPV)的发现重新引发了人们研究乳头状瘤病毒的兴趣。1972 年研究发现,当把遗传性疣状表皮发育不良患者皮肤乳头瘤状斑块的无细胞提取液接种到皮肤上时可以促进疣的形成,进而可以发展至皮肤癌,这意味着 HPV 感染和人类肿瘤可能有某种联系。其实人们早就发现罹患人宫颈癌与感染了某种通过性接触传播的因子有关,当时普遍认为单纯疱疹病毒 -2 型(herpes simple virus type 2,HSV-2)的感染与宫颈癌的发生有关,但是该病毒 DNA 很难在宫颈癌细胞中检测到。1983-1984 年间 Zur Hausen 等发现人宫颈癌细胞中可找到人乳头状瘤病毒(human papillomavirus,HPV)的 DNA,后来研究证实 90% 以上宫颈癌患者癌细胞中可找到 HPV。除了宫颈癌,HPV 感染还与机体其他部位的癌症如头颈部癌密切相关,是人类肿瘤最重要的危险因子之一。

HTLV-1 的发现是近代人类肿瘤病毒学发展史的里程碑之一。1980 年美国国立卫生院癌症研究所科学家 Robert Gallo 和他的同事在 T 淋巴细胞中发现了首个人类肿瘤逆转录病毒 HTLV-1。1981 年确立了 HTLV-1 和白血病的关系,证明 HTLV-1 可以诱发成人 T 淋巴细胞白血病。HTLV-1 感染 CD4$^+$T 淋巴细胞,可以通过血液途径、性行为途径和母乳喂养途径进行传播。感染了 HTLV-1 的个体只有 1% 才能发展成白血病,潜伏期长,大约在无症状感染 20~30 年后才能发展成肿瘤。

二、病毒癌基因和宿主原癌基因

在癌症相关的病毒中往往有癌基因的存在。这些癌基因一般不直接参与病毒的增殖,但往往参与细胞的增殖并能够在细胞转化过程中发挥重要作用。病毒癌基因包括 DNA 病毒癌基因和 RNA 病毒癌基因(表 2-1)。前者包括如 HPV 的 E6 和 E7 基因,卡波氏肉瘤相关疱疹病毒(Kaposi's sarcoma-associated herpesvirus,KSHV)的 LANA 和 vFLIP 基因等。后者包括 RSV 的 *v-src*,鸟类成红细胞增多症病毒(avian erythroblastosis virus, AEV-H)的癌基因 *v-Erb* 基因等。病毒癌基因可以通过降解或失活细胞的抑癌基因导致细胞转化,如 HPV16 的 E6 和 E7 蛋白可以分别结合抑癌蛋白 p53 和 pRB,并促使它们降解。病毒癌基因还可发挥类似或更强的宿主原癌基因的功能而直接参与细胞的增殖等过程。比如 RSV 的 *v-src* 蛋白是一种酪氨酸激酶,可以持续促进细胞增殖。

15

表 2-1　RNA 肿瘤病毒和癌基因

病毒名称	宿主	癌基因	表达产物
Abelson murine leukemia virus	Mouse	*abl*	Tyrosine kinase
ST feline sarcoma virus	Cat	*fes*	Tyrosine kinase
Fujinami sarcoma virus	Chicken	*fps*	Tyrosine kinase
Rous sarcoma virus	Chicken	*src*	Tyrosine kinase
Avian erythroblastosis virus	Chicken	*erbB*	Epidermal growth factor receptor
McDonough feline sarcoma virus	Cat	*fms*	Colony-stimulating factor receptor
Avian myelocytoma virus	Chicken	*mil*	Serine/threonine kinase
Moloney murine sarcoma virus	Mouse	*mos*	Serine/threonine kinase
Murine sarcoma virus 3611	Mouse	*raf*	Serine/threonine kinase
Simian sarcoma virus	Monkey	*sis*	Platelet-derived growth factor
Harvey murine sarcoma virus	Rat	*H-ras*	GDP/GTP binding
Kirsten murine sarcoma virus	Rat	*K-ras*	GDP/GTP binding
Avian erythroblastosis virus	Chicken	*erbA*	Thyroid hormone receptor
Avian myeloblastosis virusE26	Chicken	*ets*	Transcription factor
FBJ osteosarcoma virus	Mouse	*fos*	Transcription factor（AP1 component）
Avian sarcoma virus-17	Chicken	*jun*	Transcription factor（AP1 component）
Avian myeloblastosis virus	Chicken	*myb*	Transcription factor
MC29 myelocytoma virus	Chicken	*myc*	Transcription factor
Reticuloendotheliosis virus	Turkey	*rel*	Transcription factor（NF-κB family）

宿主原癌基因是细胞的正常基因,进化上高度保守,本身并不致癌,相反在细胞的生长分化和正常生理功能以及机体的发育过程中有着非常重要的功能。宿主原癌基因如果由于某些原因发生数量和结构上的变化,可以转变为能够诱发肿瘤的癌基因。

病毒癌基因和宿主原癌基因有着非常密切的关系。1972年 Bishop 和 Varmus 发现在鸡细胞的基因组中有 RSV 病毒的基因组序列,后来研究证实 RSV 的癌基因 *v-src* 在细胞中有非常类似的基因 *c-src* [5]。现在认为逆转录病毒的癌基因来源于细胞。病毒经过复杂的重组过程将细胞基因组中的原癌基因整合到自己的基因组中。病毒的癌基因可以来源于宿主细胞的原癌基因,但并不等同于原癌基因,而是经过修饰拼接重排等复杂方式形成。病毒癌基因可以转化细胞,但其类似的原癌基因有时不能转化细胞。

三、病毒感染导致人类肿瘤的发生

(一)人类 DNA 肿瘤病毒

目前较为明确的与人类恶性肿瘤相关的 DNA 肿瘤病毒包括:非洲淋巴细胞瘤病毒(EBV)、乙型肝炎病毒(HBV)、人乳头瘤病毒(HPV)、卡波氏肉瘤相关疱疹病毒(KSHV)和梅克尔细胞多瘤病毒(Merkel cell polyomavirus,MCV)。

1. EBV EBV 是一种线性双链 DNA 病毒,属于 γ 疱疹病毒,含有衣壳抗原(VCA)、膜抗原(MA)、早期抗原(EA)和核抗原(EBNA)等成分。Burkitt 淋巴瘤的肿瘤细胞可检测到 EBV 核蛋白,少数则含有 EBV 膜蛋白。EBV 在人群中广泛分布,主要经唾液传播,多数情况下并无致癌危险,只是隐性感染。但在其他病毒和环境等因素的协同下 EBV 可能会致癌,导致 Burkitt 淋巴瘤,并可能与霍奇金淋巴瘤、胃癌、淋巴上皮瘤和平滑肌肉瘤的发生发展有关。由于 EBV 在人群中感染率很高,EBV 在肿瘤发病中的作用是受到争议的。目前对 EBV 的致癌作用的肯定主要基于以下几点:①EBV 在绝大部分 Burkitt 淋巴瘤中都可以检出;②EBV 是传染性单核细胞增多症的病原体,可在免疫缺陷患者中导致 B 细胞淋巴瘤;③在灵长类可以诱发 B 细胞淋巴瘤;④在转基因动物模型中,EBV 癌基因可以促进癌症的发生。

2. HBV　乙型肝炎是一种对人体健康非常有害的疾病,它是由乙肝病毒(HBV)感染所引起。感染了 HBV 的人群不仅可能罹患乙型肝炎,还有 25% 的感染人群发展成慢性肝炎,并且一些慢性肝炎患者会最终发展成肝硬化甚至肝癌而危害生命。HBV 感染高发于一些发展中国家和地区,如非洲撒哈拉、东南亚和中国。肝癌是中国最常见的恶性肿瘤之一。HBV 的 DNA 长链上有 4 个开放阅读框架(ORF)区——S 区、C 区、P 区和 X 区。HBV 本身怎样引起癌症的机制还不清楚,可能的机制包括:①HBV 可以整合到人的基因组并激活原癌基因;②X 区编码的 X 蛋白是病毒基因的转录调节因子,在体外培养时能引起宿主细胞基因突变或重排,干扰细胞生化代谢,影响基因正常表达,抑制细胞抑癌基因的功能,从而诱发肝细胞癌;③HBV 导致的肝细胞损伤使肝细胞不断再生,可增强其他致癌因素的作用。还有研究表明,除了肝癌以外,HBV 也可能与胆管癌和非霍奇金淋巴瘤的发生有关。

3. HPV　HPV 是一种小的双链环状 DNA 病毒,约有 200 多种类型,主要引起良性疣状损害,但一部分类型的 HPV 可以引起癌症。HPV 一般包括约 8000 个碱基,目前认为 HPV 包含 8 个 ORF。其基因组 DNA 可分为早期基因区(E)、晚期基因区(L)和长控制区(LCR)三个部分。早期基因区(E)主要包括 6 个 ORF,编码非结构性蛋白,包括 E1、E2、E4、E5、E6、E7 等早期蛋白,主要参与病毒复制和细胞增殖过程,其中 E6 和 E7 是主要的癌基因。HPV 通过上皮表面的伤口感染皮肤或黏膜的基底层细胞,并表达 E6 和 E7 癌基因,促进细胞增殖。晚期基因区 L 包括 2 个 ORF,编码结构蛋白 L1 和 L2 构成病毒颗粒,目前发现 HPV 感染和很多癌症都有关系[6]。

4. KSHV 1994 年美国科学家 Yuan Chang 和 Patrick S. Moore 等从 AIDS 患者的 Kaposi 肉瘤(KS)组织中分离到了两种不同于其他病毒的序列,经过克隆和序列分析,确认是一种新的人类疱疹病毒——KS 相关疱疹病毒,即 KSHV,又称为 HHV-8[7]。KSHV 属于 gamma-2 型人类疱疹病毒,是一种重要的人类肿瘤病毒。KSHV 可以引起 Kaposi 肉瘤、原发渗出性淋巴瘤(primary effusion lymphoma,PEL)、多中心性卡斯特曼病(multifocal Castleman's disease,MCD)等数种恶性肿瘤,在 Body Cavity-Based 淋巴瘤(BCBL)患者的病变组织中也能检测到 KSHV DNA。KSHV 的特点是感染宿主以后利用免疫逃逸的机制可以建立长期的潜伏感染,只在特异的刺激诱导下能够进行裂解复制。

KSHV 引起肿瘤的机制与其他人疱疹病毒相似,包括抑制细胞凋亡和肿瘤抑制因子信号通路、促进建立癌变的微环境、利于细胞迁移,侵袭、血管生成和诱导基因突变。KSHV 基因组包含 86~87 个开放阅读框架,约 1/4 的基因可以对人免疫系统进行调节,大部分阅读框架可以产生与宿主相似的蛋白以逃避免疫监视。KSHV 主要通过唾液传播,可以感染黏膜相关巨噬细胞,树突状细胞、淋巴细胞和内皮细胞。KSHV 在 B 细胞分化时可以通过 XBP-1s 蛋白转录激活裂解蛋白裂解复制。KSHV 的 vIL-6 蛋白具有促有丝分裂特性,可促进 B 细胞增殖,并且无需细胞 IL-6 受体的 gp-80 亚单位便可以激活 IL-6 信号通路;KSHV 可以通过 k3 和 k5 蛋白抑制 MHC Ⅰ类抗原的提呈,促进抗原降解过程;可以逃避自然杀伤细胞的作用;KSHV 表达的补体控制蛋白(KCP)与 RCA 相似,可以失活 C3 转化酶从而抑制补体的激活;病毒表达的干扰素 1-4,与细胞的干扰素相似,能够抑制后者介导的免疫反应。总之,KSHV 能促进肿瘤的生长并通过抑制正常免疫反应而躲避免疫系统攻击。

5. MCV 梅克尔细胞多瘤病毒(MCV)是另一个人类肿瘤

病毒,也是由发现 KSHV 的 Yuan Change 等在美国匹兹堡大学
于 2008 年发现的,其结果同样发表在《科学》杂志上。MCV 是
第一个发现的与人类肿瘤密切相关的多瘤病毒,是导致人恶性
程度很高的皮肤癌——梅克尔细胞癌的病毒,该皮肤癌极具侵
蚀性和致命性,发病率相对低,此类癌症多发于老年人的头颈部
和四肢,具有独特的超微结构改变和免疫组织化学染色特征,
多见于免疫系统功能低下或受到破坏的个体。一项研究表明
80% 的梅克尔细胞癌细胞中可检测到 MCV。当 MCV 整合到宿
主 DNA 时候,产生促进癌细胞形成的蛋白。全世界有大约 4/5
的成年健康人携带 MCV,但是并无任何症状,当病毒突变时,可
诱导癌症形成。MCV 可以表达病毒 T 抗原,经过剪切产生小 T
抗原(sT)、大 T 抗原(LT)和 57k T 抗原蛋白,sT 和 LT 共用外显
子 1。研究证实肿瘤细胞中 sT 蛋白比 LT 蛋白更为常见,sT 蛋
白表达对细胞增殖非常重要,可以转化啮齿类细胞,通过下游
Akt-mTOR 通路诱导梅克尔癌发生。

(二) 人类 RNA 肿瘤病毒

目前较为明确的与人类恶性肿瘤相关的 RNA 肿瘤病毒包
括:丙型肝炎病毒(HCV)和人类 T 淋巴细胞白血病病毒 1 型
(human T-lymphotropic virus Ⅰ,HTLV1)等。

1. HCV 丙型肝炎是严重的感染性疾病之一,大约 2%~
3% 的人患有这种疾病。HCV 是第二个发现和肝细胞癌密切相
关的病毒,主要通过血液传播,也可通过性传播。HCV 的癌基
因主要是 NS3 和 NS5A,主要通过抑制 p53 促进细胞生长和转
化细胞。HCV 感染后有较长时间的潜伏期才出现症状,这使得
HCV 成为一个隐形杀手。研究表明 10% 到 20%HCV 感染者
会进展为肝纤维化或者肝硬化,而后者很可能发展成为肝细胞
癌[8]。除此之外,据报道 HCV 感染可能增加非霍奇金淋巴瘤和
其他非肝性恶性肿瘤的发生危险,但是机制未明。

2. HTLV-1 人类 T 淋巴细胞白血病病毒 1 型(HTLV-1)
是发现的第一个人类肿瘤逆转录病毒,是 1980 年 Gallo 和同事

从一个皮肤 T 细胞淋巴瘤患者身上分离所得的 T 细胞系中发现的[9]。后来研究提示 HTLV-1 与成人 T 淋巴细胞白血病密切相关,这些肿瘤患者经常患有皮肤异常和高血钙症。HTLV-1 型病毒的传播包括性接触、输血、节肢动物叮咬、注射和母婴哺乳传播等多种形式,它主要流行于日本西南部、北大洋洲和加勒比海域,与成人 T 细胞白血病 - 淋巴瘤(adult T-cell leukemia-lymphoma,ATLL)有着密切的关系。HTLV-1 型病毒的潜伏期为几十年,感染人群中只有 1%~4% 会发展为 ATLL。但患者的预后很差,确诊后一般只有几个月的生存期。HTLV-1 以前病毒 DNA 的形式整合到宿主细胞的 DNA 中,携带癌基因 *tax*。Tax 蛋白能刺激病毒 mRNA 转录,对病毒复制十分重要。Tax 可以通过诱导染色体不稳定性、复制中心体、破坏 DNA 修复、激活 CDK、沉默 p53 等机制转化细胞,激活宿主细胞基因的转录,从而直接引发 T 细胞增生。还有研究表明 HTLV-1 感染也可以增加其他类型恶性肿瘤发生的危险,比如直肠癌、肺癌和肝癌等。

四、HPV 和人类癌症

目前发现的 HPV 类型有将近 200 种。在 170 多种已被确定的 HPV 型别中,其中 1/3 会感染人类生殖道。HPV 分为高危型和低危型,低危型与良性病变例如疣有关,最常见的低危型 HPV 是 6、11 型。高危型与恶性肿瘤如宫颈癌有关。与 HPV 感染关系最为密切的是宫颈癌,几乎所有的宫颈癌都是由于 HPV 感染引起的,特别是高危型 HPV。高危型 HPV 主要包括是 16、18、31、33、45 型,其中 16、18 型最为常见,约 70% 的宫颈癌由这两型 HPV 引起。20% 的口咽癌肿瘤中也能检测到这些高危 HPV 型别。

多年来的研究发现 HPV 还与人类的其它很多癌症发生可能有关。

1. 肛门或生殖器肿瘤 肛门或生殖器肿瘤与 HPV 感染也有相当密切的关系,比如在美国从 1998 年至 2003 年,约 93%

的肛门肿瘤、51% 的外阴肿瘤、64% 的阴道肿瘤和 36% 的阴茎肿瘤与 HPV 有关。其中绝大部分是 HPV16 和 HPV18 感染。HPV 疫苗可能也可以预防部分肛门或生殖器肿瘤[10]。

2. 结直肠癌　HPV 可能通过肛门或生殖器感染结直肠黏膜，也可能通过血运和淋巴途径。有很多关于 HPV 与结直肠癌的关系的研究。这些研究的临床样本中发现 HPV DNA 的阳性率变化较大。在最近的一项 meta 分析研究表明，由于结直肠癌是由多种因素引起的癌症，HPV 与结直肠癌的关系尚不是很明确，但很可能与某些类型的结直肠癌相关[11]。

3. 肺癌　有较多研究探讨肺癌与 HPV 感染的关系。尽管研究者发现部分肺癌组织中有 HPV DNA，且与正常组织有差别，但与结直肠癌的情况类似，在肺癌组织中 HPV DNA 的阳性率变化也很大，而且这种变化与地域不同有关。因此 HPV 与肺癌的关系也还不明确，需要更多综合性研究做进一步分析[12]。

五、HPV 和口咽部癌症

HPV 与口咽部癌症密切相关。Chaturvedi 等人报道，美国在 1973~2004 年间，与 HPV 相关的口腔鳞状细胞癌（oral squamous cell carcinoma, OSCC）发病率持续增长，增加的患者主要是年轻的白人男性。而非 HPV 相关 OSCC 的发生率在 1982 年基本保持稳定，1983—2004 年则呈下降趋势，这可能与性行为的改变有关[13]。美国 2009—2010 年的口腔 HPV 感染的现况调查发现，在 14~69 岁年龄段，口腔 HPV 感染在人群中的发生率是 6.9%，高危型 HPV 感染占 3.7%，低危型感染占 3.1%，且男性感染率高于女性，这与以前的研究结论一致。数据显示，口腔 HPV 感染主要来源于性行为，性伴侣数越多，HPV 感染率越大，口交伴侣数越多，HPV 感染率越大。性生活活跃的人群 HPV 感染率是性生活不活跃人群的 8 倍。机会感染和非性接触感染很少见。年龄也与 HPV 感染有一定联系，25~35 岁是 HPV 感染的第一个高峰段，55~65 岁是 HPV 感染的第二个高峰段。

口腔黏膜 HPV 的感染率比宫颈部位 HPV 的感染率要低 5~10 倍,这种差异的机制不明确,但是感染持续时间两者相似,口腔和宫颈 HPV 感染都与性行为密切相关,感染率随着性伙伴的数目增加而增加。两者最主要感染型都是 HPV16,但是 HPV 的型别在宫颈癌和口咽癌中的比例有所不同。根据 IACR 的报道,每年因 HPV 新增的宫颈癌患者有 53 万人,100% 与 HPV 相关,其中 61% 是 HPV16 型 DNA 阳性,HPV16 和 18 型感染患者共占宫颈癌患者总数的 71%;新增与 HPV 相关的口咽癌有 2.14 万人,占所有口咽癌的 26%,而其中,90% 的 HPV 相关口咽癌是 HPV16 型,HPV16 和 18 型感染患者一起占 HPV 相关口咽癌的 92%[14]。

六、癌症疫苗和预防

癌症给人们的生活构成了严重威胁。在美国,癌症是仅次于心血管疾病的死亡原因,其致死人数占总死亡人数的四分之一。目前癌症的预防和治疗是医学研究最重要的方向。癌症的传统治疗方法如手术切除、放射线疗法以及化学疗法常会导致副作用,并且可能对已经迁移的癌症细胞无效。相对而言,借助固有免疫和适应性免疫选择性去除癌变细胞可能是较好的选择[15]。癌症疫苗是癌症免疫疗法中发展较快的一种方法,它可以通过利用肿瘤细胞相关抗原,来唤醒人体针对癌症的免疫系统。癌症疫苗被分为预防性和治疗性两类。目前已知大约 15%~20% 的癌症与病毒相关,因此,如果能够预防病毒感染就可能预防此类癌症的发生。其中人宫颈癌与 HPV 相关度高达 100%,这也为癌症疫苗的出现提供了理论基础。目前已经商业化的预防性疫苗有宫颈癌疫苗和肝癌疫苗,分别通过阻断人乳头瘤病毒(HPV)和乙型肝炎病毒(HBV)这两种致癌因子感染人体而起到预防癌症的作用。

如前所述,HBV 疫苗是首个可以预防人类特定癌症的疫苗,是癌症研究史上的里程碑。疫苗的出现与发现 HBV 表面

23

抗原颗粒(HBsAg)有很大关系,抗原颗粒可以诱导人体产生能中和 HBV 表面颗粒的抗体(anti-HBsAg antibody),这项研究为 HBV 疫苗的产生奠定了理论基础[16]。HBV 疫苗免疫可以有效阻断 HBV 传播,不仅能预防乙型肝炎,也能降低肝细胞癌的发生。随访调查表明,疫苗接种后机体对于 HBV 感染的抵抗力可以持续 6~9 年。

澳大利亚科学家 Jian Zhou 和 Ian H. Frazer 等人首次报道了在上皮细胞表达的重组 HPV16 L1 和 L2 蛋白能够有效组装成 HPV 病毒样颗粒并获专利[17]。病毒样颗粒是不含病毒核酸的空壳结构,在形态结构上与天然的病毒颗粒相似,具有很强的免疫原性和生物学活性,可为疫苗的研制提供安全的来源。随后 Douglas Lowy 和 John Schiller 研究组发现在昆虫细胞中通过杆状病毒载体表达的牛乳头瘤状病毒 BPV1 和 HPV16 的主要衣壳蛋白 L1 也可以组装成病毒样颗粒,并能诱导高滴度的中和性抗体,从而证实了 L1 蛋白能组装成空的衣壳样结构并且具备高的免疫原性[18]。这为 HPV 疫苗的诞生提供了理论基础和可行性。2006 年由 Merck 公司生产的四联疫苗 GARDASIL(HPV6、11、16、18)以及 2007 年 GSK 公司生产的二联疫苗 CEVARIX(HPV16、18)投入使用,临床发现疫苗能够有效阻止相应 HPV 的感染。2007 年,WHO 全球疫苗安全咨询委员会(GACVS)审核认为现有两种已许可上市的、针对高危人乳头瘤病毒(HPV)亚型 HPV16/18 的 HPV 疫苗均具有良好的安全性和有效性,对于 HPV16 型和 HPV18 型感染的保护作用接近 100%,可用于预防 70% 的宫颈癌、80% 的肛门癌、60% 的阴道癌和 40% 的外阴癌。GARDASIL 还被证实对疫苗相关 HPV 感染的生殖器疣和外阴肿瘤有强烈的保护作用,CEVARIX 对疫苗相关 HPV 型别的直肠感染也有保护作用。总的来说,临床试验结果强烈支持疫苗作为公共健康干预措施来预防 HPV 的感染和相关肿瘤的发生。世界上已有多个国家使用 HPV 疫苗,并纳入国家免疫规划。但是这两种疫苗对于非疫苗靶向的 HPV 型别的感染有一定的限制性,对已经存在的 HPV 感染或疾病没有治疗效果。HPV 疫苗适用于未感染的低龄人群,对于已经感染 HPV 病毒但是后来清除病毒的也有效果。

目前所使用的 HPV 疫苗也存在一些问题,主要是针对的 HPV 类型较少,主要是 16 和 18 型,对于其他高危型 HPV 缺乏交叉保护作用。然而,有证据表明 HPV 的主要衣壳蛋白 L2 可以作为广谱的 HPV 疫苗。L2 的氨基端的一小段肽序列在 HPV 中高度保守,因此针对这些保守区的疫苗可以抑制多种 HPV 的感染[19]。

大多数 HPV 治疗性疫苗都是针对高危型 HPV 的 E6 和(或)E7,以控制已经存在的 HPV 感染引起的损害和疾病的进展。迄今为止,这些研究取得的进展都很有限。有研究表明 HPV16 的 E6 和 E7 的合成肽疫苗可以增加病损局部 HPV16 特异性 CD4+ 和 CD8+ 的 T 细胞数量和活性[20]。HPV 病毒样颗粒疫苗也可以进入 NK 细胞并激活细胞毒作用和引起细胞因子的分泌。Bagarazzi 等发现优化密码子的 HPV16/18 E6 和 E7 DNA 疫苗可以刺激产生高效价的抗 E6/E7 抗体和高水平的 CD8+ 和 CD4+T 细胞免疫反应[21]。

七、展望

继续探索新的肿瘤病毒和已知病毒在肿瘤发生中的作用将为预防和治疗各种肿瘤提供基础。抗病毒的肿瘤疫苗的出现为人类预防癌症带来了新的希望,然而对于已经罹患病毒引起的肿瘤的患者,预防性疫苗是无效的,必须开发新的治疗性疫苗。

参考文献

1. Zheng ZM. Viral oncogenes,noncoding RNAs,and RNA splicing in human tumor viruses. Int J Biol Sci. 2010,6(7):730-755

2. Javier RT,Butel JS. The history of tumor virology. Cancer Res. 2008,68(19):

7693-7706

3. Burkitt D. A sarcoma involving the jaws in African children.Br J Surg. 1958, 46(197):218-223

4. Old LJ,Boyse EA,Oettgen HF,et al. Precipitating antibody in human serum to an antigen present in cultured Burkitt's lymphoma cells. Proc Natl Acad Sci USA. 1966,Dec,56(6):1699-1704

5. Varmus HE,Weiss RA,Friis RR,et al. Detection of avian tumor virus-specific nucleotide sequences in avian cell DNAs. Proc. Natl. Acad. Sci. USA. 1972,69:20-24

6. Zheng ZM,Baker CC. Papillomavirus genome structure,expression,and post-transcriptional regulation. Front Biosci. 2006,11:2286-2302

7. Chang Y,Cesarman E,Pessin MS,et al. Identification of herpesvirus-like DNA sequences in AIDS-associated Kaposi's sarcoma. Science. 1994,16, 266(5192):1865-1869

8. Jeong SW,Jang JY,Chung RT. Hepatitis C virus and hepatocarcinogenesis. Clin Mol Hepatol. 2012,18(4):347-356

9. Gallo RC. The discovery of the first human retrovirus:HTLV-1 and HTLV-2. Retrovirology. 2005,2:17

10. Gillison ML,Chaturvedi AK,Lowy DR. HPV prophylactic vaccines and the potential prevention of noncervical cancers in both men and women. Cancer. 2008,113(10suppl.):3036-3046

11. Baandrup L,Thomsen LT,Olesen TB,et al. The prevalence of human papillomavirus in colorectal adenomas and adenocarcinomas:A systematic review and meta-analysis.Eur J Cancer. 2014,S0959-8049(14):92-96

12. Ragin C,Obikoya-Malomo M,Kim S,et al. HPV-associated lung cancers: an international pooled analysis. Carcinogenesis. 2014,35(6):1267-1275

13. Chaturvedi AK,Engels EA,Anderson WF,et al. Incidence trends for human papillomavirus-related and-unrelated oral squamous cell carcinomas in the United States. Journal of clinical oncology:official journal of the American Society of Clinical Oncology. 2008,26(4):612-619

14. Gillison ML,Castellsagué X,Chaturvedi A,et al. Eurogin Roadmap: comparative epidemiology of HPV infection and associated cancers of the head and neck and cervix. International Journal of Cancer. 2014,134(3): 497-507

15. Buskas T,Thompson P,Boons GJ.Immunotherapy for cancer:synthetic

carbohydrate-based vaccines. Chem Commun (Camb). 2009, (36):5335-5349

16. Krugman S, Giles JP, Hammond J. Hepatitis virus: effect of heat on the infectivity and antigenicity of the MS-1 and MS-2 strains. J Infect Dis. 1970,122(5)432-436

17. Zhou J, Sun XY, Stenzel DJ, et al. Expression of vaccinia recombinant HPV 16 L1 and L2 ORF proteins in epithelial cells is sufficient for assembly of HPV virion-like particles. Virology. 1991,185(1):251-257

18. Kirnbauer R, Booy F, Cheng N, et al. Papillomavirus L1 major capsid protein self-assembles into virus-like particles that are highly immunogenic. Proc Natl Acad Sci U S A. 1992,89(24):12180-12184

19. Jagu S, Kwak K, Schiller JT, et al. Phylogenetic considerations in designing a broadly protective multimeric L2 vaccine. J Virol. 2013,87:6127-6136

20. Kenter GG, Welters MJ, Valentijn AR, et al. Vaccination against HPV-16 oncoproteins for vulvar intraepithelial neoplasia. N Engl J Med. 2009,361:1838-1847

21. Bagarazzi ML, Yan J, Morrow MP, et al. Immunotherapyagainst HPV16/18 generates potent TH1 and cytotoxiccellular immune responses.Sci.Transl. Med. 2012,4:155ra138

第三章　牙组织再生

四川大学华西口腔医学院　郭维华
第四军医大学口腔医学院　金岩

提要：本文内容包括釉质再生、牙髓 - 牙本质复合体再生、牙周组织再生、全牙再生及牙再生面临的相关瓶颈问题。

龋病、牙周病、外伤、人体自身的基因缺陷等多种因素会造成牙齿缺失或全牙列缺失。牙齿缺失是临床上的一种常见病也是人类最为常见的器官缺失。牙齿缺失会影响患者的咀嚼功能、发音、社交，对患者生理及心理造成巨大影响。传统的义齿修复方式如固定桥修复、可摘局部义齿、覆盖义齿、各类精密附着体、全口义齿、种植义齿等方法虽都能在不同程度上模仿天然牙的形态和部分功能，但仍有较大差距。而牙再生（tooth regeneration）可以完全解决这一难题。近年来，随着口腔医学、细胞生物学、发育生物学和组织工程学等学科的迅猛发展，牙再生这一梦想有望成为可能。

牙齿再生是通过获得自体或异体的牙源性种子细胞，在体内再生具有特定形态和功能的牙组织或器官，替换缺损或缺失的牙齿组织[1]。牙再生包括牙组织再生和全牙再生。部分牙组织再生指的是牙本质、牙髓、牙髓 - 牙本质复合体再生、牙周膜 - 牙骨质复合体再生、牙周膜 - 牙骨质 - 牙槽骨复合体再生、生物牙根 / 釉质等牙齿局部组织再生，而全牙再生指的是复制牙齿的发育过程从而再生整个牙器官。

牙再生基本方案包括如下两种：一是利用生物支架和种子细胞，体外诱导细胞分化实现全牙再生。此种方案需要寻找合适的支架材料、种子细胞、生长因子，从而使种子细胞在诱导微环境调控下能够复合到支架材料上。二是不利用生物支架,完全复制牙齿的发育过程,利用种子细胞在体内诱导其发育成为类牙齿组织。此种方案需要我们进一步深入研究牙齿发育过程中的分子机制及牙胚发生、发育的调控机制。牙组织再生包括釉质再生、牙髓 - 牙本质复合体再生和牙周组织再生。

一、釉质再生

牙齿的发生和发育是由外胚层来源的上皮细胞与脑神经嵴来源的间充质细胞在一系列信号分子组成的信号网络的调控下,相互作用、相互诱导所形成[2]。釉质的形成开始于钟状期的成熟期。釉质形成的一个重要前提是牙本质的形成。增厚的牙上皮细胞首先分化为内釉上皮细胞,随后分化为前成釉细胞,继而为成釉细胞,最后成釉细胞分泌形成釉质基质蛋白,釉质蛋白聚集一起矿化形成釉质[3]。在牙齿萌发之前,成釉细胞发生细胞调亡而消失。

釉质发生时,上皮 - 间充质之间相互传递的交互式信号受局部各种因素的调节。这些信号分子具有可弥散性,在上皮 - 间充质间传递信息,调控牙胚发育朝着精确而有序的方向进行[4,5]。同时,各种信号分子的表达又受上皮 - 间充质相互作用的影响。继发性釉结的出现引发了牙源性上皮与脑神经嵴起源的牙源性间充质之间新一轮的信息交换。在细胞循环调节因子和另一些信号分子的组合调控下,脑神经嵴起源的牙源性间充质和其邻近的内釉上皮分别分化为前成牙本质细胞和前成釉细胞,接着牙本质和釉质开始在成牙本质细胞和成釉细胞交界区沉积,牙齿发育过程也就完成了。因此,上皮 - 间充质持续而有效的交互式作用是保证牙齿发育顺利完成的关键因素。

釉质是人体最坚硬的组织,已形成的釉质高度特化且无修复再生能力,牙胚发育中的成釉器是其形成的唯一途径。啮齿类动物的切牙持续萌出,釉质一生中不断形成的现象提示釉质能够再生,且成体釉质不断更新的能力依赖牙源性上皮细胞。

牙源性上皮细胞和间充质细胞都具有快速增殖和多向分化的潜能,其中含有一定数目的牙源性干细胞,在牙齿各个部分的发育和成熟过程中起重要作用。牙源性间充质细胞在发育生物学上是牙本质和牙髓组织共同的起源细胞,易于体外分离获得,其增殖和分化能力很强,长期培养亦能保持其特性和功能。在牙胚发育过程中,牙源性上皮和间充质对彼此的形态发生和细胞分化有着极强的相互诱导作用,若将牙源性上皮细胞作为诱导成分,复合于牙源性间充质细胞的表面进行培养,则其诱导效能优于体外添加的生物活性因子,并且可在其表面形成釉质样结构。

将蕾状期小鼠下颌第一磨牙牙源性间充质解离为单细胞悬液,然后与混合性牙源性上皮细胞重聚后离体培养,结果显示,蕾状期牙源性上皮细胞具有高度的可塑性,在丧失了全部位置信息后,仍能在牙源性间充质的诱导下,完成成釉器的重建以及一系列的组织发生[6],这对组织工程化釉质的研究有重要的启发。釉质形成需要牙源性上皮干细胞,然而,人牙源性上皮干细胞仅存在于胚胎期,萌出后的牙齿并不存在牙源性上皮干细胞。牙齿一旦萌出,上皮细胞很快消失,意味着在成人牙齿中不存在能够被诱导分泌为釉质的上皮细胞。因此,寻找非牙源性上皮干细胞成为研究釉质再生必不可少的一步。

从新生小鼠中分离的腭黏膜上皮干细胞在 E13 小鼠牙胚间充质细胞的诱导下,可以代替牙上皮细胞,形成类似牙齿样结构[7],将人类口腔上皮细胞和牙髓干细胞置于胶原或人工基底膜上进行培养,建立一个牙齿早期发育的三维模型[8]。该研究结果表明,将口腔上皮细胞与牙髓干细胞在体外进行重组,能够模拟出牙上皮的下陷过程,口腔上皮干细胞也有代替牙源性上皮细胞进行牙齿再生研究的潜能。表皮干细胞是一种位于表皮基底部的成体干细胞,可以分化为表皮中的各种组织细胞。目前在表皮干细胞研究领域,人们认为基底层的表皮干细胞只占1%~10%,且随着年龄的增长,干细胞的数量也在减少。将从儿童包皮中分离得到的表皮干细胞培养成细胞膜片,与 E13.5 小鼠磨牙牙胚间充质细胞重组形成嵌合体,在外源蛋白 FGF8/ SHH 的诱导下,体内培养 21 天,可以观察到牙本质、极化的成釉质细胞以及釉质的出现[9];类似地,新生小鼠皮肤来源表皮干细胞与下颌第一磨牙 SCAP 相互作用可以形成类似釉质-本质样结构[10]。从儿童包皮环切手术中废弃的包皮中分离出表皮干细胞,并采用胚层重组的方法将其与小鼠 E13.5d 的牙胚间充质重组,E13.5d 小鼠间充质可以诱导人类表皮干细胞向成釉质细胞方向分化。提示表皮干细胞在一定的诱导环境下,可以分化为成釉质细胞并分泌釉质[11]。由于表皮干细胞培养技术较成熟且来源广泛,可以作为釉质再生的种子细胞来源。

将 6 月龄猪的第三磨牙牙胚成釉器解离成单细胞悬液附着于 3T3-J2 滋养细胞层体外培养出成釉器上皮细胞(EOE cells), EOE 细胞经过体外扩增培养后拥有分化成釉质的能力。将 EOE 细胞复合原代培养的牙髓细胞 DPCs(从牙冠发育早期的牙胚中分离)分层接种到胶原海绵上形成重组体,移植入免疫缺陷大鼠体内 4 周后,可在移植物中检测到釉质-牙本质结构[12]。该研究提示,滋养层的应用能使未分化的牙源性上皮细胞成倍扩增,由此可能加速了釉质的形成过程。EOE/DPCs/胶原海绵的培养体系能够使成釉细胞/牙髓细胞在体内形成釉质/牙本质,这种复合培养技术为釉质再生提供了重要手段。

从出生 4~5 天后的小鼠切牙根尖区分离上皮干细胞,在 BMP4 或 FGF3 诱导下,从颈环分离的 CK14+、Sox2+ 和 Lgr5+ 上皮干细胞,分泌釉原蛋白和成釉蛋白,并且向似成釉细胞样细胞分化[13]。从人胚胎中获得胚胎干细胞,然后使用 BMP4 和 RA 诱导胚胎干细胞,使其分化成上皮样细胞,获得胚胎干细胞来源的上皮干细胞(ES-ECs)。通过与 ALCs(人成釉细胞样细胞系)和 OE(口腔上皮细胞)相比较,发现 ES-ECs 的釉质相关的基因表达与 ALCs 相似。通过与人胎儿表皮细胞、人口腔黏膜上皮细胞和 ALCs 相比较,发现 ES-ECs 同样有角蛋白的表达。证实 ES-ECs 具有上皮干细胞的特性,有可能作为釉质再生的种子来源[14]。但是这种方法的临床应用尚存争议。

除口腔上皮干细胞和表皮干细胞外,胚胎干细胞及骨髓干细胞也可用于釉质再生的应用。小鼠胚胎干细胞和 C-kit 阳性的小鼠骨髓干细胞可以分化成似成釉细胞样细胞[15]。分别从 16~20 周龄的 C57BL/6-EGFP 和 CD1 小鼠中分离出骨髓细胞,然后将带有 c-Kit 标记的骨髓干细胞与牙源性上皮细胞混合,再与牙间充质进行重组。经免疫荧光技术检测发现,带有 c-Kit 标记的骨髓干细胞迁移到牙间充质细胞附近,其表现来的形态、分子和功能特征都与牙源性上皮相似[16]。

二、牙髓 - 牙本质复合体再生

牙髓 - 牙本质复合体是由牙乳头发育而来,其中牙髓位于由牙本质所形成的髓腔内。牙髓组织中含有细胞、纤维、神经、血管、淋巴管和其他细胞外基质等。牙髓 - 牙本质复合体受到微生物感染、机械创伤、化学刺激等因素影响时会导致牙髓 - 牙本质复合体结构的不可逆性破坏。由于牙髓中缺乏有效的侧支循环,感染难以自行清除,当发展成不可逆性牙髓炎时,只能去除感染牙髓进行根管治疗。目前,众多来自基础及临床相关研究表明牙髓 - 牙本质复合体能被成功再生并有望应用于临床。

(一)利用生物活性盖髓材料再生修复性牙本质

盖髓术就是一种保存活髓的方法,即在接近牙髓的牙本质面或已暴露的牙髓创面上,覆盖具有使牙髓组织恢复效应的制剂,以保护牙髓,消除病变。理想的盖髓剂能够有效隔绝外界刺激,有较强的杀菌抑菌作用,对牙髓组织有较好的生物相容性,为牙髓修复提供良好的微环境,激发诱导牙髓细胞分化,修复性牙本质生成,促进牙髓组织修复再生。

国内外对盖髓剂已进行了大量的研究,目前比较常用的如氢氧化钙[Ca(OH)₂]、无机三氧化物聚合物(MTA)、玻璃离子水门汀、牙本质粘接剂、羟基磷灰石、珊瑚以及生物活性材料类的异体陶瓷骨粉复合盖髓剂、各类生长因子以及其复合盖髓剂。

1. 非生物活性类

(1) 氢氧化钙(calcium hydroxide):1920年Hermann首次提出用氢氧化钙作为根管填充材料,1937年他又建议用氢氧化钙作为盖髓剂。氢氧化钙呈碱性,pH值为9~12,可中和细菌产生的酸性物质,有利于消炎和减轻疼痛。氢氧化钙可释放Ca^{2+}及OH^-,这些离子有利于矿物质沉积及修复性牙本质桥形成。氢氧化钙的作用机制目前尚不明确。有研究认为氢氧化钙直接接触牙髓组织后,表层牙髓组织发生凝固性坏死,坏死下方出现炎症反应,牙髓组织中牙髓细胞分化为成牙本质细胞样细胞,分泌牙本质基质,同时氢氧化钙本身供给大量钙离子促使磷酸钙沉积形成牙本质[17]。氢氧化钙还有溶解牙本质基质的效果,溶解释放牙本质基质成分中生长因子,调控成牙本质细胞的分化,促进形成修复性牙本质[18]。

氢氧化钙是临床上最常用的传统盖髓材料,但是也存在较多缺陷:氢氧化钙不能与牙本质紧密连接形成微渗漏,物理性能不稳定,不能提供长期良好的密闭性;形成牙本质桥有很多缝隙样的缺损,用氢氧化钙盖髓后,发现89%的样本中牙本质桥有隧道样的缺损[19]。临床上盖髓术的远期成功率不是很高,有研究表明,Ca(OH)₂直接盖髓后5年成功率为45%,10年成功率仅为20%,往往导致牙髓治疗的失败[20]。

(2) 无机三氧化物聚合物(MTA):1993年,MTA被首先报道由于能成功应用于湿润的根管表面而用于根管充填。MTA主要化学成分是氧化物混合物,其中氧化钙50%~75%,二氧化硅15%~20%。主要包括硅酸三钙、铝酸三钙、氧化三钙和氧化硅等,这些成分主要改变MTA的化学及物理特性,使其在潮湿环境下能够使用。MTA为强碱性,遇水后形成一种胶样凝胶,调拌后的 pH 为 10.2,3 小时左右固化的 pH 上升至 12.5,可维持高 pH 达 24 小时以上。与氢氧化钙相似,高 pH 可以控制炎症,抑制细菌。MTA 缓慢固化的特性可减少其固化后收缩,减少微渗漏的产生,提高材料的密闭性。

MTA 的作用机制仍未得到全面阐明。大多学者认为 MTA 具有同氢氧化钙一样的高 pH 环境,能够抑制细菌生长、中和毒素,形成良好的密闭环境,隔绝外界刺激,并刺激成牙本质细胞分化形成修复性牙本质。MTA 自身也可也释放钙离子,尤其是羟基磷灰石的形成被认为是 MTA 修复的主要机制。MTA 能够溶解牙本质,释放牙本质基质中的各种生长因子。与氢氧化钙相比 MTA 所释放的非胶原蛋白 NCPs 和葡胺聚糖 GAGs 其浓度几乎无差别,但是 1D-PAGE 分析 MTA 蛋白组成却有很大不同[21],这也许可以解释 MTA 与氢氧化钙的生物学相容性和牙本质形成不同。

无机物类的其他盖髓材料临床上都有应用,但没有氢氧化钙和 MTA 临床效果理想,作用机制尚不明确,需要进一步深入研究。

2. 生物活性材料　随着发育生物学、分子生物学、细胞生物学、再生医学以及生物材料学的发展,生物活性材料成为人们研究的热点,生物材料的生物学性能好,生物治疗尤其是组织工程治疗,可以实现组织器官的修复再生,恢复受损组织的良好形态及生理学功能。就牙本质的修复再生而言,国内外对于生物活性分子以及干细胞已进行了大量研究。各类生长因子对细胞的分化、增殖、迁移、黏附以及细胞基质的分泌等起关键作用。转化生长因子(TGF-β)牙本质脱矿可以导致生长因子的释放,可能在第三期牙本质发生中过程中起关键作用。用 TGF-β 在小鼠的磨牙上进行直接盖髓实验,3 周后发现与对照组相比实验组形成明显的软硬组织修复[22]。TGF-β 不仅能诱导神经嵴未分化间充质干细胞分化形成成牙本质样细胞,而且能诱导牙髓细胞分化为成牙本质细胞样细胞并形成了牙髓 - 牙本质复合体样结构[23]。

骨形成蛋白(BMP)是一种高效的骨诱导活性物质,诱导周围未分化间充质细胞分化为骨组织,还能诱导牙髓细胞分化为成牙本质细胞形成牙本质[24]。将 BMP 直接盖髓于犬的牙髓 8 周后可观察到牙本质桥的形成,这可能是刺激细胞分化增殖从而促进修复性牙本质的形成[25]。

骨涎蛋白(BSP)存在于牙本质和骨组织等硬组织中。BSP 不仅能促进骨的愈合,也能直接促进羟基磷灰石晶体的形成[26]。用 BSP 作为盖髓剂于大鼠磨牙,30 天后观察发现,出现完整牙本质桥修复性牙本质。BSP 在牙本质的矿化过程中起关键作用[27]。

生长因子作为盖髓材料对牙髓的刺激小,通过调节成牙本质细胞的分化,促进修复性牙本质的形成。但其缺点是单独使用生长因子本身没有杀菌作用和抑菌的作用,短时间内可以被破坏或是吸收,不能有效地发挥其生物性能。

(二) 利用牙源性间充质干细胞再生牙髓 - 牙本质复合体

当成牙本质细胞受到损伤坏死后,牙髓深部的细胞能迁移到受损部位并分化成成牙本质样细胞形成修复性牙本质。从人类自身牙齿分离的干细胞用于牙髓 - 牙本质复合体的再生,其优势在于能避免免疫排斥,且不存在类似胚胎干细胞的伦理问题。

将人第三磨牙牙髓组织进行原代培养,从中分离出牙髓干细胞,并在含矿化液的培养液中经过 5~6 周的培养可以形成矿化结节。将人牙髓干细胞与羟基磷灰石 / 磷酸三钙(HA/TCP)支架相复合,移植到免疫缺陷小鼠的背部皮下,6 周后可见内衬成牙本质细胞样细胞的牙本质样结构环绕在牙髓样组织周围,形成牙本质牙髓样复合体。原位杂交显示,这些成牙本质细胞样细胞表达成牙本质细胞特异的标志物——牙本质涎磷蛋白[28]。将人牙髓细胞和 HA/TCP 粉末混合移植入免疫缺陷小鼠皮下 7 周后,可观察到网状新生骨在 HA/TCP 的表面形成,成骨细胞丰满呈嗜碱性,显示出活跃的骨形成,但并未形成牙本质;移植15周后,则形成由规则平行排列的薄板构成的板层骨。这提示牙髓细胞是成牙本质细胞和成骨细胞共同的祖细胞,且牙髓细胞本身含有间充质干细胞并拥有修复损伤或疾病组织的潜能[29]。

将牙髓干细胞在体外经牙胚细胞条件液诱导,以细胞团方式植入体内,也可形成规则的牙本质-牙髓复合体。牙源性上皮细胞与牙髓干细胞的比例可影响嵌合体牙的形态发生,只有在等比例条件下,方可发育成形态规则的牙胚样结构[30]。细胞团的应用为体内构建组织工程化牙本质-牙髓复合体提供了新的思路和选择,有效避免了支架材料在牙组织工程应用中的诸多不足。将牙髓干细胞单细胞悬液离心成团,加入一定浓度的BMP-2体外继续三维培养,组织学显示,细胞团块中形成了大量的骨样牙本质。进一步将细胞团植入犬牙髓断面上,4周后髓腔中有骨样牙本质和管状牙本质形成。上述研究说明,利用牙髓干细胞构建牙本质牙髓复合体样结构,实现真正意义上的牙本质、牙髓再生,具有一定的可行性[31]。利用细胞团组织工程技术,不利用支架材料,将分离提纯后的牙根尖乳头细胞与细胞外基质成分复合,与hTDM结合植入裸鼠皮下。6周后,在原有的牙本质表层有新的牙本质生成,并形成了牙髓-牙本质复合体样结构以及血管结构[32]。这提示利用牙根尖乳头及细胞团组织工程技术可以在空根管内形成牙髓-牙本质复合体,为牙髓疾病的治疗提供了一种新方法。

将处理的牙本质作为支架材料复合牙囊细胞移植于小鼠体内,观察到有牙本质结构再生,且再生的牙本质结构完整包括牙本质层、前期牙本质层和成牙本质样细胞层[33]。将成体牙髓干细胞与HA/TCP组成的生物支架混合后,植入裸鼠肾囊膜下,可以发育形成牙本质/牙髓状复合结构。位于牙本质/牙髓状复合结构交界面上的成牙本质细胞样的细胞分泌类牙本质基质,而牙髓状复合结构中有血管浸润生长。将人的第三磨牙牙髓组织行原代培养,分离 DPSC 并将其置于含矿化液的培养液中,待形成矿化结节后将其与羟磷灰石 - 磷酸三钙支架复合,再将其移植到免疫缺陷小鼠的背部皮下,6 周后内衬成牙本质细胞样细胞的牙本质样结构环绕在牙髓样组织周围形成牙本质牙髓样复合体。将犬来源的 CD105 阳性表达牙髓细胞和脂肪细胞用含 IGF 和 EGF 的培养基进行培养后,与含有基质细胞因子 -1(stromal cell-derivedfactor-1,SDF-1)的胶原混合后置入去除牙髓的切牙中,2 周后可见牙髓 - 牙本质样复合体形成,且有血管和神经形成[34]。将 SCAP 以及 DPSCs 细胞复合 PLGA 支架材料导入一端被 MTA 封口的牙根根管中,整体移植到免疫缺陷小鼠皮下,6 周后在根管壁内侧发现了一层连续的富含血管的牙髓 - 牙本质层。在牙髓受损时采用电穿孔法刺激生长分化因子 11(growth differentiation factor-11,GDF-11)导入牙髓干细胞,诱导 DPSC 形成修复性牙本质[35]。结果表明转入重组的人 GDF-11 的牙髓干细胞在体外表达牙本质特异性蛋白——牙本质涎蛋白,在犬牙髓损伤模型中可以形成修复性的牙髓组织和修复性牙本质,其再生牙本质用以保护暴露的牙髓,这为用牙髓干细胞进行根管治疗与牙再生提供了试验基础和理论依据。

　　获得功能性牙髓和牙本质是牙髓 - 牙本质复合体再生的最终目标。理想的新生牙髓应有足够的血液供应,神经支配且与天然牙髓类似的细胞密度和细胞外基质结构等。然而,血管再生对新生牙髓极为重要,但又极其困难。同时牙髓 - 牙本质复合体中的神经分布非常复杂。牙本质对各种刺激高度敏感,这可能与牙本质小管中流体动力学的活动和延伸到前期牙本质层中的感觉纤维 A-δ 有关。由于新生牙本质中没有有序的牙本质小管,再生的 A-δ 感觉纤维即使能到达牙髓牙本质界,也不可能像正常牙髓一样敏感[36]。因此,如何解决新生牙髓牙本质的神经再生、血管再生及支架材料问题,成为组织工程牙髓的一个关键问题。

三、牙周组织再生

牙周炎是由牙菌斑生物膜引起的牙周组织的慢性感染性疾病,并与心血管疾病、糖尿病等全身疾病的发病密切相关。由牙周炎导致的牙齿缺失是口腔常见病、多发病,严重影响患者的咀嚼功能、美观及身心健康。目前,广泛开展的各种牙周外科手术如根面刮治术、翻瓣术、植骨术等及引导组织再生术虽然能在一定程度上改善牙周愈合,但距离真正重建牙周组织的结构和功能还有相当一段距离。研究表明,利用干细胞及组织工程技术治疗牙周炎、再生修复缺损的牙周组织有较良好的效果。将体外培养的高浓度种子细胞种植于具有良好生物相容性和降解性的支架材料上,经过特定的培养,植入机体牙周病损部位,实现牙周组织的再生。

(一) 牙周组织再生相关种子细胞

牙周组织再生过程需要突破很多瓶颈,其中首要问题就是种子细胞问题。作为牙周再生的种子细胞必须具有可用性、易得性及可扩增性。可用性:理想的种子细胞应能定向分化为相应的细胞并进一步形成能发挥正常功能的目标组织。易得性:种子细胞在需要时易从人体自身获取且方法简单,造成的创伤小,对患者无危害。可扩增性:种子细胞在提供给适当的环境和条件后可大量扩增直至满足形成可发挥功能组织的细胞需要量。目前,用于牙周再生的种子细胞主要有牙周膜干细胞、牙囊干细胞、骨髓间充质干细胞及脂肪干细胞等细胞。

1. 牙周来源干细胞 牙周膜干细胞是指牙周组织发育完成后余留在牙周膜中未分化的间充质细胞。牙周膜干细胞可在体外分化为牙骨质细胞样细胞和胶原形成细胞,并能被矿化和成脂诱导。将其与特定的生物材料植入体内 6~8 周后可形成牙周膜 - 牙骨质复合体样结构。将分离的牙周膜干细胞与 HA-TCP 粉末复合移植在联合免疫缺陷小鼠磨牙牙周缺损处,8 周后牙周缺损修复,形成牙骨质 - 牙周膜复合结构[37]。提示牙周膜细胞能为干细胞介导的牙周病治疗提供潜在细胞来源。在此基础上,用小型猪建立牙周炎的动物模型,进行以自体牙周干细胞为基础的牙周组织再生研究发现,将小型猪的自体牙周膜干细胞与生物材料 HA/TCP 混合后,回植到牙周缺损部位,1 个月后修复牙周缺损组织获得良好的效果[38]。随后,利用异体牙周膜干细胞与生物材料 HA/TCP 混合后回植到牙周缺损部位,发现异体移植的牙周膜干细胞具有良好的免疫调节作用,异体牙周膜干细胞复合生物支架材料也能成功修复牙周炎导致的牙周组织缺损。研究发现,BMP 能促进 PDLSCs 再生牙周组织。据此,将甲基丙烯酸缩水甘油酯右旋糖酐 / 明胶混合凝胶作为支架材料复合 BMP,再将材料与 PDLSCs 混合后进行牙周组织再生研究,发现复合 BMP 的 PDLSCs 组有更明显的新骨形成和牙周韧带再生能力[39]。利用牙周膜干细胞可进一步构建牙周膜干细胞聚合体,将该聚合体移植于大鼠牙周缺损部位可促进缺损牙周组织再生,形成牙骨质 - 牙周膜复合体结构[40]。

2. 牙囊干细胞 牙囊细胞作为牙周组织发育的直接前体细胞,能分化形成牙周膜、牙骨质和固有牙槽骨,具有较强的增殖活性和分化能力,其作为牙周组织再生的种子细胞来源理论上是可行的。从来自于成人埋伏阻生的第三磨牙的牙囊组织中获取人牙囊细胞,这些细胞不仅具有较强的的异质性而且可以分化为牙周细胞并能进一步分化形成牙骨质 - 牙周膜复合体结构[41]。将分离培养的牛牙囊细胞与羟基磷灰石复合,植入裸鼠体内,4 周后即发现在羟基磷灰石表面有牙骨质样结构形成[42]。从人的第三磨牙牙囊中分离出牙周组织前体细胞,在体外可形成牙周膜样结构以及具有骨、牙骨质属性的钙化结节[43]。将体外培养的鼠成牙骨质细胞、牙囊细胞与聚乳酸聚羟基乙酸多聚体(PLGA)多孔支架复合后植入 SD 大鼠的第一、二磨牙的颊侧骨开窗区,术后 3 周及 6 周的取材发现实验组有明显的牙槽骨、牙周膜及牙骨质生成,并有新生的牙周膜纤维贯穿其中[44]。

3. 骨髓干细胞 骨髓干细胞具有多向分化的潜能,可在不同的环境和细胞因子作用下分化为成骨细胞、成纤维细胞、软骨细胞、脂肪细胞等。分离并体外扩增自体犬 BMMSCs,与 I 型胶原以一定浓度混合,植入小猎犬 III 型牙周病骨缺损区。1 个月后,骨缺损区有新牙骨质、牙槽骨和牙周膜再生[45]。将犬 BMMSCs 与 β-磷酸三钙(β-TCP)复合培养后移植到牙周缺损处,8 周后可形成牙周样组织,并可见牙周膜纤维[46]。分离并诱导培养自体犬 BMMSCs,与黄芪-壳聚糖/聚乳酸支架构建组织工程复合物植入犬双侧下颌前磨牙水平型牙周骨缺损处获得了部分牙周组织再生[47]。将 BMMSCs 与纤维蛋白凝胶混合后回植到创伤性牙槽骨缺损部位发现,BMMSCs 具有良好的牙周骨组织修复功能。

4. 其他相关干细胞 体外培养诱导多能干细胞(ips),将 iPS 细胞与釉质基质衍生物重组,再结合支架材料移植到动物体内。在移植 14 天和 24 天后,iPS 细胞的 OC、Osx 和 $Runx2$ 等基因的表达量升高。移植 24 天后,组织学分析发现新形成的牙周膜、牙槽骨和牙骨质[48]。

2001 年,Zuk 等从抽脂术废弃的脂肪组织中,分离出脂肪干细胞[49]。与骨髓间充质干细胞相比而言,脂肪干细胞具有来源充足、取材方便的优点,对人体造成的创伤也较小,可反复取材,容易分离,获取细胞量大。脂肪组织中所含干细胞的数量不会随着患者年龄的增加而减少,具有体外增殖迅速、生物学性状稳定等特性,因此,脂肪干细胞相对于骨髓间充质干细胞具有很大的优势,很有可能成为新的组织工程种子细胞来源。行抽脂术所获取的脂肪中至少有 10% 是人脂肪干细胞,并且具有与骨髓干细胞相似的干细胞特性,是继骨髓干细胞后在成体干细胞中具有重大发展潜力的一类干细胞[50]。因此,随着研究的深入,作为人体组织工程潜在的最大的成体干细胞库——人脂肪干细胞将成为细胞治疗中理想的细胞来源。脂肪来源的间充质细胞是一组具有多能性的间充质干细胞,可以形成骨细胞、软骨细胞和脂肪细胞等中胚层细胞,也可以分化成外胚层细胞系[51、52]。

　　从 Wistar 大鼠中分离提取脂肪干细胞,从近亲繁殖的大鼠中获得富含血小板的血浆,然后将脂肪干细胞与血浆混合,然后移植到大鼠体内,在术后 2、4 周,通过组织学分析,可看到少量的牙槽骨再生;术后 8 周,在再生的牙槽骨周围有牙周膜样结构形成[53]。脂肪干细胞可以用于牙周组织再生已经在大鼠、犬类、猪、猴子等动物实验中得到了证实。目前将脂肪干细胞与支架材料结合,利用组织工程再生牙周组织成为当下最有可能实现临床应用的方法,支架材料的发展也成为大家关注和研究的热点。

(二) 牙周组织再生相关支架材料

　　支架材料作为人工细胞外基质是牙再生研究的重要内容之一,能为细胞提供一个继续增殖、分化的基质微环境,使植入体具备力学稳定性,为新形成的组织提供基本的结构框架,并可复合生长因子,作为生长因子的载体调节细胞的生物活动。因此,支架是组织工程牙周再生的关键。用于牙周组织工程的支架多为多孔型支架,一般应具备以下条件[54-56]:①合适的孔径大小、孔隙率:作为种子细胞的生存场所,较高比表面积有利于细胞的增殖与分化,合适的微孔结构有利于组织的再生,若孔径太小不适合细胞的生长,孔径太大不利于组织的再生与功能重建;②良好的孔间连通性:利于细胞获取营养物质和排除代谢产物,同时利于再生组织功能重建;③一定的物理机械性能和稳定性:具有一定的可塑性和物理机械强度,以支撑再生组织的构建;有一定的结构稳定性以满足各种临床需求;④良好的生物降解性:材料的降解速率应与组织细胞的生长速率相适应,降解时间应能根据组织生长特性进行人为的调整;⑤良好的生物相容性:有利于种子细胞黏附、增殖,降解产物对细胞无毒害作用,不引起炎症反应,有利于细胞的生长和分化。

　　1. 天然可降解高分子聚合物　天然可降解材料是最早使

用的支架材料,广泛存在于动物、植物或者人体内的天然大分子材料。天然可降解材料的抗原性较低,有良好的生物相容性和可降解性,天然的孔隙结构大小形状规则,为细胞的黏附、增殖、分化、成骨提供天然的三维空间结构。但是,天然材料存在吸收过快、力学性能较差等问题。目前用于牙周组织工程的天然支架材料主要包括:胶原、壳聚糖、明胶、丝素蛋白、纤维蛋白、透明质酸等,其中胶原应用较为广泛。

胶原是多种组织的主要成分和细胞外基质,是从动物骨骼、筋腿中经浸煮、水解等多道工序提炼得来的。胶原不仅为细胞提供支持保护作用,而且与细胞的黏附、生长、表型表达密切相关。胶原可为钙化组织提供必不可少的三维结构,并且对矿物沉积有诱导作用,加之移植前可预先塑形移植材料,并能保持适当的机械强度,因此,可作为软骨和骨组织工程的支架材料。以 Ⅰ 型胶原为培养基质培养骨髓基质细胞,发现骨髓基质细胞可定向分化为成骨细胞,最终形成含骨髓成分的新生骨组织[57]。将比格犬的 PDLCs 体外培养后作为种子细胞,以胶原作为支架材料,植入比格犬牙周缺损处,术后 4 周后发现牙根部有均匀的牙骨质再生,牙槽骨高度也明显增高[58]。壳聚糖是甲壳素类多糖中唯一的碱性氨基多糖,其结构和某些性质与细胞外基质的氨基多糖极其相似。壳聚糖可促进成骨细胞的分化,具有加速骨形成的作用[59]。将壳聚糖凝胶应用于慢性牙周炎患者的牙周骨缺损区,与单纯牙龈翻瓣手术组相比较,影像学分析显示用壳聚糖治疗组,新生的骨组织较多[60]。

2. 人工合成支架材料 人工合成支架材料可分为生物陶瓷和生物高分子聚合物两大类。生物陶瓷包括羟基磷灰石(hydroxyapatite,HA)、三磷酸钙(tricalcium phosphate,TCP)、生物活性玻璃、双相钙磷陶瓷等。生物陶瓷具有与自然骨骼的无机矿物相似或相同的成分,易于吸附生长因子、种子细胞,并可在生物体内发生降解,被新生组织吸收和替代,含孔生物陶瓷可提供较大的表面积/体积比,保证了植入细胞的黏附、增殖、分化和营养代谢。因此,生物陶瓷成为国内外热门研究的支架材料,已经被广泛应用于骨及牙周组织再生中的研究。

HA与人体骨具有相同的无机成分,生物相容性良好,根据其形态可分成颗粒状和块状,根据有无孔洞又可分为致密或无孔羟基磷灰石和多孔羟基磷灰石。由海洋无脊椎动物而得到的珊瑚具有与皮质骨和松质骨相似的结构。将重组BMP-2与纳米羟基磷灰石复合,并将其植入犬人工牙周组织缺损处,表面覆盖聚四氟乙烯膜,术后8周进行组织学观察和测量发现实验组较空白对照组和单纯GTR组有更多的新生牙槽骨、新生牙周膜和新生牙骨质生成[61]。HA虽然能诱导骨再生,但由于不可吸收,可导致机体继发感染而被排出。相对于HA而言,β-TCP植入骨组织或皮下可被缓慢吸收,无任何局部炎性反应及全身毒副作用。β-TCP与骨髓细胞悬液有促进骨再生作用。将含60%HA与40%β-TCP的磷酸钙陶瓷浸入大鼠骨髓基质细胞悬液中获得细胞材料复合物,植入同系大鼠皮下组织,3周后即可观察到新生骨组织形成,显示其具有明显的异位成骨能力。目前用于牙周再生的高分子聚合物主要有聚羟基乙酸(PGA)、聚乳酸(PLA)、聚羟基乙酸与聚乳酸的共聚物(PLGA)等[62]。

3. 复合支架材料 由于单一材料无法同时满足生物相容性、力学性能及生物活性等要求,也无法实现可控降解,同时又由于牙周组织结构的特殊性,即既有矿化硬组织骨、牙骨质,又有贯穿其间的非矿化纤维组织牙周韧带,因此,尚没有一种理想的支架材料被广泛应用于牙周组织工程研究。通过一定的技术手段将两种或三种材料杂合制成复合支架来克服以上单一支架材料的不足,以实现支架材料相关性能的优化。通过磷酸钙、羟基磷灰石等无机材料与胶原、壳聚糖等天然或合成聚合物复合,则能提高骨组织工程的强度、韧性,并且提高支架的生物相容性。将人牙周膜细胞接种在胶原、透明质酸及透明质酸/胶原复合支架上,对比三者细胞的黏附、生长情况,可知相对于胶原支架和透明质酸支架而言,透明质酸/胶原支架更加有利于人牙周膜细胞的黏附[63]。

(三) 牙周组织再生相关生长因子

生长因子是一类存在于体内的生物活性因子,具有多种调节功能,在牙周组织再生及修复过程中调节一系列关键的细胞活动,如细胞的生长、繁殖、分化及胞外基质的合成等。近年来,生长因子的研究逐渐成熟,与牙周组织工程技术相关的生长因子主要有血小板衍化生长因子、转化生长因子、碱性成纤维细胞生长因子、表皮生长因子、胰岛素样生长因子等。含 TGF-β1 的壳聚糖/胶原支架能更好的促进细胞增殖及牙周组织再生。将骨髓基质细胞与富血小板血浆联合修复牙周缺损,可以很好的诱导缺损的牙周组织形成[64]。碱性成纤维细胞生长因子(basic fibroblast growth factor,bFGF)不仅能促进牙周膜细胞的增殖,刺激细胞外基质的合成,同时 bFGF 还可促进牙周膜新生血管网形成,为牙周膜细胞提供血供,促进牙周组织再生。将 bFGF 用于人工Ⅱ度根分叉病变,6 和 8 周后观察结果发现,应用 bFGF 组有更多的牙周韧带生成、牙骨质沉积及新骨形成,并且没有根骨粘连或牙根外吸收现象发生[65]。

四、全牙再生

全牙再生主要有三种方案:一是利用生物支架和种子细胞,体外诱导细胞分化实现全牙再生;二是器官培养,借鉴胚层重组方法,由上皮细胞成分提供牙齿发生信号,诱导牙源性或非牙源性细胞,复合到支架材料上,形成比较完整的牙胚组织;三是细胞团组织工程,是不利用生物支架,直接将牙源性上皮细胞团与间充质细胞团重新复合,或直接用牙胚细胞团经过适当处理后形成外植体,通过体外培养或直接移植至体内,进一步发育成再生牙体。

利用细胞团组织工程方法将牙源性上皮细胞团与间充质

细胞团重新组合,或直接用牙胚细胞团经过适当处理后形成外植体,通过体外培养或体内移植的方法进一步发育形成牙齿的方法备受重视,有着较好的临床应用前景。将支架材料(PLGA,PGA-PLLA)预制成 1cm×0.5cm×0.5cm 的切牙和磨牙形状,然后将解离的猪蕾状期第三磨牙牙胚组织单细胞悬液复合到支架材料上,移植到免疫缺陷大鼠的大网膜培养 20~30 周后,长出了 2mm×2mm 大小的牙冠样结构,包括牙本质成牙本质细胞、髓室样结构、成釉细胞、可能的上皮根鞘和成牙骨质细胞,以及较成熟的釉质样结构[66]。分离 6 月龄猪的第三磨牙牙胚上皮及间充质,然后将间充质细胞接种在直径 11mm、厚 2mm 的胶原海绵圆盘上,上方覆盖牙源性上皮细胞,使两者直接接触,体内移植后每个植入物均形成 1mm 大小的单个牙胚样结构[67]。

鉴于支架材料在牙齿组织工程研究中所暴露的种种缺陷,且目前尚没有一种理想的支架材料在基质微环境模拟过程中能完全遵循牙齿发育的自然规律。近年来,有学者提出了一种新的组织工程化牙齿构建方法——"细胞团组织工程"。"细胞团组织工程"正是按照胚层重组的方法,将牙源性上皮细胞团与间充质细胞重新复合,或直接用牙胚细胞团经过适当处理后形成外植体,通过体外培养或直接移植至体内,进一步发育成组织工程化牙齿。2004 年,剑桥大学国王学院的 Sharpe 首次报道通过对小鼠骨髓干细胞施加诱导而使其成功分化成牙齿[68]。通过将 E10.5 小鼠牙胚的成牙上皮覆盖到(5~6)×10^8 小鼠骨髓干细胞聚集成的细胞团块,进一步形成重组牙胚,并将此牙胚植入裸鼠肾囊膜下生长 10 天。在所植入的 35 个重组牙胚中有三个牙胚发育成了含有成釉质细胞样细胞层——釉质——牙本质——成牙本质细胞样细胞层——牙髓样的结构。重组牙胚在体外组织培养条件下,于 3 天内开启了 Msx1、Lhx7、Pax9 这几个对启动牙齿发育起关键作用的转录因子的表达。将 E10 鼠口腔上皮与胚胎干细胞和骨髓干细胞分别重组后体内移植,两者均可分化为成牙本质细胞并形成牙齿样结构,在此过程中骨髓间充质干细胞分化成为成牙本质细胞,形成牙本质[69]。

将小鼠的 iPS 细胞经过特殊环境的诱导,可以发现在成骨诱导培养液中的 Msx1、Lhx7、Pax9 和 Runx2 等牙源性间充质特有的标志物表达明显上升[70]。从 E14.5d 小鼠的门牙牙胚中剥离出牙源性上皮和牙源性间充质组织,再从这两种组织中分离出上皮细胞和间充质细胞,并将这两种细胞与小鼠的 iPS 细胞进行重组后在体外培养 5 天再移植到裸鼠肾囊膜下 4 周,可以发现该重组体形成了与正常牙齿类似的结构,具有完整的釉质、牙本质和牙髓组织。这些结果表明 iPS 细胞可以作为牙齿再生研究中干细胞的来源,也对牙齿发育过程的研究有重要意义。

五、牙再生面临瓶颈问题

牙再生为牙齿缺失提供了一种全新的修复技术,尚存众多挑战。如何通过合适的方法来控制牙齿大小及形状? 如何在体外构建合适的环境有利于牙齿发育? 以及如何控制在成人颌骨中牙齿萌出? 牙再生研究中所涉及的种子细胞、支架材料、生长因子都存在一定的局限性,应用于牙再生的各类干细胞虽都有一定的成牙能力但无法具有成牙全能性。胚胎干细胞虽具有全能性,在一定条件下能被诱导分化为机体中几乎所有的细胞类型,但应用胚胎干细胞目前仍面临一系列伦理道德、定向分化调控、免疫排斥及移植治疗安全性等问题。成体干细胞存在分化潜能相对较弱,增殖能力不够强,在体外培养的过程中难以维持细胞的形态和特性,从一些患有基因缺陷症的患者身体中分离出的成体干细胞也有可能带有缺陷基因等问题。支架材料在生物相容性、力学性能及生物活性、可控降解等方面仍存在一定缺陷。

参考文献

1. 金岩,王松灵.口腔颌面发育生物学与再生医学.人民卫生出版社:2011,205-214

2. Caton J,Tucker AS. Current knowledge of tooth development:patterning and mineralization of the marine dentition. Journal of Anatomy. 2009,214(4):502-515

3. Robinson C,Brookes SJ,Shore RC,et al. The developing enamel matrix:nature and function. European Journal of Oral Sciences. 1998,106:282

4. ainioS,Karavanoval,Jowett A,et al. Identification of BMP4 as a signal mediating seeonday rendition between epithelial and mesenchymal tissues during early tooth development. Cell. 1993,75:45-58

5. ueker AS,Shapre P. TM molecular genetics of tooth moprhogenesis and patterning:the rightshaPeintherightPlaee. JDentRes. 1999,8:826-834

6. Hu B,Nadiri A,Bopp-Küchler S,et al. Dental Epithelial Histomorphogenesis in vitro. J Dent Res. 2005,84(6):521-255

7. Nakagawa E,Itoh T,Yoshie H,et al. Odontogenic potential of post-natal oral mucosal epithelium. J Dent Res. 2009,88(3):219-223

8. XIAO L,TSUTSUI T. Three-dimensional epithelial and mesenchymal cell co-cultures form early tooth epithelium invigilation like structures:Expression patterns of relevant molecules. Journal of Cellular Biochemistry. 2012,113(6):1875-1885

9. Wang B,Li L,Du S,et al. Induction of human keratinocytes into enamel-secreting ameloblasts. Dev Biol. 2010,344(2):795-799

10. Liu Y,Jiang M,Hao W,et al. Skin epithelial cells as possible substitutes for ameloblasts during tooth regeneration. J Tissue Eng Regen Med. 2012,Epub ahead of print

11. Wang B,Li L,Du S,et al. Induction of human keratinocytes into enamel-secreting ameloblasts. Developmental biology,2010,344(2):795-799

12. Honda,MJ,Y Shinmura,Y. Shinohara. Enamel tissue engineering using subcultured enamel organ epithelial cells in combination with dental pulp cells. Cells Tissues Organs. 2009,189(1-4):261-267

13. Jiang N,Zhou J,Chen M,et al. Postnatal epithelium and mesenchyme stem/progenitor cells in bioengineered amelogenesis and dentinogenesis. Biomaterials. 2014,35(7):2172-2180

14. Zheng LW, Linthicum L, DenBesten PK, et al. The similarity between human embryonic stem cell-derived epithelial cells and ameloblast-lineage cells. Int J Oral Sci. 2013,5(1):1-6

15. Ohazama A., Modino SA, Miletich I, et al. Stem-cell-based tissue engineering of murine teeth. J Dent Res. 2004,83(7):518-522

16. HU B, UNDA F, BOPP-KUCHLER S, et al. Bone marrow cells can give rise to ameloblast-like cells. Journal of Dental Research. 2006,85(5):416-421

17. Stanley HR. Pulp capping: conserving the dental pulp——can it be done? Is it worth it? Oral Surg Oral Med Oral Pathol. 1989,68(5):628-639

18. Graham L, Cooper PR, Cassidy N, et al. The effect of calcium hydroxide on solubilisation of bio-active dentine matrix components. Biomaterials. 2006, 27(14):2865-2873

19. Cox CF, Sübay RK, Ostro E, et al. Tunnel defects in dentin bridges: their formation following direct pulp capping. Oper Dent. 1996,21(1):4-11

20. Dammaschke T, Leidinger J, Schäfer E, et al. Long-term evaluation of direct pulp capping--treatment outcomes over an average period of 6.1 years. Clin Oral Investig. 2010,14(5):559-567

21. Naito T. Uncertainty remains regarding long-term success of mineral trioxide aggregate for direct pulp capping. J Evid Based Dent Pract. 2010,10(4): 250-251

22. Hu CC, Zhang C, Qian Q, et al. Reparative dentin formation in rat molars after direct pulp capping with growth factors. J Endod. 1998,24(11):744-751

23. Nie X, Jin Y, Zhang CY, et al. Induction of transforming growth factor-beta 1 and dentin non-collagen proteins on tissue engineering pulp. Zhongguo Xiu Fu Chong Jian Wai Ke Za Zhi. 2004,18(2):115-118

24. Rutherford B, Fitzgerald M. A new biological approach to vital pulp therapy. Crit Rev Oral Biol Med. 1995,6(3):218-229

25. Nakashima M. The induction of reparative dentine in the amputated dental pulp of the dog by bone morphogenetic protein. Arch Oral Biol. 1990,35(7): 493-497

26. Hunter GK, Goldberg HA.. Nucleation of hydroxyapatite by bone sialoprotein. Proc Natl Acad Sci USA. 1993,90(18):8562-8565

27. Decup F, Six N, Palmier B, et al. Bone sialoprotein-induced reparative dentinogenesis in the pulp of rat's molar. Clin Oral Investig. 2000,4(2): 110-119

28. Otaki S, Ueshima S, Shiraishi K, et al., Mesenchymal progenitor cells in adult human dental pulp and their ability to form bone when transplanted into immunocompromised mice. Cell Biol Int, 2007. 31 (10): p. 1191-7.roc Natl Acad Sci U S A, 2000. 97 (25): p. 13625-30

29. Yu J, Deng Z, Shi J, et al. Differentiation of dental pulp stem cells into regular-shaped dentin-pulp complex induced by tooth germ cell conditioned medium. Tissue Eng. 2006, 12 (11): 3097-3105

30. Batouli S, Miura M, Brahim J, et al. Comparison of stem-cell-mediated osteogenesis and dentinogenesis. J Dent Res. 2003, 82 (12): 976-981

31. Na S, Zhang H, Huang F, et al. Regeneration of dental pulp/dentine complex with a three-dimensional and scaffold-free stem-cell sheet-derived pellet. J Tissue Eng Regen Med. 2013 [Epub ahead of print]

32. Guo W, He Y, Zhang X, et al. The use of dentin matrix scaffold and dental follicle cells for dentin regeneration. Biomaterials. 2009, 30(35): 6708-6723

33. Iohara K, Imabayashi K, Ishizaka R, et al. Complete pulp regeneration after pulp ectomy by transplantation of CD105+stem cells with stoma cell-derived factor-1. Tissue Eng Part A. 2011, 17 (15/16): 1911-1920

34. Nakashima M, Mizunuma K, Murakami T, et al. Induction of dental pulp stem cell differentiation into odontoblasts by electropomtion-mediated gene delivery of growth/differentiation factor 11 (Gdf11). Gene Ther. 2002, 9(12): 814-818

35. Huang GT. Pulp and dentin tissue engineering and regeneration: current progress. Regen Med. 2009, 4 (5): 697-707

36. Seo BM, Miura M, Gronthos S, et al. Investigation of multipotent postnatal stem cells from human periodontal ligament, Lancet. 2004, 364 (9429): 149-155

37. Liu Y, Zheng Y, Ging G, et al. Periodontal Ligament stem cell-midiated treatment for periodontitis in miniature swine, Stem Cells. 2008, 26 (4): 1065-1073

38. Chen FM, Zhao YM, Zhang R, et al. Periodontal regeneration using novel glycidyl mechacrylated dextran/gelatin scaffolds containing microspheres loaded with bone morphogenetic proteins. J Contro Release. 2007, 121(1-2): 81-90

39. Guo W, He Y, Tang X, et al. Scaffold-free cell pellet transplantations can be applied to periodontal regeneration. Cell Transplant. 2014; 23 (2): 181-194

40. Guo W, Chen L, Gong K, et al. Heterogeneous dental follicle cells and the

regeneration of complex periodontal tissues. Tissue Eng Part A. 2012,18(5-6): 459-470

41. Harada K,Saito M,Tsoumada A,et al. Progenitor cells from dental follicle are able to form cementum matrix in vivo. Connect Tissue Res. 2002,43: 406-408

42. Morsczeck C,Gotz W,Schierholz J,et al. Isolation of precursor cells(PCs) from human dental follicle of wisdom teeth. Matrix Biol. 2005;24:155-165

43. Berry JE,Zhao M,Jin Q,et al. Cement oblast delivery for periodontal tissue engineering. J Periodontal. 2004,75(1):154-161

44. Kawaguchi H,Hirachi A,Hasegawa N,et al. Enhancement of periodontal tissue regeneration by transplantation of bone marrow mesenchymal stem cells. J Periodontol. 2004;75(9):1281-1287

45. Tsumanuma Y,Zwata T,Washiok,et al. Comparision of different tissue-derived stem cells sheet for periodontal regeneration in acannie1-wall defect model. Biomaterials. 2011,32(25):5819-5825

46. 许春姣,郭峰,高洁平,等.BMSSCs 与黄芪 - 壳聚糖 / 聚乳酸支架对犬牙周骨缺损再生的影响. 中南大学学报:2006;31(4):512-515

47. Duan X,Tu Q,Zhang J,et al. Application of induced pluripotent stem(iPS) cells in periodontal tissue regeneration. Journal of cellular physiology. 2011,226(1):150-157

48. Zuk PA,Zhu M,Mizuno H,et al. Multilineage cells from human adipose tissue:implications for cell-based therapies. Tissue Eng. 2001,7(2):211-228

49. Janones DS,Massa LF,Arana-Chavez VE. Immunocytochemical examination of the presence of amelogenin during the root development of rat molars. Arch Oral Biol. 2005,50(5):527-532

50. Ye L,Le TQ,Zhu L,et al. Amelogenins in human developing and mature dental pulp. J Dent Res. 2006,85(9):814-818

51. Yoshiba N,Yoshiba K,Aberdam D,et al. Expression and localization of laminin-5 subunits in the mouse incisor. Cell Tissue Res. 1998,292(1): 143-149

52. Helder MN,Karg H,Bervoets TJ,et al. Bone morphogenetic protein-7 (osteogenic protein-1,OP-1) 292(1):143-149.and tooth development. J Dent Res,1998,77(4):545-554

53. Kim BS,Mooney DJ. Development of biocompatible synthetic extract alular matrices for tissue engineering. Trends Biotechnology. 1998,16(5):224-230

54. Leong KF, Cheah CM, Chua CK. Solid freeform fabrication of three-bimensal scaffolds for engineering replacement tissues and organs. Biomaterials. 2003, 24 (13): 2363-2378

55. Jones AC, Arns CH, Hutmacher DW, et al. The correlation of pore morphology, in terconnectivity and physical properties of 3D ceramic scaffolds with bone ingrowths. Biomaterials. 2009, 30 (7): 1440-1451

56. Mizuno M, Shindo M, Kobayashi D, et al. Osteogenesis by bone marrow stoma cells maintained on type 1 collage matrix gels in vivo. Bone. 1997, 20 (2): 101-107

57. Nakahara T, Nakamura T, Kobayashi E, et al. In situ tissue engineering of periodontal tissues by seeding with periodontal ligament-derived cells. Tissue Eng. 2004, 10 (3-4): 537-544

58. Klokkevold PR, Vandemark L, Kenney EB, et al. Osteogenesis enhances by chitosan in vitro. Periodontal. 1996, 67 (11): 1170-1175

59. Boynuegri D, Ozcan G, Senel S, et al. Clinical and radiograph ice valuations of chitosan gel in periodontal intraosseous defects: a pilot study. J Biomed Mater Res B Appl Biomater. 2009, 90 (1): 461-466

60. 鲁红, 吴织芬, 田宇, 等. 应用生长因子 - 支架构建方式的组织工程方 再生牙周组织的实验研究. 牙体牙髓牙周病学杂志: 2005, 15 (1): 10-14

61. Ohgushi H, Goldberg VM, Caplan AI. Repair of bone defects with marrow cells and Porous ceramic. Experiments in rats. Acta Orthop Scand. 1989, 60 (3): 334-339

62. 王丽霞, 赵寰, 蒋波, 等. 人牙周膜细胞在透明质酸 / 胶原支架上的黏 附与生长. 华西口腔医学杂志: 2009, 27 (2): 220-224

63. Yamada Y, Ueda M, Hibi H, et al. A novel approach to periodontal tissue regeneration with mesenchymal stem cells and platelet-rich plasma using tissue engineering technology: a clinical case report. International Journal of Periodontics and Restorative Dentistry. 2006, 26 (4): 363-369

64. Murakami S, Takayama S, Ikezawa K, et al. Regeneration of periodontal tissues by basic fibroblast growth factor. J Periodontal Res. 1999, 34 (7): 425-430

65. Young CS, Ter ada S, Vacanti JP, et al. Tissue engineering of complex tooth structures on biodegradable polymer scaffolds. J Dent Res. 2002, 81 (10): 695-700

66. Honda MJ, Tsuch iya S, Sumita Y, et al. The sequential seeding of

epithelial and mesenchymal cells for tissue-engineered tooth regeneration. Biomaterials. 2007,28(4):680-689

67. Ohazama A1,Modino SA,Miletich I,et al. Stem-cell-based tissue engineering of murine teeth. J. Dent. Res. 2004,83:518-522

68. Modino SA,Sharpe PT. Tissue engineering of teeth using adult stem cells. Arch Oral Biol. 2005,50(2):255-258

69. Wen Y,Wang F,Zhang W,et al. Application of induced pluripotent stem cells in generation of a tissue-engineered tooth-like structure. Tissue Engineering Part A. 2012,18(15-16):1677-1685

第四章　益生菌与口腔生物膜

荷兰格罗宁根大学　Hendrik Busscher　任艺谨

提要:本文内容包括益生菌与人类健康、口腔菌群与疾病健康、益生菌作用的机制、益生菌在口腔应用的潜力、真菌生物膜与益生菌。

一、益生菌与人类健康

在自然条件下,人类是与多种微生物共同生存的。人类与外界接触的表面,例如皮肤表面、口腔、肠道、阴道等,分布着不同种的微生物群体。微生物群中有些细菌会影响人类的活动,人类给这些微生物提供足够的营养,使其生存和繁衍。这些与人类共生的微生物群体可以是共栖生物(自身和宿主共同受益)、寄生生物(本身受益而不是宿主)或病原体(损害宿主惠及自身)[1]。

目前认为人体出生前是无菌的,然而,出生过程中和出生后,一些来自母体产道、居住环境和其他携带者的微生物群开始定植到身体上。最近关于阴道分娩和剖宫产的研究表明,尽管母体来源不同,新生儿身上各个部位的生物群种类并没有太大区别。经阴道分娩的婴儿获得的细菌群落与自己母亲的阴道菌群相似。主导的细菌主要有乳杆菌、普雷沃菌或 Sneathia 属;而通过剖宫产婴儿获得的细菌群落,更类似于婴儿母亲皮肤表面菌群,主要有葡萄球菌、棒状杆菌属、丙酸杆菌属等[2]。有关婴儿菌群差异对以后生活健康影响的研究已受到广泛关注。如不同的细菌菌株可以刺激免疫系统,能使呼吸系统疾病、代谢综合症等疾病的易感性发生改变[3,4]。在婴儿出生后,嵌入菌群的微生物也会发生改变,比如会引入梭状芽孢杆菌属、肾盂肾炎大肠杆菌或硫酸盐还原细菌等,这些细菌可能与人体发生的疾病相关[5-7]。微生物对人类健康所起的重要作用,最近才获广泛认可。

为了识别这些百万亿共生生物所扮演的特殊角色,人类做出了很多努力,而它们基因库之庞大远远超过了人类的基因库,目前还难以完成这项研究。但这些微生物群的组成成分现在正在被解密中。人类微生物迄今最全面的分析揭示有 22 个细菌门类。大多数序列(92.3%)集中在以下四个门类:放线菌(36.6%),厚壁菌门(34.3%),蛋白菌(11.9%)和拟杆菌门(9.5%)[8]。我们已经知道的是,部分细菌有益于人类身体健康。对这些能产生确切健康功效从而改善宿主微生态平衡、发挥有益作用的有益微生物,我们称之为益生菌。

益生菌与人类健康是密不可分的,人体、动物体内益生菌主要有:乳杆菌、酪酸梭菌、乳酸菌、双歧杆菌、嗜酸乳杆菌、放线菌等。由于益生菌可以和原著菌群发生变化,可能产生人体疾病的变化。比如乳糜泻,这是小肠的一种自身免疫性疾病。一项对于乳糜泻小儿的十二指肠主要微生物菌群的研究指出,个人之间的差别不大,但在细菌活动期和缓解期之间,患病组的普通拟杆菌和大肠杆菌要多于对照组,而在缓解期这两种菌明显下降[9]。另一项研究表明在人体回归健康期的时候,由弯曲乳杆菌、肠膜样明串珠菌和明串球菌属为主导的微生物群转变成由干酪乳杆菌和青春双歧杆菌主导的微生物群[10]。因此,不同的微生物组合可以与人体健康状态相关联,而其中微生物的功能,不是其精确的物种丰富度,可能是保持健康的关键。

原著菌和益生菌在体内不同的条件下可作出不同反应,因此使用益生菌的一个理由是为了帮助恢复生物群的稳态和保持动态平衡。Chau[11]推测益生菌物种的出现可能是由于机体出现了肽聚糖,这是一个能下调由病原体产生的毒力因子的小分子。这意味着,微生物的平衡被打破是有触发器的,同样道理,机体从被感染的状态返回健康,也就是回归稳态的过程也有触发器。因此,对这一领域的深入研究将是具有挑战性的,可能会导致新的治疗时代的来临。

二、口腔菌群与口腔健康

口腔菌群中常见益生菌有乳杆菌,人们最过于熟知的是它对于肠道菌群的调节功能。但最近 Nishijima[12]和 Morelli[13]两位学者均提出,通过口服乳杆菌,可以改善阴道健康,他们指出每天有 7000 女性患上 HIV,而当阴道缺乏乳杆菌的时候疾病发生率明显增高。Nishijima 的细菌培养实验展现了益生菌从阴道中置换病原菌的能力。Gregor Reid[14]实验小组对于乳杆菌和酵母菌的研究发现,益生菌之所以能够置换病原菌,可能是因为其产生的细菌素、过氧化氢和一些酸类物质起到了杀菌作用。他们的研究提示,虽然细菌阴道疾病的病原体大多都存在于厚的生物膜中,不易用抗菌剂去除,在体外试验中乳杆菌 GR-1 在 1 小时内可以穿透泌尿生殖道的病原菌生物膜,酵母菌 RC-14 可以产生一种生物表面活性剂抑制生殖道病原体的生长和黏附。乳酸是乳杆菌的主要代谢产物,平行流动细胞测试表明,含有 0.19mmol/L 的乳酸的尿液,每分钟 2ml 持续流动 1 小时,可以在 pH 值为 3 的条件下使 30% 的大肠杆菌的生物膜发生脱离,pH 值为 4 的条件下使 15% 的生物膜脱离。这些益生菌不仅帮助妈妈们预防早产,也增加了妈妈们的胃口和新生儿的健康,这一点也通过 SD 大鼠的动物实验得到证明。

学者 Nishijima 建议女性合理使用益生菌,包括怀孕期间也是值得支持的。这是一个理性的应用,能使益生菌发挥良好的效果,也使得大部分的女人和婴幼儿能够潜在受益。当然,在使用活的细菌替代疗法的时候也并非不存在风险,但是比起怀孕妇女长时间使用抗菌剂、逆转录病毒药物和其他化学药物,这些措施可能产生比细菌替代疗法更严重的副作用。随着益生菌的机制越来越明了，那些抵抗在孕期使用安全菌株的说法也逐渐消失。

除了对于阴道健康的保护作用外，Martine[15]的研究小组发现对于复发性尿路感染，乳杆菌也具有保护作用。女性泌尿生殖道的主要菌群就是乳杆菌，在阴道中乳杆菌家族占50%~90%，而乳杆菌家族在正常生育年龄健康女性的尿道菌群中也很丰富，大约占38%。女性复发性尿路感染时，尿路菌群中生态平衡被打乱，而尿路的菌群几乎完全变成了尿路病原体。研究认为乳杆菌产生抗菌化合物，如乳酸、过氧化氢、细菌素样物质等，作为生物表面活性剂抑制了尿道粪肠球菌的黏附从而保护尿路菌群，进而起到改善尿路感染的作用。

对于口腔菌群，也有很多学者做了通过改造细菌来建立益生菌的研究。龋病是口腔最常见的慢性感染性疾病，变异链球菌是龋病的主要致病菌。Hillman研究小组经过长期的实验研究改造了一种[16]。在大鼠变异链球菌的实验和与野生变异链球菌的竞争试验表明，该菌株遗传稳定，比野生型变异链球菌致龋较少，并且它具有很强的群落聚集性能。也就是说这种改造的低毒力变异链球菌，可以在牙面上长久定植，并且将致病的变异链球菌菌株排除在生物膜之外。

三、益生菌的作用机制

益生菌作用机制牵涉到与多种微生物的关系，与生物膜损伤后基质的重组有关。目前有几种解释：

第一种是共聚集现象。共聚集现象是指微生物群落聚集组装成不同的、相互关联的结构[17]。在抗生素或机械式清洗破坏了口腔微生物之后，周围散落的特定非致病性重组生物，是返回到生物环境稳态的关键。2012年，Jessica等学者认为，在尿路感染中，乳杆菌之所以能发挥调节菌群的作用，是因为乳杆菌具有更强的黏结力与共聚集作用，可以将病原体排除出去[18]。但在发挥共聚集作用的时候会出现一个问题,如果抗生素已经基本将非致病性物种清除干净了,那么新的生物膜形成基本上由之前致病的细菌组成,这将使得其正常水平的恢复被延迟。在阴道中,用乳杆菌生存法来治疗细菌性阴道炎(BV)也是可能的。在 BV 治疗过程中,乳杆菌聚集的过程是关键步骤,通过与其他乳酸菌的共聚集恢复生态平衡。同样在治疗过程中,如果乳杆菌耗尽,加之浮游耐药病原体在附近,则 BV 复发的可能性大。

第二种是生物表面活性剂的作用。生物表面活性剂是由具有鲜明聚集倾向的积聚在液体 - 空气界面的微生物释放的一些化合物。口腔环境是一个异常多样性的微生物环境,定期刷牙、抗菌漱口水能清除微生物,而膳食成分特别是糖分,又促进细菌生物膜的生长。尽管外侵的微生物众多,但在大多数个体的口腔能长时间保持微生物群的稳定性。这其中一个原因,来源于原著的非致病菌,如缓症链球菌,可以产生生物表面活性剂分子,大大减少致病物种如变异链球菌的存在。早在 20 世纪 90年代,就有学者通过 ADSA-P 算法发现口腔链球菌可以分泌生物表面活性剂,发现当缓症链球菌吸附到表面,会分泌鼠李糖脂丰富的化合物来抑制变形链球菌的黏附,从而削弱病原体和釉质之间黏附力[19]。嗜热链球菌也能产生生物表面活性剂,能诱导其表面附着的微生物解离,同时在其表面留下一个完全不可黏合区域[19,20]。显然,这种生物表面活性剂对生物群的调节作用具有巨大潜力。

第三种是细菌素与过氧化氢的分泌。益生菌与病原体接触时,能产生一系列物质杀死或抑制其生长,这种能力在恢复微生物群的动态平衡时是一个重要因素。细菌素由核糖体合成,并具有窄的光谱杀灭分子,它们的作用方式包括:对细胞壁结构破坏和对细菌生物合成的干扰,在目标细菌细胞膜上形成毛孔和透膜。然而,产生细菌素的生物并不是简单地杀菌,他们利用对生物膜中细菌动力的感知产生细菌素,以保持优势竞争地位。

在嗜酸乳杆菌的研究中发现,细菌素的表达是通过一个分泌多肽 IP-1800 的自动感应机制来控制的,当生物体检测到目标,则细菌素产量增加[21]。

过氧化氢是乳杆菌所产生的强大氧化剂,可以通过自由基的产生杀灭阴道内致病菌。乳杆菌似乎是通过生产的 Fe^{3+} 离子,激活胞外过氧化物酶,以保护自己免受过氧化氢的毒性积累[22]。同时,过氧化氢诱导过氧化物酶增殖激活受体 -γ (peroxisome proliferator-activated receptor-γ),增强肠道上皮细胞的转录活性,使得上皮细胞直接对炎症刺激产生应答[23]。因此,过氧化氢既能作为抗菌剂,又可成为宿主的信号转导分子,这对体内生态平衡作出了双重贡献。

第四种是信号作用。1960 年,尿道细菌调查揭示了细菌调节的一种可能机制——信号作用。其机制可能是宿主或细菌通过信号传导因子下调毒力因子的表达,从而迫使病原体撤退远离,回到膀胱或阴道或更远。对于肾盂肾炎相关的大肠杆菌,此过程可能与两部分反应有关,宿主细胞外基质中的信号分子激活组氨酸激酶,以及反馈调节影响细菌入侵的相关基因[24]。虽然临床上对益生菌有益于感染恢复这一说法是有争议的,但抗致病信号分子已知存在于阴道和肠,并且在某些益生菌如乳杆菌的抗致病信号分子已经被鉴定出来。又如罗伊乳杆菌,它可产生一些信号分子抑制金黄葡萄球菌毒性休克毒素 1 的表达,并且干扰与调节系统 agr 相关的启动子 p2 和 p3[25]。可以猜想,这种在体内压制毒素的能力,有助于减少宿主的损伤和炎症,但是否有助于菌群动态平衡的恢复还有待观察。

第五种是竞争驱逐学说。为使原著非致病菌与致病菌竞争,共生必须加强其定植于宿主的能力属性。例如,脆弱类杆菌产生多个荚膜多糖,这对于定植肠道至关重要,这些多糖不仅有助于持久性,还可通过免疫调节帮助排除病菌,恢复动态平衡[26]。另外病原体竞争性排除最极端的例子是全大便植入治疗慢性肠道感染的方法。治疗时,从一个健康的亲戚或朋友取均质粪便样品通过鼻胃管,或鼻十二指肠管,或灌肠输注,灌入患者的消化道。在对 159 位患者的研究中,报告的成功率即恢复正常的内环境稳定的肠道菌群率为 91%[27]。

第六种是免疫调节作用。某些清除微生物的因子如防御素,溶菌酶和溶血细菌素可以担任微生物平衡恢复的角色。宿主的免疫系统需要正确地校准反应的病原体,并且必须区分原著和外源非致病性微生物。通过模式识别受体,介导细菌抗原的检测和激活信号级联反应,调节免疫应答。例如,宿主的同源异型盒基因通过抑制核因子 -κB(NF-κB)依赖的抗菌肽基因,达到调节肠道菌群共生的目的[28]。这些发现说明免疫调节可以通过针对病原体,从而帮助原著生物重新出现,在很大程度上控制微生物群的变化。

最后一种学说是对紧密接触的调节作用。口腔、肠道和阴道的上皮衬里的完整性对保持健康至关重要。当此衬里被打乱或破坏时,其外表面上的微生物进入机体,获得组织和血液中的营养并诱发疾病。例如,艾滋病病毒可以通过对紧密连接蛋白 [claudin1(CLDN1)、Cldn2、Cldn4、跨膜蛋白 occludin 和支架蛋白 zonula occluden1(ZO1)]的干扰减少反式上皮抵抗力,从而允许病毒进入宿主。乳酸杆菌可能对抗这种效果,因为它们可上调这些与 HIV 抗性相关的分子,如 ZO1、occludin 以及 elafin[29,30]。但是,至今仍没有证据说明,在阴道细胞覆盖稀疏时,其表面的乳杆菌或特定细菌物种的存在可以对抗艾滋病病毒,因此对于益生菌是否能提供相应保护还有待证明。

四、益生菌在口腔的应用潜力

由于对益生菌的研究日益成熟,在世界上许多国家已经努力将终身服用奶制品变为一种传统。许多儿童对于乳制品已经能熟练的形容为"这是好东西"。目前发酵乳制品中的微生物主要包括嗜热链球菌和保加利亚乳杆菌。1907 年初梅切尼科夫首次认识到这些微生物可能有益于健康,可增强机体免疫和抗肿瘤活性。但不幸的是,在引进化疗和青霉素的 20 世纪 30 年代和 40 年代,对益生菌微生物的研究停止了。如今,随着抗生素的逐步限制使用,含有益生菌的多种生物饮料,主要以活性乳酸菌为代表的新产品已经出现在市场上。乳酸菌也是口腔龋病的主要致病菌,虽然它的黏附性稍低,但它的高产酸性对龋齿有着巨大的危害。那么饮用含有高活性乳酸菌的生物饮料对于消费者的口腔健康到底有怎样的影响? Busscher 等研究表明在饮用含有高活性乳酸菌的生物饮料的消费者牙齿表面,乳酸杆菌不能定植。其实,除非这些菌对于牙齿的黏附力很强,否则生态环境并不利于乳酸菌的定植和繁衍[31]。

口腔环境由于有充足的营养和一些生理因素,其菌群的一个特征是,大部分时间是与宿主和谐共处的。当然,这种和谐的关系受到干扰时,导致机会病原体产生疾病。这样的干扰最常见于牙周病。牙周炎时形成的牙菌斑积聚在牙龈边缘,发生炎性反应。在牙颈部宿主反应增加,会产生一些糖蛋白并进入牙龈与牙齿的缝隙,而这些糖蛋白可以作为细菌生长的底物,接着缝隙渐渐扩大成为口袋样结构并使得其中环境变得越来越厌氧。环境中除了有致病的微生物,还有牙结石、革兰氏阴性厌氧菌也可能黏附其上,形成牙周袋内多样微生物环境。随着时间增加,感染和炎症可能从牙龈扩散到牙周韧带和骨支持组织造成破坏。虽然牙周炎是一种多样生物膜共同发展的结果,但一些细菌被认为是关键的牙周致病菌,比如牙龈卟啉菌和伴放线放线杆菌。其他物种,例如中间普氏菌和消化链球菌,也被视为可能的病原体。现在对于牙周病的治疗,主要专注于去除牙周的牙结石和细菌,随后通过限制和规划指导患者自我维护牙间清洁,或通过刷牙辅以抗生素等方法,希望能长期维护一个龈下区的非致病性微生物群。不幸的是,许多患者仍处于危险的牙周炎期,有一部分原因是因为他们不遵守医嘱,另外一部分原因是因为致病细菌具有强侵袭性和存活力,在处理后幸存下来致病菌可通过龈沟液和唾液运动到其他部位。

　　Busscher 研究小组通过对多种口腔细菌的筛选,包括血链球菌、唾液链球菌、轻链球菌等,发现牙周炎的主要致病菌牙龈卟啉单胞菌是可以被拮抗的,而轻链球菌就是能成功抑制这个致病菌的有益菌种[32]。这为牙周炎的替代疗法提供了一个很好的思路,指导我们继续开拓未知的领域。

五、真菌生物膜与益生菌

　　真菌生物膜与细菌生物群是息息相关的,而真菌中最有代表性的是酵母菌。跟有生命的那些病原体一样,酵母菌在住院和免疫缺陷患者身上经常出现。微创医疗技术飞速发展、免疫抑制药物的应用,还有艾滋病的出现,这些都妨碍了人体免疫系统的正常功能,促进机会性感染致病菌——酵母菌的生长。酵母菌扮演的这一重要新角色,最近才被认识到[33]。现在免疫抑制药物被频繁地使用于自身免疫疾病如糖尿病以及癌症治疗,也被用于组织或器官移植术后防止排斥反应发生。使用免疫抑制药物,同时使用抗生素,都给身在其中的酵母菌株提供了可以茁壮成长的环境。另外,如血管和尿路插管等生物医学器件在现代医学技术飞速发展下广泛运用,可以使得酵母菌通过这样的机会进入到原先到达不了的身体部位,导致感染性疾病[34]。酵母菌和细菌可引起反复感染,尤其是以一个单一物种的生物膜附着在身体部位时,而现在已发现大多数的感染性的生物膜,均含有酵母和细菌两个物种[35]。

　　酵母和细菌之间的相互作用已在口腔中观察到。比如义齿性口炎,是一种以牙龈炎为特征的疾病,由白色念珠菌和口腔链球菌黏附到义齿材料表面而引起。丙烯酸是在义齿生产中使用的通用材料。然而体外研究表明,白色念珠菌黏附到丙烯酸表面的过程会受到已黏附的链球菌,如血链球菌和唾液链球菌的影响[36,37],这表明在假牙表面的定植时期,酵母菌和细菌两者之间有潜在的相互作用。

关于真菌和细菌之间的相互作用,在喉部手术患者中研究较多。因为患者在喉部肿瘤手术后只能通过气管造口来呼吸,并且要安入一个仿声假体来恢复语音功能。这个语音假体是硅橡胶材料,通过其中阀装置的适当运作来发音。而当由食品和饮料带来的生物膜泄漏进气管,增加空气流动阻力将会阻碍讲话。由于生物膜的形成,语音假体要平均 3~4 个月更换一次[38]。这些致病微生物已被确定,包括念珠菌属、葡萄球菌、链球菌和肠球菌。念珠菌(即白色假丝酵母菌)一直和体内生物材料与语音假体的感染有着密切关联[39]。起初 Emmanuel 等试图用材料表面改性来解决细菌生长问题,研究发现,硅橡胶表面通过长链氟碳化合物的化学处理之后,表现出了对生物群体附着的抑制作用,可能是因为材料表面较低的自由能以及有较高的电子迁移率,成为较稳定的结构,产生了抑菌的效果。Kevin 等研究表明,仿声假体硅橡胶表面黏附的细菌对口咽部的酵母黏附存在抑制作用,罗氏龋齿菌和金黄色葡萄球菌菌株可以提高白色念珠菌的黏附,尤其是当唾液存在的时候[40]。van der Mei 等学者希望用益生菌替代治疗来解决这个问题。他们首先发现在发声假体中灌入乳制品或乳杆菌 9 天,每天三次,可以使得假体上生物膜减少,而乳杆菌并没有对发声有明显的干预作用。之后,他们又发现乳杆菌和嗜热链球菌也可以使得酵母菌明显减少[41],这可能是因为乳杆菌可以分泌抗真菌素[42]而嗜热链球菌可以产生一些表面活性剂干扰了酵母菌的附着[39]。

参考文献

1. Reid G, Younes JA, Van der Mei HC, et al. Microbiota restoration: natural and supplemented recovery of human microbial communities. *Nat Rev Microbiol.* 2011, (9):27-38

2. Dominguez-Bello MG, Costello EK, Contreras M, et al. Delivery mode shapes the acquisition and structure of the initial microbiota across multiple body habitats in newborns. *Proc Natl Acad Sci USA.* 2010, (107):11971-11975

3. Lodinova-Zadnikova R, Cukrowska B, Tlaskalova-Hogenova H. Oral administration of probiotic Escherichia coli after birth reduces frequency of allergies and repeated infections later in life (after 10 and 20 years). *Int Arch Allergy Immunol.* 2003, (131):209-211

4. Kalliomaki M, Antoine JM, Herz U, et al. Guidance for substantiating the evidence for beneficial effects of probiotics: prevention and management of allergic diseases by probiotics. *J Nutr.* 2010, (140):713-721S

5. Donskey CJ. The role of the intestinal tract as a reservoir and source for transmission of nosocomial pathogens. *Clin Infect Dis.* 2004, (39),219-226

6. Nowrouzian FL, Adlerberth I, Wold AE. Enhanced persistence in the colonic microbiota of Escherichia coli strains belonging to phylogenetic group B2: role of virulence factors and adherence to colonic cells. *Microbes Infect.* 2006, (8):834-840

7. Stebbings S, Munro K, Simon MA, et al. Comparison of the faecal microflora of patients with ankylosing spondylitis and controls using molecular methods of analysis. *Rheumatology (Oxford).* 2002, (41):1395-1401

8. Costello EK, Lauber CL, Hamady M, et al. Bacterial community variation in human body habitats across space and time. *Science.* 2009, (326):1694-1697

9. Schippa S, Iebba V, Barbato M, et al. A distinctive 'microbial signature' in celiac pediatric patients. *BMC Microbiol.* 2010, (10),175

10. Sanz Y, Sánchez E, Marzotto M, et al. Differences in faecal bacterial communities in coeliac and healthy children as detected by PCR and denaturing gradient gel electrophoresis. *FEMS Immunol Med Microbiol.* 2007(51): 562-568

11. Chau TA, McCully ML, Brintnell W, et al. Toll-like receptor 2 ligands on the staphylococcal cell wall downregulate superantigen-induced T cell activation and prevent toxic shock syndrome. *Nat Med.* 2009, (15):641-648

12. Nishijima K, Shukunami K, Kotsuji F. Probiotics affects vaginal flora in pregnant women, suggesting the possibility of preventing preterm labor. *J Clin Gastroenterol.* 2005, (39):447-448

13. Morelli L, Zonenenschain D, Del PM, et al. Utilization of the intestinal tract as a delivery system for urogenital probiotics. *J Clin Gastroenterol.* 2004, (38):107-110

14. Reid G, Anukam K, James VI, et al. Oral probiotics for maternal and newborn health. *J Clin Gastroenterol.* 2005(39):353-354

15. Velraeds MM, van der Mei HC, Reid G, et al. Inhibition of initial adhesion of uropathogenic Enterococcus faecalis by biosurfactants from Lactobacillus isolates. *Appl Environ Microbiol.* *1996*, (62): 1958-1963

16. Hasper HE, Kramer NE, Smith JL, et al. An alternative bactericidal mechanism of action for lantibiotic peptides that target lipid II. *Science.* *2006*, (313)1636-1637

17. Rickard AH, Gilbert P, High NJ, et al. Bacterial coaggregation: an integral process in the development of multi-species biofilms. *Trends Microbiol.* *2003*, (11)94-100

18. Younes JA, van der Mei HC, van den Heuvel E, et al. Adhesion forces and coaggregation between vaginal staphylococci and lactobacilli. *PLoS One.* *2010*, (7), 36917

19. van Hoogmoed CG, van der Mei HC, Busscher HJ. The influence of biosurfactants released by S. mitis BMS on the adhesion of pioneer strains and cariogenic bacteria. *Biofouling.* *2004* (20): 261-267

20. van Hoogmoed CG, Dijkstra RJ, van der Mei HC, et al. Influence of biosurfactant on interactive forces between mutans Streptococci and enamel measured by atomic force microscopy. *J Dent Res.* *2006* (85)54-58

21. Tabasco R, Garcia-Cayuela T, Pelaez C, et al. Lactobacillus acidophilus La-5 increases lactacin B production when it senses live target bacteria. *Int J Food Microbiol.* *2009* (132): 109-116

22. Martin R, Suarez JE. Biosynthesis and degradation of H_2O_2 by vaginal lactobacilli. *Appl Environ Microbiol.* *2010*, (76): 400-405

23. Voltan S, Martines D, Elli M, et al. Lactobacillus crispatus M247-derived H_2O_2 acts as a signal transducing molecule activating peroxisome proliferator activated receptor-gamma in the intestinal mucosa. *Gastroenterology.* *2008* (135): 1216-1227

24. Cegelski L, Pinkner JS, Hammer ND, et al. Small-molecule inhibitors target Escherichia coli amyloid biogenesis and biofilm formation. *Nat Chem Biol.* *2009*, (5): 913-919

25. Laughton JM, Devillard E, Heinrichs DE, et al. Inhibition of expression of a staphylococcal superantigen-like protein by a soluble factor from Lactobacillus reuteri. *Microbiology.* *2006*, (152): 1155-1167

26. Liu CH, Lee SM, Vanlare JM, et al. Regulation of surface architecture by symbiotic bacteria mediates host colonization. *Proc Natl Acad Sci USA.*

2008，(105):3951-3956

27. van Nood E, Speelman P, Kuijper EJ, et al. Struggling with recurrent Clostridium difficile infections: is donor faeces the solution? *Euro Surveill. 2009*, 14

28. Ryu JH, Kim SH, Lee HY, et al. Innate immune homeostasis by the homeobox gene caudal and commensal-gut mutualism in Drosophila. *Science. 2008*, (319):777-782

29. Karczewski J, Troost FJ, Konings I, et al. Regulation of human epithelial tight junction proteins by Lactobacillus plantarum in vivo and protective effects on the epithelial barrier. *Am J Physiol Gastrointest Liver Physiol. 2010*, (298)851-859

30. Qin H, Zhang Z, Hang X, et al. plantarum prevents enteroinvasive Escherichia coli-induced tight junction proteins changes in intestinal epithelial cells. *BMC Microbiol. 2009*, (9)

31. Busscher HJ, Mulder AF, van der Mei HC. In vitro adhesion to enamel and in vivo colonization of tooth surfaces by Lactobacilli from a bio-yoghurt. *Caries Res. 1999*, (33):403-404

32. Van Hoogmoed CG, Geertsema-Doornbusch GI, Teughels W, et al. Reduction of periodontal pathogens adhesion by antagonistic strains. *Oral Microbiol Immunol. 2008*, (23):43-48

33. Hazen KC. New and emerging yeast pathogens. *Clin Microbiol Rev. 1995*, (8):462-478

34. Khardori N, Yassien M. Biofilms in device-related infections. *J Ind Microbiol. 1995*, (15):141-147

35. Fouche MH, Slabbert JC, Coogan MM. Microorganisms isolated from patients with denture stomatitis. *J Dent Assoc S Afr. 1986*, (41):313-316

36. Nair RG, Samaranayake LP. The effect of oral commensal bacteria on candidal adhesion to denture acrylic surfaces. An in vitro study. *APMIS. 1996*, (104):339-349

37. Verran J, Motteram KL. The effect of adherent oral streptococci on the subsequent adherence of Candida albicans to acrylic in vitro. *J Dent. 1987*, (15):73-76

38. Van Den Hoogen FJ, Oudes MJ, Hombergen G, et al. The Groningen, Nijdam and Provox voice prostheses: a prospective clinical comparison based on 845 replacements. *Acta Otolaryngol. 1996*, (116):119-124

39. Busscher HJ, van Hoogmoed CG, Geertsema-Doornbusch GI, et al. Streptococcus thermophilus and its biosurfactants inhibit adhesion by Candida spp. on silicone rubber. *Appl Environ Microbiol. 1997*, (63):3810-3817

40. Millsap KW, Bos R, van der Mei HC, et al. Adhesive interactions between voice prosthetic yeast and bacteria on silicone rubber in the absence and presence of saliva. *Antonie Van Leeuwenhoek. 2001*, (79):337-343

41. van der Mei HC, Free RH, Elving GJ, et al. Effect of probiotic bacteria on prevalence of yeasts in oropharyngeal biofilms on silicone rubber voice prostheses in vitro. *J Med Microbiol. 2000*, (49):713-718

42. Roy U, Batish VK, Grover S, et al. Production of antifungal substance by Lactococcus lactis subsp. lactis CHD-28.3. *Int J Food Microbiol. 1996*,(32): 27-34

第五章　龋病研究的理论与技术新进展

武汉大学口腔医学院　樊明文　许庆安编译

提要：本文内容包括龋病生态学假说、龋病的微生物生态学研究技术。

一、龋病生态学假说

生物膜通过碳水化合物产酸导致龋病，根据扩展性龋病生态学假说，龋病的发展包括三个阶段。临床测量正常釉质表面的微生物菌丛主要包括非变形链球菌和放线菌，产酸温和且量少。这时，釉质保持脱矿 - 再矿化平衡或者将矿化平衡转为矿化盈余（动态稳定阶段）。当糖供应增加时，产酸频繁且酸量也增加。这可能会适应性增加非变形细菌的产酸及耐酸能力。此外，更多的耐酸菌株，比如低 pH 非变形链球菌，会选择性增加。这种酸性诱导的微生物适应性和选择性过程，随着时间的推移可能会将脱矿 - 再矿化平衡转变为矿化丧失，从而导致了龋病的发生 / 进展（产酸阶段）。在严重且时间较长的酸性环境中，通过暂时性酸性损害和酸性抑制生长，使更多的耐酸细菌成为优势菌（耐酸阶段）。在这个阶段，变形链球菌、乳酸杆菌以及非变形链球菌的耐酸性菌株、放线菌、双歧杆菌、酵母菌等可能成为优势菌。许多产酸及耐酸细菌都参与了龋病。环境酸化是在龋病过程中微生物菌丛的表型和基因型发生改变的主要决定性因素。

龈上生物膜由具有大量生理特征的细菌生态系统构成。具体而言，这些细菌通过碳水化合物代谢产酸，引起环境 pH 的降低，从而导致牙齿表面脱矿。但是，生物膜细菌的其他理化特性，比如基础构成,可能部分性抑制脱矿过程。因此,有学者指出,产酸细菌的比例和数量是龋活性的核心因素。

许多实验都已鉴定变形链球菌(MS)是龋病的主要致病菌。这是因为:①MS 经常单独存在于空洞型龋病病损;②MS 在动物模型中通过高糖饮食诱导了龋病的形成;③MS 是高度产酸且耐酸的细菌;④MS 能产生表面抗原Ⅰ/Ⅱ和非水溶性葡聚糖,从而提高细菌对牙面及其他细菌的黏附。有系统性文献综述也证实了 MS 在釉质龋及根面龋初始阶段所起的核心作用。

但是,一些经精心设计的实验表明,龋相关生物膜,尤其是龋损形成过程中的无龋洞阶段的生物菌丛中,MS 的数量并非一定很高。相反,非变形产酸耐酸菌包括非变形链球菌、放线菌更多地参与龋的形成。此外,Van Ruyven 等发现,除了非变形链球菌和放线菌还有其他非变形耐酸菌覆盖于白色斑点样病损。他们发现这些细菌有许多种属,包括乳酸杆菌和双歧杆菌。

根据这些情况,有学者重新从微生物、生物化学、生态学和临床角度考虑龋病发展过程,提出了扩展性生态菌斑假说来解释菌斑细菌的表型/基因型性能的动态改变和龋病发展过程中的脱矿-再矿化平衡间的关系。在这个假说中,牙菌斑是一个动态微生物生态系统,其中非变形细菌(主要是非变形链球菌和放线菌)是保持动态稳定(比如自然 pH 循环)的主要细菌(动态稳定阶段)。低 pH 非变形细菌的酸性诱导性适应和随后的酸性诱导性选择在菌斑的去稳定过程中发挥关键作用,而这是通过促进脱矿-再矿化平衡从矿化盈余到矿化丧失起作用的(产酸阶段)。一旦酸性环境确立,MS 和其他耐酸细菌会通过维持这种矿化丧失环境来增加以及促进病损的发展(耐酸阶段)。

从微生物生态学角度来看,口腔疾病可以看成一个 amphibiosis 模型系统,这是由生态学家 Theodore Rosebury 在大约 50 年前发明的术语。Amphibiosis 是一种动态适应,是为了应答一同生存的两个不同生物体间的环境改变。在正常条件下,口腔中的细菌和宿主是一个共生的关系,我们称为互利共生(对二者都有益)。但是,当某种共生改变时,可能改变这种相互关系,将共生变为寄生(对一者有利而对另一者有害),反之亦然。这种动态适应是内生性疾病发展的基本原则,并和龋病生态学假说一致。近年来一些与致龋菌相关的最新的微生物学发现,也可以从生态学角度来解释。

(一)龋病过程中的细菌生物膜

对临床健康釉质表面、白色斑点状损害和洞状损害上的牙菌斑微生物菌丛的研究表明,清洁牙面的先锋菌由高度选择性的口腔微生物菌丛组成,包括血链球菌、口腔链球菌和轻链球菌,但是其他菌属比如放线菌也同样存在。出人意料的是,不管个体龋活性如何,MS 只占先锋链球菌的 2% 或者更少。这些观察结果表明大量的先锋菌属于轻链球菌属。这些细菌和其他草绿色链球菌被称为非变形链球菌,与从基因角度来说称为变形链球菌的细菌不同。当微生物菌丛成熟后,细菌组成由以链球菌为主转为以放线菌为主。因此,光滑牙面上的成熟牙菌斑主要菌属为放线菌和链球菌,其中链球菌大多数为非变形链球菌,MS 的数量非常少。

釉质白色斑点状病损处的牙菌斑的 MS 含量一般比其他健康处的要高,但是,非变形链球菌仍然是主要细菌。事实上,研究表明,在缺少 MS 和乳酸杆菌的情况下,早期微生物菌丛就可产生釉质溶解。

在牙本质的龋洞中,包括急性龋,MS 占总菌丛的大约 30%,表明 MS 与龋病的进展状态有关。在牙本质龋的进展区较少发现 MS,而与之相比,乳酸杆菌、普氏菌属、双歧杆菌更为常见。

所有这些发现清楚地表明,牙齿表面的微生物菌丛随着龋病病损的发展而改变,从以非变形链球菌和放线菌为主到以 MS 和其他非变形细菌包括乳酸杆菌和双歧杆菌为主。最近分子标识鉴定方法揭示,临床健康牙面和龋损表面微生物菌丛是有很大不同的,包含数以百计的优势菌种,其中 50%~60% 是可以培养出的。然而,这些研究再次表明,除了变形链球菌,还有其他菌属比如乳酸杆菌、双歧杆菌、丙酸菌属、非变形链球菌和放线菌可能也在龋病的进展中发挥了重要作用。

（二）口腔细菌与生存和致龋有关的代谢性能

龈上菌斑中的大多数细菌可以代谢多种糖类，并通过最常见的糖分解途径——EMP 途径产酸。当糖供应充足时，口腔链球菌包括 MS、非变形链球菌和放线菌可以以细胞内多糖（IPS）的形式储存这些多余的糖，当糖短缺比如饮食间歇，他们可以利用这些 IPS 作为能量来产酸。非变形链球菌、放线菌、MS、乳酸杆菌和双歧杆菌用葡萄糖培养的最终 pH 见表 5-1。

表 5-1　非变形链球菌、放线菌、MS、乳酸杆菌和双歧杆菌用
葡萄糖培养的最终 pH

细菌	最终 pH	文献来源
非变形链球菌	4.2~5.2[a]	1
放线菌	4.3~5.7[a]	2
变形链球菌	4.0~4.4[a]	1
乳酸杆菌	3.6~4.0[a]	1
双歧杆菌	3.9~4.0[b]	3

a 在含有葡萄糖的培养基中生长的最终 pH
b 在葡萄糖溶液中培养的最终 pH
1. Holt, 1990
2. Johnson et al, 1990
3. Haukioja et al, 2008

对最终 pH 而言，MS、乳酸杆菌、双歧杆菌的产酸性和耐酸性较非变形链球菌和放线菌要高。但是需要注意的是，非变性链球菌和放线菌的最终 pH 已低于 pH5.5——釉质脱矿的临界值。

此外，非变形链球菌和放线菌有大量的细胞外糖苷酶可以分解糖蛋白，比如唾液中的黏蛋白，从而释放糖和氨基糖。研究证实在许多菌种包括口腔链球菌、中间链球菌和内氏放线菌的唾液酸酶除了体现 α-1 岩藻糖苷酶和甘露糖苷酶活性，也同样表达 N-乙酰-β-D-氨基葡萄糖苷酶。此外，甘露糖苷酶产物

可以在草绿色链球菌和所有生长于氨基糖环境的非变形链球菌中发现。这对非变形链球菌和放线菌在口腔中的生存是有利的，因为总有可利用的唾液糖蛋白。但是，除了鼠李糖乳杆菌表现岩藻糖苷酶活性，大多数 MS 和乳酸杆菌不具有这些代谢特征。此外，大多数非变形链球菌可以通过精氨酸脱亚胺酶系统——降解精氨酸分子成为氨、二氧化碳，并产生 ATP——来利用唾液中的精氨酸 / 含精氨酸的多肽。总体而言，这个代谢途径产生碱性代谢产物，中和细胞中和环境中的 pH。精氨酸脱亚胺酶系统对非变形链球菌的益处在于不仅可以利用精氨酸作为一种能量来源，还可以在口腔的酸性环境下生存。

放线菌有一种特殊的糖分解系统，可以利用高能量的多磷酸盐和焦磷酸盐复合物合成己糖激酶和磷酸果糖激酶，可各自代替 ATP 作为磷酰基提供者。这意味放线菌能利用多余的 ATP 合成多磷酸盐作为能力储存库，并从焦磷酸盐——含高能量磷酰基键的聚合物（如核酸和糖原）的代谢产物中储存能量。此外，放线菌可分解尿素，并利用乳酸作为碳来源。放线菌这些不同的物理性质对它们在龈上菌斑中的生存和占据优势地位可能是有利的。

（三）扩展性龋病生态假说中，龋病发展过程中与龋有关细菌所扮演的作用

1. 动态稳定阶段　临床口腔深处牙菌斑中的微生物可以通过含糖食物产酸，这些酸能导致牙体硬组织脱矿。但是，如果这种酸化程度较轻且量少，只是轻微且较少的，牙菌斑中的稳态系统可以轻松地通过再矿化将脱矿转换为矿化盈余。这种动态变化使微生物菌丛处于一种稳定的状态，其中非变形链球菌和放线菌为优势菌（图 5-1）。

一个研究 9 种具有典型代表的口腔菌株的培养实验发现，每天供应 10 次 pH7.0 的葡萄糖可以确立一个由非变形链球菌和放线菌占主体的稳定的微生物成分，这和位于临床健康釉质的口腔生物膜相似（图 5-2）。

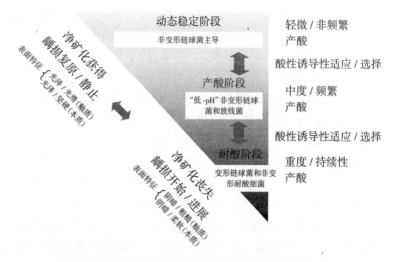

图 5-1 根据扩展性龋病生态假说得到的龋病发展过程

在这个培养实验中,培养基中含有相对高含量的猪胃黏蛋白和有限制的葡萄糖浓度(和进食间歇期类似),并给予葡萄糖脉冲给药(与进食相似),使葡萄糖浓度暂时升高。在有良好饮食习惯的人群中,除了规律饮食外,口腔中的糖是有限的,这使得酸化作用时程度较轻且频率较低(见图5-1)。如果饮食不规律、糖供应不足,非变形链球菌和放线菌均可利用唾液中的糖蛋白和氨基酸,使它们与其他细菌共同生存于这个变化的环境中。

2. 产酸阶段

(1)酸性诱导性适应微生物菌丛的表型改变:当糖供应频繁或者唾液分泌不足以中和酸性产物时,牙菌斑中的 pH 降低程度更大且更为频繁。这种环境变化可能增强非变形细菌的适应性产酸和耐酸能力。Takahashi 和 Yamada 研究证实,当包括血链球菌、口腔链球菌、格氏链球菌和中间链球菌在内的非变形链球菌暴露于酸性环境时,它们的产酸能力会增强。这些细菌最开始时处于 pH7.0,后来分别在 pH5.5 的环境中 0.5、1、1.5 小时(图 5-3)。

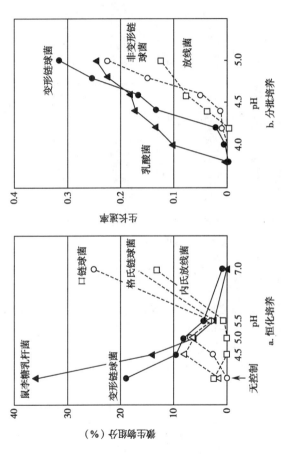

图 5-2　代表性口腔细菌在不同 pH 值的生长能力

a. 恒化培养，由 Brashaw 和 Marsh (1998) 数据改良而来。五种菌株结果如图示，其余四种菌株（淡黄色奈瑟氏菌、变黑普氏菌、变黑韦荣菌）则被忽略。b. 分批培养，由 Horiuchi 等 (2009) 数据改良而来。定期加入碱性物达到不同 pH 值，细菌在其中生长，其生长速率由对数生长期计算而来。数据由两种链球菌，2 种非变链菌和 2 种放线菌平均值得来

a. 恒化培养，由 Brashaw 和 Marsh (1998) 数据改良而来。培养 pH 可以降至预先设定好的 7.0-4.5 或者无 pH 控制。

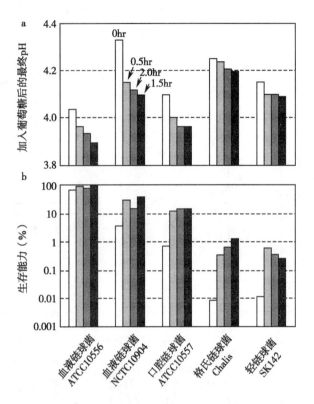

图 5-3 非变形链球菌的酸诱导适应

数据由 Takahashi 和 Yamada(1999)改良而来。a. 酸化至 pH5.5 后的产酸性(最终 pH 值) b. 酸化至 pH4.0 后的耐酸性(在 pH4.0 环境中 1hr 后的生存率)

之后这些细菌被回收、冲洗,在含有葡萄糖的环境中孵育,最终的 pH 即为其产酸能力的一个标志。在 pH5.5 环境中孵育 0.5、1、1.5 小时后,所有的细菌产酸能力均增强(分别为 pH 3.96~4.24, 0.5 小时后 pH3.93~4.12, 1.5 小时后 pH3.90~4.19);而不在 pH5.5 的环境中孵育,细菌最终 pH 各异(pH4.04~4.33)。这些细菌也能适应性增加其耐酸能力(见图 5-3)。最初在 pH7.0 环境下生存的细菌,在暴露于 pH4.0 的环境下 1 小时后会通过变形的方式而死于酸性环境中(生存率:0.0009%~71%),但是在 pH5.5 的环境中预酸化 1 小时,所有的细菌都能增加耐酸性(生存率 0.4%~81%)。酸性诱导性适应的生物化学机制被认为有以下几点:①细胞膜质子非渗透性增加;②质子转运 ATP 酶(H^+-ATP 酶)活性增强泵出更多的质子;③诱导的精氨酸脱亚胺酶系统通过精氨酸或者含精氨酸的多肽产生碱性物质;④诱导产生的应激蛋白保护蛋白酶和核酸避免酸性变形。在非变形链球菌中,已观测到 H^+-ATP 酶、精氨酸脱亚胺酶活性增强,应激蛋白(热休克蛋白同系物,Hsp60 和 Hsp70)的表达。

(2) 低 pH 非变形链球菌的酸性诱导性选择——微生物菌丛的基因型改变:频繁的糖摄取或者贫乏的唾液分泌所导致的牙菌斑菌丛酸化会促进非变形链球菌产酸和耐酸能力的增强,引起了一个酸性更强的环境。即使有酸性适应性,非变形细菌如非变形链球菌和放线菌的耐酸能力仍变现出多样性,在这种环境中其他更耐酸的菌株如"低 pH"非变形细菌会选择性增加。微生物的酸性诱导性适应(微生物菌丛的表型改变)和酸性诱导性选择(微生物菌丛的基因型改变)将改变微生物菌丛的产酸潜能,长时间脱矿 - 再矿化平衡受到干扰可能导致龋病的发生 / 进展(产酸阶段,见图 5-1)。

3. 耐酸阶段

(1) 暂时性酸性损伤诱导的对耐酸细菌的选择作用:尽管低 pH 非变形链球菌能增加其耐酸性和产酸性,并在龈上菌斑中占据优势,但是 MS 和乳酸杆菌在酸性环境下更具有竞争性。成熟牙菌斑快速暴露于 pH4.0 的环境中,与暴露于含糖环境中所观察到的一样,非变形链球菌和放线菌部分失活,而 MS 和乳酸杆菌还能继续生存(图 5-4a)。

当非变形链球菌和放线菌从 pH4.0 的成长介质中进入 pH7.0 的环境中,他们又重新继续生长。但是,细菌生长(实际生长曲线)比预期存活细胞(预期生长曲线)要慢得多(图 5-4b)。这种暴露于酸性环境后的生长延迟在非变形链球菌和放线菌中

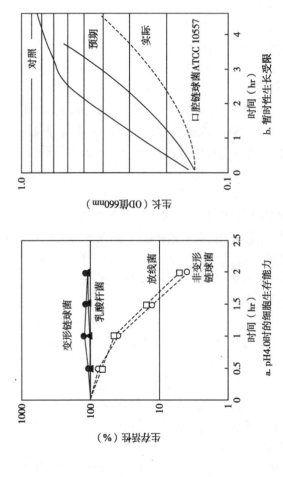

图 5-4 严重酸化对代表性口腔细菌的作用

数据由 Horiuchi 等 (2009) 改良而来。a. pH4.0 时的细胞活性。在 pH7.0 环境中生长的细菌暴露于 pH4.0 的缓冲液 0、0.5、1、1.5、2 小时。处理后的细菌细胞放于血琼脂上厌氧菌落计数菌落形成单位。b. pH4.0 时的暂时性生长受限。pH7.0 环境中生长的细菌(口腔链球菌 ATCC 10557)暴露于 pH4.0 的培养基 1hr,然后置于 pH7.0 的培养基培养。实际 = 测量培养基光密度所得实际生长曲线;预期 = 暴露在 pH4.0 环境中 1hr 后由存活细胞数计算细胞数所得预期的生长曲线;对照 = 无酸暴露的生长曲线很常见,0.5 小时酸化后生长延迟可在 0.00~1.51 小时内波动,1 小时酸化后生长延迟可在 1.54~2.44 小时内波动,2 小时酸化后生长延迟一般大于 2.41 小时。需要注意的是,一些非变形链球菌菌株和放线菌菌株在 2 小时酸化后可表现为 10 小时内不生长,尽管在培养环境中已含有相当数量的活细胞,他们仍需要相当长的时间来重新生长(见图 5-4a)。在 MS 和乳酸杆菌中没有观察到活性丧失,体现了他们的高度耐酸性。这些观察表明,酸性对细菌生长能力的损伤是暂时的且是菌株依赖性的,并且酸性对细菌的损伤需要相当长的时间来重新恢复生长能力。相应的,Takahashi 等研究发现暂时的酸化作用会暂时使糖酵解酶失活,当 pH 回到中性时,酶活性回到原水平,但其具体机制还未阐明。

在这些条件下,除了一些耐酸菌株,非变形链球菌和放线菌会被更多的耐酸细菌如 MS 和乳酸杆菌取代(耐酸阶段,见图 5-1),从而导致了显著的矿化丧失和龋病的快速进展。双歧杆菌同样也是产酸耐酸菌,其产酸水平与乳酸杆菌相似且高于 MS(如表 5-1),因此他们也能体现出竞争性,提高在微生物菌丛中的组成数量。

(2) 长期酸化作用诱导的对酸性细菌的选择作用:9 种具有代表性的口腔细菌的培养实验表明,当 pH 降到预先设计好的 5.0 时,MS 和乳酸杆菌占据优势,而非变形链球菌和放线菌开始减少(见图 5-2a)。当 pH 进一步降至 4.5,且对其不加控制(最终 pH 为 3.83),MS 和乳酸杆菌显著增加。在分批实验中得到了相似的结论。在 pH≤5.0 时,MS 和乳酸杆菌能够比非变形链球菌和放线菌生长得更快(见图 5-2b)。在 pH≤4.6 时,乳酸杆菌比 MS 生长的更快,这与在 pH≤4.5 时乳酸杆菌组成比例增高的培养结论一致。通过这些观察可见,长期处于 pH5.0 左右的酸性环境可能导致 MS 和乳酸杆菌在微生物菌丛中的增多,而 pH4.0 左右的酸性环境可能使非变形链球菌和放线菌剔除。在口腔中,长期的酸性环境(pH≤5)可以发生在龋洞中,这里的酸性物质难以被清除。这可能就是 MS 和乳酸杆菌常常在已建立的龋洞中单独存在的原因。可以注意到所有 pH<5.0 的龋洞都被定义为活性龋损,且只含有乳酸。

在耐酸阶段,酸性损害诱导的酸性选择和生长竞争是微生物菌丛组成改变的主要原因。但是,酸性诱导适应仍发生在耐酸细菌中,比如 MS 和乳酸杆菌在长期、极酸性条件下的产酸和耐酸性均增强。对酸性压力的基本生物化学反应和在产酸阶段阐述的相似。

(四) 临床微生物观察支持扩展性生态菌斑假说

1. 婴幼儿龋(ECC)和 MS　ECC 指发生在乳牙列的任何龋损。ECC 可以毁坏儿童的乳牙列,且如果一直不治疗,可以导致疼痛、急性感染、营养不足、学习和语言障碍。

ECC 病损中,MS 常单独存在,且他们在微生物菌丛中的组成比例很高。此外,有报道表明,MS 在唾液中的发现频率和在牙菌斑中的组成比例和 ECC 的严重程度有关,这表明 MS 是 ECC 的一个主要病原体。一份系统性综述证实了 MS 在无龋儿童牙菌斑和唾液中的存在似乎与后期出现 ECC 明显较高的风险率有关。这些研究提醒我们变形链球菌的特征,即 MS 被认为是龋病的主要致病菌是因为产生不溶性葡聚糖和含蔗糖饮食后产生的极度酸性产物。

但是,最近的研究报道儿童及其监护人的饮食习惯、社会经济地位是 ECC 的良好预测者。此外,口腔健康加强项目通过在母亲怀孕时开始的不断重复的预防性指导取得了一定成功的疗效,儿童重度 ECC 的患病率降低。在这篇文献中,ECC 同样遵循扩展性生态菌斑假说。不良饮食习惯如频繁摄取含糖饮料和零食等,所致的菌斑频繁酸化增加了产酸 / 耐酸细菌,随后导致了 MS 的优势地位和龋病的进展。同样的,乳酸杆菌和双歧杆菌在 ECC 病损中的发现也符合扩展性生态菌斑假说,因为它们二者在酸性龋损中能够耐酸繁殖、增殖。

2. 口腔干燥症患者的微生物菌丛生态学　牙菌斑生物膜

的酸化也可以因为唾液分泌减少,在进食糖类后会减少糖和酸性物质的清理。因此,口干患者有高患龋率,特别是当他们口腔卫生很差的时候。唾液的量过少可能因为头颈部肿瘤的放射治疗、自身免疫性疾病比如舍格伦综合征、荷尔蒙紊乱、神经障碍或精神性疾病引起,但引起唾液分泌减少最常见的原因是药物。由头颈部肿瘤放射性治疗引起的是一种特殊的侵袭性口干症。因放疗引起的永久性口干症患者在高糖饮食后牙菌斑的酸化明显比对照组患者要高且持续时间要长。这些患者牙菌斑中发现有大量的乳酸杆菌,MS 和白色念珠菌,表明严重口干症创造的酸性环境有利于酸性细菌的繁殖。白色念珠菌被认为是一种产酸和耐酸菌,但是不能排除,癌症治疗后的后天性免疫抑制可能是这些菌种急剧增加的部分原因。

对接受过放射性治疗的患者的微生物菌丛进行纵向分析,结论表明在猛性龋开始时 MS 组成比例迅速增高。乳酸杆菌的增加在 MS 之后,表明由口干症引起的酸性环境已严重破坏微生物菌丛的稳态。在这些病例中,MS 与龋病开始有关,而乳酸杆菌则更倾向于在龋损造成环境改变后增多,因为乳酸杆菌比MS 更耐酸。

有意思的是,Brown 和同事发现,已接受放射线治疗的患者如果饮食中没有糖则抑制 MS 和乳酸杆菌的增高,这些细菌的水平相比已接受放射线治疗但饮食不加控制的患者明显要低。这些纵向观察结论与扩展性龋病生态学假说中描述的互相适应型微生物改变相一致。

3. 根面龋　根面龋在很长一段时间都被认为是由放线菌引起的。这种观念可能是由这些研究中的抽样技术和选择性培养技术造成的。因此,由于放线样细菌选择性侵袭入脱矿根面组织,与牙菌斑最上层相比,在龋损软化牙本质中希望能找到更多的革兰氏阳性多形杆菌。最近的分子研究证实了龋损根面牙本质中的大量放线菌的存在。

变形链球菌只在一半的根面龋损中被发现。进一步分析,与釉质龋相比,MS 在根面龋的牙菌斑中可能只占很小的组成比例。van Houte 等报道在根面龋中非变形链球菌和放线菌属占优势,孤立的放线菌属就产酸性而言属异源性:不是来源于根面龋的菌株产酸性较来自临床根面的菌株更高。Brailsford 等在个体根面龋中观察到相似的现象。这些作者发现在根面龋损中的总微生物菌丛(乳酸杆菌和放线菌为优势菌)有 21.6% 都是能够在 pH4.8 生长的酸性细菌,而临床根面只有 10.7% 的酸性细菌(放线菌为优势菌)。但是,无根面龋的个体中,临床根面只有 1.4% 的酸性细菌。这些发现指出了产酸 / 耐酸性放线菌,比如低 pH 放线菌,和根面龋的一种联系。

最近 Mantzourani 等表明,双歧杆菌科家族,包括双歧杆菌、殊形双歧杆菌、栖牙双歧杆菌,以及 MS、乳酸杆菌和酵母菌(未检测到放线菌)与洞形根面龋损有关,表明龋损的酸性环境为酸性微生物的增殖提供了合适的生长环境。目前所获得的信息支持一个结论,根面龋微生物菌丛的生态连续性符合所观察到的牙本质龋的类型。

(五) 结论

文献综述支持扩展性菌斑生态假说——龋病是一种内源性疾病,由微生物生态系统的互利共生关系转为寄生关系,微生物由动态稳定阶段通过酸性适应和酸性选择转变为耐酸阶段。在这个假说中,不只 MS,全部的产酸耐酸性细菌都促进了龋病的发展——与 Kleinberg 提出的混合性细菌生态方式一致。

酸性产物是牙面脱矿的直接病因,但酸性产物同样也是通过酸性诱导适应性和选择性来影响微生物菌丛表型和基因型性能的一个环境决定性因素。非常重要的一点是,产酸耐酸性细菌的增多是龋病进展过程中酸性物质增多的一个结果,而不是致病原因,因此通过疫苗、基因治疗、抗微生物治疗等方式去除特殊性耐酸菌种比如 MS 对龋病的长期控制并非一种有效的方式。但是,通过控制生物膜酸化反而能达到微生物菌丛环境控制的目的。针对这种思路的实际方式包括机械性菌斑控制,减少或代替糖分摄取,和(或)pH 中和技术如唾液刺激的应用。

龋病的进展过程一般特别缓慢,这是因为生物膜脱矿-再矿化的不断转换。但是,如果局部环境改变——比如频繁摄取糖或唾液分泌少伴随不良口腔卫生,脱矿-再矿化平衡则倾向于矿化丧失。这种过程可能导致猛性龋,其中 ECC 和放射性龋就是典型的例子。即使如此,依靠局部环境条件,龋病的进展是可以逆转的这一点也是对我们有利的。因此,我们学习使共生微生物菌丛转变为临床健康的条件就是十分重要的。因此,未来的龋病微生物研究应该专注于对牙菌斑生物膜动态稳定的生理机制的更深的理解上。由于非变形链球菌和放线菌与轻微产酸环境的联系,它们可以作为候选菌来进一步研究酸碱代谢过程。

最近几年,研究者们改进分子识别技术试图解决龋病的微生物基础问题。因此,几种先进的分子技术试图阐明健康和龋病条件下的微生物差异。虽然这些研究发现参与龋病的微生物菌丛比目前发现的要复杂得多,但是这些分析并没有对这些差异做出一份清晰的阐述,这可能一部分归因于方法的不足。在一些研究中,微生物是从同一个患者不同处的牙面/龋损中合并的。由于口腔内环境的可变性,合并的细菌并不能指明一个位点的微生物群落的完整模样。另一个不足之处可能与精细的基因技术与常用的龋损的粗糙分类不相符有关。大多数龋病微生物研究没有考虑龋病动态机制新信息,龋损活性很少被定义。有证据表明,准确定义的牙面/龋损的位点特异性抽样可以揭示有特殊生态学行为的微生物类型。因此,有研究表明,根龋活性增加时,微生物菌丛的全体组成可能由一种多样性状态转变为少数耐酸菌种占优势地位。因此,为了证实扩展性菌斑生态假说,包括非变形细菌在龋病进展中的作用,未来的分子研究需要提供一种精细的龋病分类,且这种分类要被龋活性确认。

我们现在的观点强调了环境酸化的重要性,因此提出,要完全理解龋病过程中的生态学进程,未来分子研究是必不可少的,不仅仅要应用于细胞鉴定和定量分析,也可以用于代谢描述,如体内龋损 pH,和(或)运用更精细的方法如代谢组学和宏基因组学来重建微生物菌丛的代谢网络。代谢组学可以监测代谢产物中的显著型光谱,并联合色析法 / 电泳法分离,大量光谱测定法来鉴定代谢产物,而宏基因组学可以鉴定比如编码代谢酶等的一切代谢功能基因。我们相信运用综合方法,来分析精确定义的微生物群体的组成和功能可能提供一种新的视角来看待龋病中的微生物生态系统,尽管这些方法还不能提供这些优势菌属的空间结构的相关信息。

二、龋病的微生物生态学研究技术

(一) 变性梯度凝胶电泳

变性梯度凝胶电泳技术是在含变性剂成分的聚丙烯酰胺凝胶中电泳时,可以利用 PCR 扩增的双链 16SrRNA 基因或基因片段的部分解链的移动速度不同来显示口腔微生物学表现。拥有不同序列的 16SrRNA 基因将会有不同的结合行为因此也就会处于凝胶的不同位置。在凝胶中区别了 DNA 之后,可以依据样本之间所展现的不同的带的表现和样本复杂性的不同来得出结论。由于这种技术比较经济、很容易操作而且实用性较强,它在龋病研究中得到了广泛的应用。不幸的是,由于这种技术不是定量分析技术而且当处理复杂样本时,这种技术不能将特定的条带与特定的细菌联系起来;当处理含有多种菌种的样本时这种技术也难以在不同的凝胶之间做出比较。然而,这种技术在对唾液和菌斑样本进行微生物多样性和复杂性的初期分析方面仍然是一种很好的技术。在龋病研究方面,近期的两篇文章,应用变性凝胶电泳技术来研究儿童龋病不同阶段的菌种组成。这两个研究均显示,随着龋病进程的发展,微生物物种的丰富性和复杂性均呈下降趋势。

(二) 基于 PCR 的技术方法

PCR 的方法,在经系统性评价和优化的情况下,在研究致龋病原菌时提供了一种相对经济、易操作和实用的方法来进行研究。实时定量荧光 PCR 技术被广泛应用是因为它对病原菌可以进行特异性和定量的研究。引物(有时是内源性探针)是被用来识别特定菌种的 16SrRNA 基因(或者其他基因)特定片段。这种技术确实使这种方法能高效地对目标菌种进行定量分析,但是这种方法存在的一个缺陷是这种技术所得出的评估结果并不是所有都基于其他现存的微生物群。qPCR 技术可以被设计用来进行多因素分析,可以在一个反应中同时检测 3~4 种病原菌,而且存在多种基于 16SrRNA 基因的 PCR 技术,这些技术可以追踪 9~20 种口腔微生物,但是,qPCR 技术并不能探测到口腔微生物群体的整体复杂性。最近的两篇文章应用 qPCR 技术以期研究致龋病原菌,研究发现,变形链球菌和唾液链球菌都与早期的儿童龋病有关。

(三) 16SrRNA 基因微阵列

作为一种鉴别微生物群体的高通量检测工具,微阵列分类已经发展出来几种针对不同环境样本的类型。在这些微阵列技术下,探针被置于坚硬的基板上如玻璃。每一个探针都含有可以与目标物种特异性识别的 16SrRNA 基因序列。存在于口腔生物群体中的 16SrRNA 基因都进行了 PCR 扩增,过程中利用了共同的前体,进行了标记和序列杂交。在这种方法下,微阵列可以用来鉴定细菌群体和借助口腔感染来鉴别菌种的转换或者联系。

微阵列分类在研究口腔微生物生态学方面被 Forsyth 协会进行了发展。HOMIM(人类口腔微生物微阵列鉴别)可以监测口腔常见细菌菌种的 272 种,包括若干还未被成功培养的菌种。这种技术已经用于龋病研究,在老年人的健康和龋病的根面中进行菌斑探针监测。研究显示同病态样本相比,健康牙面的样本更具有菌种多样性。一些菌种如乳杆菌和假性非解乳糖链球菌都显示和根面龋有关。放线菌在健康的老年患者的样本中更容易检测到。HOMIM 同样也被应用于在西弗吉尼亚州的患者中进行口腔生态学的大体研究。与根面龋研究不同的是,在这篇文章中显示在疾病样本中,龈上菌种中的微生物多样性有所增加。

HOMIM 同样也是一种类似于常规制备的序列,已经被证实确实是高通量的检测技术,可以以一种可再生的方式进行多种样本的检测。当微阵列被仔细校准时,它可以得到定量的数据,否则只能得到半定量的结果。这两种微阵列都可以高效选择检测接近 300 种不同的菌种,这与培养细菌时的高效选择是类似的。常规制备的序列的优势是在于探针可以特异性的与患者个体样本识别。应用探针技术的主要不足在于只有探针标记的微生物可以被检测到。微阵列不是一种开放式的研究技术,尽管它很容易操作,这种技术仍然是比较昂贵的。

(四) 网格杂交

一种用于研究口腔微生物生态学的替代性序列技术被开发出来,那就是网格 DNA 杂交技术,尽管其不能特异性识别 16SrRNA 基因。这种技术利用全基因组 DNA 探针而且具有高度敏感性,是半定量的且相对比较经济。在一项关于牙周疾病的研究中,Socransky 等人研发出了一种针对 40 种物种的特异性 DNA 杂交网格来检测口腔细菌。这项技术在选择目标研究物方面具有灵活性的优势,而且这项技术的多样性也被用于研究龋病的危险因素和进行龋病的流行病学研究。在应用全基因组探针的情况下,在进行网格技术研究时,可以存在大量的交叉杂交。因此我们不能确定物种定量的错误结果是否是由于交叉杂交反应所引起的。而且这种技术的另一个缺陷在于只能同时研究有限的菌种,因此这并不是一种开放式的研究方法。

(五) 开放式的研究方法和新一代测序技术

在口腔微生物群体研究中已经得到广泛应用的开放式的

研究方法(比如说不能筛选出特定物种)是 16SrRNA 基因克隆文库技术。利用这种技术,16SrRNA 基因在特定环境下经 PCR 扩增,扩增时应用的是常规保守的引物。16SrRNA 基因是在大肠杆菌中进行克隆扩增的,克隆的结果用桑氏测序的方法进行测序。最近,通过利用这种技术,已经有近百种优势菌种在口腔龋洞中被检测出来,而且新一代的测序技术显示正待检测的口腔微生物的菌种已经所剩不多了。

新一代测序技术(例如 454 焦磷酸测序技术)与常规的桑氏检测技术不同,不同点在于这种技术并不包含克隆步骤但是很重要的是这种技术可以通过仅仅一次测序就可以获得大量的 16SrRNA 基因序列片段。Li 等人分别利用基因文库和新一代基因测序的方法进行牙髓微生物群体分析的比较,结果显示样本中的菌种大概从 25 增加到了 179,这一结果突出了新一代测序技术在研究口腔感染方面的潜力。自新一代测序技术从 2008 年开始应用于口腔微生物群体研究之后,这种方法确实被大量应用于口腔感染方面的研究。但是这种技术的应用也存在一些缺点。尽管这种方法同 16SrRNA 基因克隆相比更加经济和快速,但是大部分这种技术包括 454 焦磷酸测序技术都比较昂贵而且得到的序列有可能过于短而不能在菌种水平进行鉴别。建立样品池和利用 DNA 条形码来监测特殊样本的序列只能部分补偿这种缺陷。客观存在的另一个难度在于处理可能存在的序列错误和处理大量数据的生物信息学软件仍在研发阶段。然而,一个关于利用新一代测序技术来试图知晓口腔微生物组的综述讨论了几种创新的计算机工具和算法,这篇综述显示有效的生物信息学方法(尤其是在这个领域)正在得到应用。

我们应该明确的是测序技术正在快速发展和进步。比如说焦磷酸测序技术和公司测序技术已经可以各自分析 800~400bp 长度的序列。其他的测序平台也提供了更为容易得到的文库信息,比如说 Ion Torrent 片段测序技术,此技术可以在仅仅数小时内对数百万计 200bp 长度的序列进行分析。

第三代的测序技术包括单分子测序技术,此技术利用了太平洋生物科学公司和牛津纳米孔公司的系统,此技术可以分析数千 bp 长度的序列,尽管这种技术现在仍然存在较高的错误率。而且,Helicos 已经研究出了一个可以直接测序 RNA 的系统,这就避免了对 cDNA 进行逆转录的需要,这就可以避免了一些偏差的出现,提供了一个显著有效的工具可以进行环境转录组学分析。

在龋病研究方面,新一代测序技术已经被用来在患龋病的中国儿童中进行口腔微生物分析。这种横断面研究(研究了患和未患龋病的 60 名儿童的接近 42000 种不同的序列)显示,菌斑中的链球菌、韦荣菌、放线菌、颗粒链球菌、纤毛菌和硫单胞菌的菌属种类是与龋病极为相关的。一项近期的研究对 16SrRNA 基因进行新一代测序技术分析,对比患龋和未患龋成人的唾液微生物样本(比如说所有在唾液中存在的微生物)发现龋病的微生物的群体结构同健康的微生物群体结构相比具有更明显的多样性。这一显著的发现即健康的微生物比龋病微生物更加保守也在另外的研究中得以发现,在这一研究中新一代测序技术和基因芯片相结合。在这一研究中,儿童(n=74,年龄 3~18 岁)的唾液微生物结构是与他们的龋病数据相关的。无龋样本的口腔数据与高数量的口腔卟啉单胞菌和黏液奈瑟球菌高度相关。

(六) 其他可以揭示微生物多样性的分子学方法

正如在先前部分所描述的一样,16SrRNA 基因的克隆和测序已经成为一种优先选择的分子学方法来进行个别细菌的鉴别和进行口腔样本的细菌分类。然而,这种方法具有很明显的限制性且低估了检测样本的生物多样性。与高的 G+C 机制检测相关的系统性错误,包括放线菌和双歧杆菌,在应用中显示出来,因此这些明确的分类实际上并不准确,因其不是用完善的培养技术所得到的结果。其他的与结果的不稳定性相关的因素(即使是全 16*SrRNA* 测序)在不同菌种之间是不同的,而且这一现象在检测与龋病进程相关的微生物时是尤为重要的,因为不是所有的链球菌、乳杆菌、韦荣菌和放线菌都可以利用 16*SrRNA* 测序鉴别出来。应用短序列测序来解决这一问题使许多在菌种水平上克隆的鉴别成为了可能。由于不是所有隔离菌种的 16*SrRNA* 序列都是相同的,这就导致了对微生物群体进行比例的调整更加困难,而且不是所有的菌种都含有相同数量的 16*SrRNA* 序列。因此在对口腔样本进行微生物组成分析所利用的培养技术存在缺陷的同时,16*SrRNA* 测序也是存在它固有的缺陷的,我们要充分认清这一方面而且要对实验得到的结果进行辩证认识。

口腔微生物的多样性同 16*SrRNA* 测序结果的多样性相比要复杂得多,这是因为在进行细菌分类时仅仅依据 16*SrRNA* 测序而没有考虑到这些生物的表型不同。在龋病过程中决定微生物所起作用的是微生物的表型。自细菌一开始被人们分离出来时人们就知道同种菌种里的不同成员之间的表型不同,比如说在某一菌种之间酵解碳水化合物的能力不尽相同。种内之间的表型多样性显示,用以研究细菌多样性的变形链球菌可以用来追踪亲代到子代的传递过程。限制性片段长度多态性分析验证了这些发现而且显示出变形链球菌基因的多样性。变形链球菌的基因多样性可以经基于 PCR 技术的 DNA 印记分析得到验证,而且许多复杂的基因研究也可以验证。DNA 印记研究比如说用基因组重复序列聚合酶链式反应来研究其他菌种,包括放线菌、韦荣菌和非变形链球菌,研究发现这些菌种在基因水平上也是同样具有多样性的。用多位点序列分析技术来进行口腔菌种的分析研究,在这个研究中测序了 7 个内源性的管家基因片段,对基因进行链接和配对,研究发现大部分我们所检测的独立物种包括变形链球菌、口腔链球菌、血链球菌、唾液链球菌、口腔放线菌、内氏放线菌和牙龈卟啉单胞菌之间是不相同的,这是共生细菌的普遍存在的现象。

了解微生物的特性并不意味着表现型外显。Van Houte 等在对从根面龋病病损中分离出来的非变形链球菌的耐酸性研究中发现,同在无龋病病损的样本中分离出来的细菌相比,从龋病病损中分离出来的细菌产酸性更强(最终 pH 小于 4.2),龋病病损样本中 78% 的细菌有此表现,无龋样本中只有 16% 的细菌在葡萄糖介质中可以造成同样的最终 pH。从无龋成人个体中,在不同的 pH 介质中分离出口腔链球菌,利用基因组重复序列聚合酶链式反应进行比较分析。在 pH5.2 介质中分离出来的细菌与在 pH7.0 中分离出来的细菌有很大的不同,这就显示不同的基因型会引起不同的表型。在一项对与牙髓感染有关的耐热细菌研究中,我们分离出了痤疮丙酸杆菌,这是在 16SrRNA 测序的基础上鉴别出来的,但是后续的 recA 分析显示从感染中分离出来的大部分细菌是与医源性植体感染有关的二型或者是三型而不是常常从皮肤中分离出来的一型。

尽管这明确显示了细菌的多样性已经超出了简单的 16SrRNA 测序的范畴,菌种的基因多样性是深具研究价值的。核心基因组的概念已经形成,即:在所有菌株中都存在的基因。其他的基因是非必要的而且对于繁殖来说也不是必须的,但是对于细菌在特殊环境中生存是很重要的。在一项对 44 个肺炎链球菌基因组的研究中,结果显示在这一菌系中所有基因的数目是 3221,但是在这些基因中只有 1666 个在所有基因组中都存在,1555 个基因在不止一个基因组中出现但是其他的 389 个基因(12%)只在 44 个基因组中的某个出现。对大肠杆菌基因组的研究(比肺炎链球菌的基因组更大)显示,在 20 种共生和致病菌系中,发现了接近 18 000 个基因,但是只有大概 2000 个可以被常规分离出来。在这两个研究中,非必需基因组的获取是通过基因水平转移来获取。

(七)宏观基因组学和环境转录组学

对经 16SrRNA 基因 PCR 扩增的产品焦磷酸测序使对口腔菌种的合理完整描述成为了可能,因为从每一个样本中所获取的序列的数量可以从传统克隆技术的数十单位增加到现在的数千单位,而且这项技术也在时间和资金耗费方面有了相对的减少。然而,这一技术的 PCR 步骤引起了广泛的争论,因为这一步骤对一些分类的族群的基因进行了过多的扩增同时对另一些基因的扩增不足,尤其是在高退火温度的实验环境下或者在应用不同的成对引物时。而且,我们应该明确的是,对口腔样本的分类并不能提供与微生物群体的功能表达相关的信息。这一信息对研究龋病尤为重要,因为我们发现不同的口腔细菌之间的联合可以导致酸性物质的产生,这就导致我们在鉴别龋病的特殊微生物时困难重重。而宏观基因组学提供了一个工具来研究微生物群体的所有基因信息而且还可以研究微生物的功能。宏观基因组学研究包括对细菌群体的全 DNA 研究,这项研究可以无需进行常规的细菌培养和 PCR。

后续又出现了两种对从口腔样本中提取出的 DNA 进行研究的方法:克隆和直接 DNA 测序。前项技术包括将 DNA 处理成片段然后将其克隆到带菌者中,带菌者通常和宿主(通常是大肠杆菌)相嵌合。数千次重复这个过程,我们就会得到一个含有大量克隆 DNA 的宏观基因组库,每一个都含有来自样本菌种群体的 DNA 片段。这个方法的一个很大的优势是嵌入的 DNA 不仅可以被测序而且在与宿主共存的情况下还可以进行表达,因此研究者可以了解基因所编码的信息的功能,包括了解那些未培养的微生物的功能。另外,这个基因库可以被冻存起来以便用于以后的研究和参考。关于这种技术的一个有趣的应用是由 Diaz-Torres 等进行的,他们将 DNA 从唾液和菌斑样本中克隆到质粒和福斯质粒中,这两者分别是较小(平均 3kb)和较大的(40kb 左右)载体。检测了四个宏观基因组库的抗生素抵抗性,在所有的基因库中都可以发现抵抗四环素和青霉素的克隆,但是能抵抗庆大霉素的克隆只在其中三个基因库中发现。而且,四环素抵抗检测阳性的克隆后续又通过应用特殊的引物进行 PCR 研究,发现了与抗生素抵抗有关的 tet 基因。宏观基因组库的另一个优势是嵌合的 DNA 后续可以进行测序,以便可以了解所有研究细菌的基因信息。利用传统的桑格测序从载体的末端进行检测也可以达到这种目的,或者最近的对所有载体 DNA 进行直接焦磷酸测序的方法也可以。可以将大的 DNA 嵌合到福斯质粒或者细菌人造染色体中的宏观基因组载体在克隆所有的操纵子方面有优势,这可以提高检测到期望功能的概率。Seville 等后来应用了这种方法,他们应用细菌人造染色体基因库来探索产生抗生素抗性的基因,同时也进行数种口腔和粪便样本中转座子整合酶的探索,研究是通过将宏观基因组 DNA 与微阵列芯片相杂交,这个微阵列芯片中含有同兴趣基因相结合的特殊探针。另一种可以在宏观基因组库中鉴别行使特定功能的目的基因的方法是将克隆 DNA 的所有基因进行随机突变。通过重复对突变基因的功能片段的检测过程筛选出那些丧失了功能的片段,那些有某些功能的基因就可以被鉴别出来。

第二种宏观基因组学的方法是对细菌群体的所有 DNA 进行直接测序。这种方法可以避免进行克隆操作,这是这种方法的一种优势。因此这种方法大大简化了样本的准备过程而且避免产生克隆偏差,这种偏差当嵌合的 DNA 对宿主有毒性效果时常常出现,这就导致了克隆过程的终止。这种对口腔样本进行直接测序的方法在研究健康受试者的菌斑样本时得到了检验,这个研究应用了 Roche 焦磷酸盐测序的方法和 Illumina Solexa 测序技术,这两种技术分别产生了 177 000 个和 160 万个序列,这两种技术各自的平均阅读序列长度是 400bp 和 75bp。Illumina 技术的大的样本覆盖量使其可以应用于研究较长片段的 DNA,补偿这些 DNA 片段的短序列,而且通过对两种测序技术的结合可以有助于获得长的聚合片段,这些片段后续可以用于进行毒性和功能性研究。较长片段的焦磷酸盐测序阅读,尤其是最近研发出的基于焦磷酸盐测序的超高通量基因组测序系统(平均阅读 650bp)的应用,已经足够用来利用序列的相似性来直接进行基因功能的鉴别,这就可以在不同个体口腔微生物基因所编码的功能之间进行比较。这种方法一开始被用于比较8个具有不同健康状态的个体的龈上菌斑。在不同数据库之间利用焦磷酸盐测序对150万计基因片段进行功能分类,可以对50%~60%基因序列的功能进行推测。在不同的样本之间发现了有趣的差异,那些从未患过龋病的个体中编码抗性多肽的基因和群感效应基因含量较高,在那些患有龋病的个体样本中,含量较高的是具有清除铁元素功能、氧化功能和调节渗透压功能的基因。这种强有力的方法揭示了复杂的口腔微生物群体的功能组成,未来的研究应该主要致力于弄清楚是否不同细菌之间的联合可以导致相同的功能效果,比如说龋病进程中酸的产生过程。

尽管宏观基因组学的方法揭示了微生物群体全部的基因潜能,我们仍然需要明确的是,这些群体的活性部分会在不同的环境下而有所变化,比如说在最后一次进食后的不同时间段或者随时间的流逝唾液产生量的变化。在这些情况下,会随生物膜形成的不同阶段而有所变化。因此,在这些情况下,另一种监测细菌活力和监测在这种情况下基因表达的方法就是要去分析从样本中提取出来的RNA,这种方法也就是所说的环境转录组学。一开始进行的RNA基础上的研究是在所有提取出的RNA都逆转录成cDNA的情况下进行的,这些逆转录的产物又后续经NGS技术测序。最近的研究应用了这种方法来研究人的肠道样本而且建立了体外的生物膜模型。这种方法的限制性在于细菌样本中存在的高比例的rRNA,占所有RNA 90%还多,人们应用了许多方法以期在测序之前增加样本中mRNA的含量。就我们现在所了解的知识来看,不存在任何一种可用的研究口腔微生物样本的环境转录组学方法。但是,我们先前的实验研究表明,在对24小时的菌斑样本研究中,经转录组学研究和宏观基因组学研究所得到的细菌相对比例不同,这就提示菌种在每一时刻的代谢活力都是比较强的。因此,在研究细菌的分类组成时,不同的宏观基因组学方法和环境转录组学的方法相结合可以成为一种互补性的方法,这样可以特定样本的功能表现活性表达的基因,同时还可以检测分辨那些潜在的独特功能的重要性。在 NGS 技术所需要的 DNA 数量存在限制性,在这一情况下,许多宏观基因组学的研究都涉及了大的样本含量包括在不同的牙齿中所获得的唾液和菌斑样本。但是,最近在样本获取方面的进步已经可以减少 DNA 和 RNA 的需要量,因此未来的宏观基因组学研究应该致力于在特殊的位点获取更加精确的样本。这些特殊的位点包括临床上所定义的龋病的不同阶段,这样可以帮助我们分析与龋病的抑制和进展相关的微生物菌群。

(八) 代谢组学方法

关于微生物群体的研究常规包括分析:①微生物组成;②微生态环境比如说营养情况,pH、氧化还原的潜能等;③和微生物群体的功能。在这些活动中,如代谢活动对最终的表型是很重要的,因为他们与龋病最终的表现型直接相关。

根据最新的生物学概念,从基因组到转录组 / 蛋白组再到代谢组存在一个生物等级,这个现象表现在生物膜的表现型上而且体现在疾病的结果中(比如说龋病病损的动态过程)。基因组是生物的一组基因,涵盖了一系列的信息包括每种基因的作用。一系列的基因可以被表达成一系列的 mRNA (转录组) 和翻译成一系列的蛋白质(蛋白质组)。蛋白质组代表的是潜在的功能,例如酶催化的代谢活动。一系列的代谢产物也就是所说的代谢组最终代了生物等级的不同表现。这种不同的等级是与以上所述的生物研究过程相关的。环境转录组学当应用在微生物群体比如说口腔生物膜时,它代表了生物膜的表达基因。而蛋白质组代表的是生物膜产生的微生物蛋白质,这些表达产物可以通过分析系统而检测到。代谢组学是微生物群体代谢的最终表现,如产酸或者产碱过程,这些过程是与龋病的形成直接相关的。所有的这些方法都为现在所研究的微生物群体所面临的问题提供了一些合理的解释。

微生物等级的出现侵犯了口腔龋病微生物群体的生物化学和生态学过程。因此,酶的活性是受环境的酸化影响的(酸诱导的酶活性的调节),这种酸化同样影响转录和翻译过程(通过蛋白质/酶的酸适应过程)。另外,酸化的环境会导致微生物组成的变化(酸诱导的微生物的选择过程)。只要环境的酸化持续存在,这种循环就会一直进行下去。根据这一假设,环境的酸化是龋病过程中微生物群体表型和基因型变化的推动力。因此,为了解释和理解在龋病进展过程中不同阶段微生物群体的致龋潜能,研究细菌与环境酸化有关的代谢活动是很有必要的。实际上,人们已经公认的是,代谢组学的研究同仅仅关注微生物组学的研究相比,更能解释龋病的活动。

碳水化合物的代谢在龋病过程中是一个关键因素。主要碳元素的代谢过程始于经典的糖酵解过程。糖酵解过程使葡萄糖分解成丙酮酸,在缺氧的环境下,可以进一步分解成乳酸、甲酸盐和醋酸盐。这些途径是链球菌、放线菌和乳杆菌所共有的。在氧气存在的情况下,丙酮酸可以被链球菌和乳杆菌转化成醋酸盐,乳酸可以被放线菌转化成醋酸盐。在碳酸氢盐存在的情况下(唾液中含量丰富),磷酸烯醇丙酮酸盐经碳酸氢盐同化作用转化成琥珀酸盐,这一过程是三羧酸循环(TCA)的一部分。放线菌是可以进行这一代谢过程的。这些代谢过程已经通过在实验室的单细菌系研究得到了证实和说明。我们并不明确这些代谢途径在体外的龈上菌斑中到底起了多大的作用。从龋洞中可以取得的龈上菌斑的样本数量是很少的。为了克服这一困难,进行代谢分析是一个很好的替代途径。

代谢分析(代谢组学)是对生物系统中对代谢产物进行的综合鉴定和定量研究,这是研究代谢的一种极为有效的方法之一。在19世纪60年代,Minakami等人成功在人类红细胞中定量研究了EMP途径的代谢中间产物,这一研究是利用纯化的糖分解酶进行了酶双光度测量的方法。这种方法后续又得到了改进和调整,也通过作者对口腔细菌的实验室研究得到了推广,包括对口腔链球菌和放线菌的研究。此后,利用放射标记的代谢基板进行的薄层光谱分析法和核磁共振的方法也被人们探索出来。这些研究对糖分解过程中中间产物的变化进行了分类,但是这些方法都因为方法的限制性而仅限于研究 EMP 途径。

在最近二十几年,代谢组学得到了快速的发展,这主要得益于高分辨率的可对代谢产物进行分离的光谱分析法或者是电泳方法和对生物分子进行精确鉴定质谱分析法(MS)这两种方法的结合。最近,毛细管电泳法(CE)已经被用于进行代谢产物的分离,这种方法之所以可以得到应用是因为大部分的代谢产物都是有极性的而且大部分都是离子大小的小分子。因此毛细管分析 - 质谱电泳法(CE-MS)适用于对碳元素主要代谢过程中产生的代谢产物进行分离和定量分析,这些碳元素的主要代谢过程包括 EMP 过程、磷酸戊糖途径和三羧酸循环过程。而且,CE-MS 法已经被成功应用于小量口腔样本的研究分析。通过利用 CE-MS 系统,仅仅需要 10mg 的龈上菌斑样本来监测和定量研究主要碳元素代谢过程中的每一个代谢产物。来自于龈上菌斑的所有在 EMP 过程,磷酸戊糖途径和三羧酸循环过程中出现的目标代谢产物,都被进行了鉴定和定量分析,在体外实验时,在葡萄糖漱口前和漱口后的龈上菌斑代谢数据均已获得。另外,研究显示,EMP 过程,磷酸戊糖途径和三羧酸循环过程中龈上菌斑代谢产物的变化同在进行单细菌系研究时获得的数据是相似的,这些单细菌系包括血链球菌、变形链球菌、内氏放线菌。这些结果使我们支持这样的新概念,即:微生物群体由大量的不同的细菌组成,但是作为一个整的生物机体发挥作用,这就是所说的"超个体"。

代谢分析同样可以用来解释一个关于龋病的基本问题:"健康的"菌斑是什么?我们都知道菌斑是一个内稳态的结构。在静止菌斑中,龈上细菌最大化的利用内源性的能量来源比如说唾液,唾液中含有许多蛋白质、糖蛋白和尿素。蛋白质可以降解成多肽和氨基酸,后再被细菌转变成酸和氨,这些产物可以控制精氨酸脱氨酶途径和非必需氨基酸降解过程。糖蛋白也可以被降解成氨基酸和糖,前者可以继续降解成酸和氨,后者可以被降解成酸。尿素被细菌尿素酶转化成氨和二氧化碳。因此,龈上细菌有产生酸和碱的能力。以上因素使龈上菌斑可以保持稳定的 pH,脱矿和再矿化也处于平衡的状态。当给予龋洞以糖类物质时,菌斑 pH 会由于细菌的产酸过程而急剧下降,后续 pH 缓慢回复成原来的值。这一 pH 的恢复过程主要是由于唾液的分泌,但是碱性物质的产生活动同样可以引起 pH 的恢复,这是先前 Kleinberg 研究发现的。对碱代谢过程的代谢组分析可以对研究微生物群体的内稳态本质提供新的知识。

尽管代谢组学分析还处于发展阶段,这种方法是一种具有前景的研究方法,因为这种方法使在体外对口腔微生物群体的动态功能监测成为了可能。这种新的工具或许可以使我们能够了解口腔微生物群体的致龋潜能,因此可以弄清楚微生物群体的平衡是如何保持的或者是明白脱矿和再矿化之间是如何转换的。代谢组学分析也可以被应用于阐释药物的作用效果,包括研究经典的氟化物的抑制龋病的能力到研究新一代的可以抑制龋病的制剂,这种方法也可以用来鉴别与龋病相关的新的生物标记物。

宏蛋白质组学是介于宏基因组学 / 环境转录组学和代谢组学之间的一种方法。对口腔生物膜进行蛋白质组学的应用可以给我们提供关于蛋白质合成和蛋白质翻译后修饰的重要信息。但口腔生物膜中微生物产生的蛋白质呈多样性,且不能与宿主蛋白明确的鉴别,如利用双向电泳技术进行蛋白组学差动分析。我们需要更深一步的研究来解决这些问题以进行口腔微生物群体的宏蛋白质组学研究,已经有预实验的开展来建立关于样本处理,MS 和数据分析的合理规范。我们相信在未来的研究中,会出现不同组学技术的结合以便我们能对在健康和患病患者口腔微生物的作用有更为透彻和全面的理解。

(九) 龋病位点特异性的重要性

迄今为止,大多数关于龋病的分子研究无论是基因组学或者是代谢组学,都是在唾液样本和汇集的菌斑样本中进行。或许这些现象可在一定程度上归因于当下处理小细菌样本分子技术的匮乏,这些研究并不能对我们在进行位点水平上研究龋病过程的微生物和代谢过程时提供更加新颖和详细的信息。唾液样本仅仅是进行龋病研究的一个替代性样本而且最好能反映在体外实验时,龋病病损发展过程中微生物群体所发生的变化。这一观念由最近的一项研究提出来,这个研究是从个体唾液中提取出细菌的菌液,这些个体分别有不同的龋病经历,实验结果是并没有成功的揭示实验性微生物生物膜致龋潜能的差异性。

根据以上所提到的,菌斑样本的获取是可能对龋病的分子学研究结果产生重要影响的一个因素。龋病是牙齿的一个区域化的疾病,龋病的进展过程是受内部和局部环境因素的调节的。因此,如果我们想深入的研究和理解龋病生态学,我们必须采纳这样一个微生物样本的采集过程,这一过程将龋洞过程的梯度变化和区域的划分考虑在内,这些因素包括特异性位点唾液分泌率的不同和葡萄糖及氢离子浓度,pH 和微生物菌落的组成的不同等。而且,龋病的临床特征是我们应该考虑的重要因素,这些特征包括机体的防御(比如说龋洞形成阶段)和病损活动期。我们进行研究时应该明确的是龋病微生物样本是一项技术,它不应该由实验团体中最没有经验的医生来进行。由于微生物样本对于研究设计来说是一个关键的部分,这一操作应该由具有关于龋病的完善知识的专业人士来进行。

直到现在,只有少部分的分子学研究在研究龋病时采纳了特异性位点样本采集过程。通过应用这些方法，我们明确认识到在根面龋或者龋病过程中，细菌群体显示出了相当明显的位点多样性，而且实验结果比我们预期的更加多样化。Lima 等人最近发表了一篇文章，他们进行的研究是试图鉴别出在深的龋病病损中微生物菌落的不同层次，这一研究的进行是通过利用反向获取的棋盘格分析技术追踪 28 种口腔候选病原菌。同预期的结果相反的是，作者并没有揭示出在龋病不同阶段目标细菌分布的差别。尽管这一结果的一部分原因可能是棋盘格分析仅仅针对有限数量的微生物种类，阴性结果的产生或许可以归因于样本获取过程中缺乏严密性。因此，研究样本包括临床上不同严重程度的口腔病损（形成龋洞的病损和未形成龋洞的病损），不同 pH 和不同的生态学表现，这些生态学表现总的来说是几乎完全不同的。用严谨设计的临床标准来进行的龋病病损特异性位点的样本获取确实是具有学术价值的，这一事实经一项关于根面龋的研究得到了很好的证实，研究显示，双歧杆菌的比例是与病损活动密切相关的。

　　我们可以得到这样一个结论，常用于进行龋病微生物研究的严谨的细菌样本获取技术并不能与现在可用的先进的分子学方法相匹配。在进行龋病的分子生态学研究时，我们应该提高对微生物群体进行特异位点样本采集的认识。微生物样本采集技术应当和科学研究的特殊目的保持一致，而且应该能反映出关于龋病临床和组织病理学特征的最新科学知识。另外，应该探索出能研究小样本的新的分子学技术。不管在哪种情况下，我们都应该明确的是样本的获取过程常常会破坏定植微生物的自然结构和功能，这就造成了在体外实验时，许多关于微生物生态学的重要信息会丧失。联合应用共聚焦显微镜和针对特殊菌种的寡核苷酸探针以及荧光原位杂交技术和其他荧光技术的新的分子学方法很有可能可以更好地帮助我们理解牙齿完整微生物群体的空间分布和功能。

参考文献

1. Takahashi N,Nyvad B. The role of bacteria in the caries process:ecological perspectives. J Dent Res. 2011,90(3):294-303
2. Takahashi N,Nyvad B. Caries ecology revisited:microbial dynamics and the caries process. Caries Res. 2008,42(6):409-418
3. Nyvad B,Crielaard W,Mira A,et al. Dental caries from a molecular microbiological perspective. Caries Res. 2013,47(2):89-102

第六章 21世纪龋病终生防治策略：微创牙科学理念

荷兰奈梅亨大学医学研究中心全球口腔健康
促进部门 Jo E. Frencken
武汉大学口腔医学院 胡璇 陈曦(翻译)

提要：本章节为口腔专业人员如何指导公众"牙齿享用终生"提供了一种医学 / 生物学的口腔健康保健观念。一个世纪以来，大多数国家人群平均寿命稳定增长，传统的"钻和填"治疗方法由于其损伤性较大已不再适合于现代口腔健康保健需求。

因此口腔专业需要改变其研究方向，以应对治疗人群现有龋病的医疗压力。为了控制龋病发生和进展，口腔治疗的重心需要从传统"手术"治疗转为对牙科疾病的微创治疗(MID)。如果将龋齿视为是一种有细菌参与的行为性疾病而非传染性疾病，牙科微创治疗的成功概率则大大提高。目前世界上公认的主要的行为改变方法，是通过控制与牙体龋损发展相关的行为来减少龋病的发生，即每天吃糖次数少于五次，每天使用有效的含氟牙膏清除牙齿表面的牙菌斑两次。FDI与WHO的政策呼吁，当前牙科的治疗方法中应当重点强调龋病的预防，减少对牙齿的修复性治疗。

一、龋病的全球观

2013年一篇关于2010年开展的全球疾病负担(GBD)的相关研究报道发表，文章使用伤残调整寿命年(DALYs)和健康生命损失年(YLDs)作为度量单位对发生在1990年、2005年以及2010年的291种疾病和损伤进行疾病负担估计值计算并比较其大小[1]。结果显示，口腔疾病在全球范围内影响了39亿人，而且流行范围最大的是未治疗的恒牙龋损,开放性恒牙龋损的患龋率在全球各年龄层共达到了35%。另外,重症牙周炎和乳牙龋损则在最为流行的疾病排行中分别位列第6位和第10位,分别影响了全球10.7%和9%的人口。各类口腔疾病累计起来使每10万人损失了224年的健康寿命。在1990~2010年间,由于口腔疾病导致的伤残调整寿命年(DALYs)增加了20.8%,其中人口的增长和老龄化是主要原因。上述结果显示,尽管在部分人群中口腔健康状况有所提升,但根据全球现有状况来看仍需要口腔从业者们即刻行动,而且这些行动将不同于牙科专业一直以来所采取的做法[2]。

有关全球疾病负担研究(GBD)的结果可以用dmf/DMF指标以不同的方式呈现出来(表6-1)。基于世界卫生组织(WHO)全球口腔数据库提供的数据,解释了为什么未治疗的龋损超过了皮肤病、疟疾、结核、HIV感染等成为了全球最为流行的疾病。表6-1清楚地显示,财务状况独立的国家中5岁和12岁人群中未治疗龋损所占比例非常高,相应的治疗却很少,如拔牙和龋洞充填。在高收入国家,主要是通过传统"钻洞-充填"进行牙体修复来治疗龋损。但在中等以及低收入国家,能否获得医疗保障才是主要影响因素。

表6-1 不同发展程度国家中5岁和12岁儿童
dmf/DMFT龋均构成示意表[215]

Dmf/DMFT	国家发展程度	低等收入国家(%)n=9	中等收入国家(%)n=21	高等收入国家(%)n=13
5岁儿童	龋	97	81	72
	因龋缺失	3	8	8
	因龋充填	0	10	20
12岁儿童	龋	90	70	43
	因龋缺失	7	8	2
	因龋充填	3	22	55

n= 被调查国家数

从全球龋病治疗现状来看,我们需要一个全新的思路来让口腔专业人员帮助大众实现一生中都可以有效地拥有健康的牙齿。在本章节的最后提出了有助于龋病治疗管理的预防性和修复性保健的概念。在介绍此部分此之前,我们将首先对龋病的定义及龋病的动态发展过程进行讨论。

二、龋病

在龋病的进程中牙体组织周期性的进行脱矿和再矿化。变形链球菌和远缘链球菌是公认的导致脱矿的两种重要细菌,龋损出现后乳酸杆菌的作用逐渐加强。这就是 Loesche 所提出的"特殊菌斑假说"[3,4]。龋病的发生源自于变异链球菌和乳酸杆菌产生的有机酸,即糖酵解产生的乳酸、甲酸或乙酸等[5,6]。

以蔗糖为主要底物的反复糖酵解作用导致致龋菌的急剧增长,如变形链球菌。生物膜上的这些改变导致釉质缺损的发生,而有机酸的代谢产物和口腔微环境的改变则促进了龋损的进展[7,8]。

在釉质脱矿和再矿化的过程中任何一个因素都不可能独立作用使牙齿脱矿和再矿化[9],只有当这种平衡打破时,即更倾向于矿物丢失时才会表现出明显的临床表现。这种周期性过程的长期表现取决于牙菌斑的组成和数量、摄取糖类的频率和时机、是否暴露于氟化物中、唾液的流速和流量、釉质质量和个体的免疫反应等[10-12]。总的来说,这是一种由环境、行为习惯和遗传因素共同作用而产生的疾病[7]。因此,龋病不是一种传染性疾病,而是由既往的许多因素产生的,同时仍会受到未来许多因素的影响。根据 WHO 的分类标准,龋病更应该被归结为一种非传染性的行为性疾病。

三、牙科微创治疗(MID)概念

牙科微创治疗(MID)是相对于传统"手术"治疗龋损而言,后者来源于一个世纪以前 G.V.Black 的治疗理念。MID 的理念致力于能使"牙齿保持且受益终生"。随着人们对长寿的期望,如某些国家的人希望 2014 年出生的孩子能活到 100 岁,人们期望牙齿存在和使用时长也将比以往更久。第二次世界大战后,大多数国家的人口期望寿命值在稳定增长。与此同时,口腔专业需要找到一种能保持公众牙齿健康且正常使用能超过 90 年的方法。这是一段很长的时间,并提示口腔专家必须保证:尽量不去除那些健康、已矿化和能够再矿化的牙体组织以延长患牙在口腔内的存留时间,如果有必要也可适当磨除,但最好能尽力保留。

本章讨论牙钻和微型手机是否是磨除"龋损"牙体组织的正确设备。可再矿化的牙体组织常常表现为釉质和牙本质上的黑白斑点。不幸的是,全世界的许多口腔医生和口腔学院仍然在教授学生磨除这些健康和已矿化的牙体组织,主要是为了美观或掩饰无法正确诊断龋病损害进展程度。这可能导致牙齿健康状况下降,最终导致"牙齿死亡"(图 6-1)。显然,这种自口腔

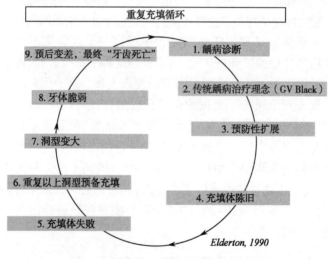

图 6-1 重复充填循环

龋损传统的治疗模式往往过度治疗。由于对龋病认识的不准确排除了部分龋损组织进行再矿化的可能性,使用牙钻过度磨除牙体组织,开启了重复充填的循环,有可能将牙齿享用终生的机会变得越来越小,而微创牙科的出现将最大程度的保存牙齿生理功能,延长其使用寿命

科建立以来的发展方向和现代社会所希望的结果大相径庭。因此,为了保证"牙齿享用终生",口腔医生应当帮助公众从小充分了解如何保持牙齿健康,并与有关部门和企业合作来达到此目的。

MID 并不局限于对龋病的治疗,同样适用于口腔其他领域,比如牙周病学、口腔修复学和口腔外科学,显然健康的牙周组织对"牙齿享用终生"也非常重要(表6-2)。鉴于牙周疾病在全球疾病负担中排行较前,口腔专业人士应该给予公众充分的保健指导和循证治疗。口腔从业者在磨除牙体硬组织或刮除软组织时都应该思考"我现在所做的对病人终生保牙有益吗"或者至少"我是否大大延长了牙齿的寿命"等问题。即便是口腔医生也不想当自己的甲床感染时只通过拔去指甲来治疗此病,他们也宁愿仅用一个小切口去除小部分指甲或者局部运用抗生素来进行治疗。因此,口腔医生应该仅去除病变牙体组织并保护健康和能再矿化的组织。

表 6-2　微创牙科 MID 内容

微创牙科目标	牙齿享用终生
内容	■ 早期龋的诊断与龋病风险评估 ■ 脱矿釉质和牙本质的再矿化 ■ 龋病的理想预防措施 ■ 最小化的微创手术治疗 ■ 修复而不是替代充填体

未治疗的龋损是世界范围内最常见的口腔疾病。本章将根据现有的循证医学的信息,对龋病微创治疗的基本原理和内容进行阐述。

(一) MID 的基本原理

诸多研究评价了饮水氟化在龋病进展中的影响。毋庸置疑,这些结果大大促进了 MID 观念的形成。这些研究表明饮水加氟能减少大约 50% 牙本质龋,长期用氟化物的主要作用在于延缓龋病进展而不是预防其发生[13]。这个结论随后在一些含氟涂料、含氟凝胶和含氟漱口水的研究中得到了证实[14]。这些数据导致龋病学模式的改变:不是过去认为的氟化物是在龋病形成之前,而是龋病形成之后通过改变牙齿表面矿物质饱和度来发挥作用[7]。

牙菌斑是 20 世纪 60~80 年代的另一个研究重点。研究结论使世界形成这样的共识:每天都应该去干扰或者最好去除牙面的牙菌斑。牙刷和含氟牙膏联合使用来清除牙菌斑或生物膜是预防龋病发生的基石[15]。

"重复充填循环"作为一个重要的理念,支持着微创牙科治疗的发展。Elderton 及其同事[16]在研究了银汞合金修复的存留问题后清楚地表明,基于 G.V.Black 标准,通过去除全部病变牙体组织的修复程序以促进口腔健康的做法,并不能为所有个体保存牙齿的功能。RRC 这一理念反复强调了预防或非手术的方式应与充填保健紧密结合,以及龋损的发生发展状况的评定对于提供充分的口腔保健发挥着重要的作用。

各种粘接材料和粘接系统的发展对于微创牙科治疗初级目标的实现起到了重要作用。相对于传统的充填修复理念,粘接修复材料避免去除过多牙体组织,减小了洞型预备及其带来的损害[17],也因此使充填体更小。一些研究者如 Massler[18]和 Fusayama[19]的研究成果表明,保存更多的健全牙体组织可以提高保存牙齿活力和功能的机会。他们表示,在窝洞预备的过程中只需去除受感染牙本质(外层龋坏牙本质、或坏死崩解牙本质),而应该保留受影响牙本质(内层龋坏牙本质、或软化牙本质)。这种软化牙本质通过恰当的保护、封闭和良好的修复保持会发生再矿化[20-22]。

在 20 世纪 90 年代早期,就有研究表明对于牙体龋损的处理应抛弃传统的外科治疗方法转而投入生物或药物方法。此研究指向了一个全新的龋损治疗方法,即微创牙科治疗。IADR 关于微创牙科治疗技术对于龋病应用的第一次研讨会在 1995

年举行,并支持了一种 MID 方式的研究发展,即非创伤性修复
治疗(ART)[23]。

MID 理念的实现主要基于以下几个方面:①早期龋的诊断
与患龋风险评估;②脱矿釉质与牙本质的再矿化;③龋病的理想
预防措施;④最小化的微创手术治疗[24];⑤尽可能采用充填修
复而不是代替性的修复体。显然 MID 绝不像许多牙医所理解
的那样,它绝不等同于预备出比之前更小的窝洞[25,26]。

MID 的前三个方面(早期龋诊断和龋危险因素评估、脱矿
釉牙本质的再矿化治疗、最佳的龋病预防措施)的应用应贯穿
始终,并且仅当口腔健康维护失败、龋洞形成之后,才考虑采用
微创手术治疗。

本文的其余部分将详细讨论构成微创牙科治疗理念的五
个策略,尽可能引用同行评议中循证医学的文献信息。

1. 早期龋的诊断及患龋风险评估

(1) 检测设备:最古老的龋诊断设备,除了探针,就是 X 线
机。放射线照相技术检测邻面龋损是可靠的,但在𬌗面龋,尤
其是诊断釉质龋和深达牙本质𬌗面 1/3 到 1/2 的龋损时则被认
为不可靠。光纤透照法(FOTI)是诊断邻面龋损,尤其是前牙邻
面龋的一种十分可靠的方法。相反,红外激光荧光装置(如:卡
瓦龋齿探测仪,德国比伯拉赫县,KaVo GmbH 公司制造)已经被
报道在检测𬌗面龋中无效,因为它不仅检测腐坏组织的有机物
质——据推断是来源于细菌新陈代谢产生的卟啉类化合物,而
且还检测其他有机物质如牙菌斑、牙石、色素沉着和食物残
渣[31,32]。定量光导荧光系统(QLF)(Inspektor,阿姆斯特丹,荷兰)
也存在类似的缺点。

X 线和光纤透照设备都较适用于邻面龋损的检测,而红外
激光荧光装置和光导荧光设备在评估𬌗面点隙裂沟龋损时则不
够准确,这同样适用于乳牙列。而能够精确检测邻面龋损的可
靠检测系统还未能发明。因此,在评估𬌗面龋和平滑面龋时应
使用不同的技术,即采用视诊和探诊联合的方法。

(2) 视诊 - 探诊：世界卫生组织（WHO）推荐的方法曾得到广泛应用，并作为一个可靠的数据依据用于世界各国间对比龋、失、补（DMF）牙数的评分，前几十年的 DMF 资料都是有效的[35]。这种方法以"是 / 否"形成明显的龋洞为基准，此分界方法虽然简单但粗糙，由于许多工业化国家龋病的流行趋势已经下降，流行病学家开始寻求建立能将釉质龋的评估纳入龋病评估的新指数标准。国际龋病探查和评估系统（ICDAS）即是其中之一[36]，这种二维的釉质和牙本质龋损评分系统受到了广泛的关注。但该系统中使用的指数，在应用于流行病学调查时，由于无法被正确地应用[37]受到了严重的抨击[38]，并且不能适当地允许报告新发现[39]。早于 ICDAS 开发之前，Nyvad[40]发表了其"Nyvad 指数"。这项指数不仅可以评估釉质和牙本质龋损，还可以评估其釉质龋损是活动性或非活动性的。虽然这项指数未被广泛使用，但是其明显是有效的[41,42]。Monse 及其同事[43]提出"累及牙髓的溃疡、瘘管和脓肿指数"（PUFA 指数），目的是为了引起口腔团体、医学团体和教育团体对菲律宾口腔状况不佳的孩子们的关注。最近有研究报道了一项新的、一维视觉的龋病评估指数[44]，其包括了已经形成龋洞或还未形成龋洞的龋损，累及牙髓并且产生脓肿的牙齿，和已经封闭、充填和丧失的牙齿的评估。在研发这项指数的过程中，研究者们以在应用 ICDAS Ⅱ[37]和 PUFA[45]指数所获得的研究经验为主。这项指数被命名为"龋病评估的范围和治疗"。其外在、内容、构建均已被验证[46]，并在儿童及成人中的可靠性也已经被验证[48]。

ICDAS Ⅱ 和 Nyvad 指数可能适用于临床实际工作中，但是支持这一假设为真的相关研究较少。而最近研发的指数，包括 PUFA 和 CAST 指数，虽有较好的前景但仍需要更深一步研究。

(3) 龋病风险评估：龋病的发展从本质上说是一个动态的和多因素作用的结果。龋病风险被定义为"未来发生龋病的可能性"。因此，对于龋病这样一个动态性的疾病来说，风险评估是十分复杂的。而且，由于龋病的危险因素随时间推移不断发生变化，风险评估就只能分析某一特定时点的即时情况。因此，为了在某一次实验中能精确地评估龋损的活动性，最好是采用联合指标（龋损外观、部位、触诊感觉以及牙龈健康状况）。

大量证据表明，在所有年龄段的人群中，"过去和现在的患龋经历"（尤其是出现了活动性的龋损）对于未来患龋风险仍然是最精确而有效的单一预测指标[49-51]。然而，危险因素会随着时间的推移而发生变化。一个患者口内可能有很多修复体，但对他进行客观的龋病风险评估，无论出于什么样的原因，其结果也可能是低风险（如患者所有的危险因素已经被确定并去除）。对于这样的病人如果仍采用全套的龋病防治策略难免有过度治疗之嫌。另一方面，这个患者的龋病风险可能会短期内迅速增高到极致，例如：患者服用了医师开具的影响唾液腺并可导致唾液减少的药物。

人们对于龋病风险预测目前仍然在探索中。但我们可以得出这样一个结论：相比于因证据不足而无法尝试制定出一套评价标准，充分利用现有的有力证据制定出一套评价标准则显得更为重要。

(4)"群体"策略和"基于风险"策略：龋病风险评估被认为是个体化的评价标准[52]，但为了提高卫生保健的效力，对于群体的患病风险预测也是我们追求的目标。这就要求口腔卫生保健专家采取一种同时基于个体和群体的评价策略来促进口腔健康。

"群体"策略恰恰适用于预防口腔疾病，同时它也是减轻疾病负担和降低口腔保健代价的必由之路[53]。当今关于卫生保健的争端多起自经济状况的变化，可见"性价比"已经与口腔卫生保健的品质处于同等重要的地位。由于龋病这一可预防疾病具有无规律分布的特点，关于口腔卫生保健的探讨常常变得错综复杂。因此，基于风险的龋病防治策略是否有较高的"性价比"并能最终促进全人类的口腔健康状况仍需进行大量的调查研究。

从平衡的角度，寻求保护易感人群的"高风险"策略和寻求控制发病原因的"群体"途径则各有优势和缺点[54]。目前有结论认为采取"高风险"策略只是一个暂时的阶段,仅仅当一个疾病的致病原因尚未清楚或者不能被控制的情况下才需要。如果病因得以消除,易感性将不再重要[55]。牙齿疾病的病因虽然清楚,但目前还不能够完全控制[56]。

依据龋病的危险因素制订个性化的复诊间隔时间,可包含某个相对增长的复诊周期时间[55-58],以达到高效利用口腔专业资源进行有效健康维护。以获得最佳的口腔健康为目标制定个性化的复诊间隔,可以根据个体对预防和维护建议的依从性进行调整。

综上,尽管口腔医师需要更多围绕初级预防措施针对普遍危险因素进行龋病防治,二级预防和治疗将依然以患者为中心的龋病管理为重点,包括预防性和微创手术干预[58]。这些干预内容将在本文的后面进行讨论。

2. 釉质和牙齿龋损的再矿化

(1)氟对釉质的作用机制:氟在釉质再矿化与脱矿的循环中参与改变碳酸化羟基磷灰石的晶体结构,不仅降低晶体的溶解性,而且由于氟磷灰石的低溶解性,提高了钙磷存在下的釉质矿化沉淀率[59,60]。

氟在牙齿表面生物膜的渗透作用与效果取决于氟化物的种类与作用时间。一个临床生物膜暴露在 0.22% 的氟化钠溶液中,120 秒后仅仅只能增加牙菌斑表面的氟浓度,而暴露 30 分钟则可渗透进入牙菌斑内 $900\mu m$ [61]。除了高浓度的含氟涂料以外,30 分钟的作用时间的临床相关性和可行性存在争议。因此,尽管口腔医生对间隔性的局部用氟如含氟凝胶和泡沫的使用效果各执己见,但是高浓度的含氟涂料的使用,即便在儿童中也提倡使用[14]。

(2)钙和磷酸盐的作用:虽然氟化物在预防口腔医学中的作用非常突出,但是氟化物在釉质再矿化和净矿物摄取方面的作用却受到钙离子和磷酸盐的生物利用率的限制[62-64]。如果酸对釉质的侵袭广泛存在,那么唾液中的钙离子和磷酸盐的储库会迅速耗尽,进而出现矿化釉质的净损失[62,64]。

钙和磷酸盐最主要来源是唾液和溶解的牙体组织中的矿物质,少部分源自龈沟液。如果没有外源性钙离子和磷酸盐摄入,氟化物的再矿化作用就会受到唾液中的钙离子数量限制[60,64]。而且钙离子浓度升高也会增加菌斑生物膜上的钙桥数量,进而增加菌斑生物膜上氟化物的存留量[65]。

因此,想要在龋坏危险因素增加时提升氟化物再矿化作用,最基本的就是增加生物可利用钙离子和磷酸盐的浓度。虽然增加的钙离子和磷酸盐可被唾液和菌斑中的固有大分子结合,但是这些蛋白质和肽的浓度是有限的。因此,我们需要一种可以提高口腔环境中稳定钙离子和磷酸盐浓度的有效措施[64,66]。

(3) 酪蛋白磷酸肽-无定形磷酸钙复合物:经过25年的不断研究,酪蛋白磷酸肽已成功从酪蛋白(一种存在于牛奶中的多磷酸化的蛋白质)分离和提纯。经过实验室和动物实验、人体以及临床试验,酪蛋白磷酸肽—无定形磷酸钙复合物(casein phosphopeptide-amorphous calcium phosphate complexes,CPP-ACP)已被证实具有抗龋活性[66-70]。酪蛋白磷酸肽(casein phosphopeptide,CPP)具有能稳定处于亚稳定状态的高浓度钙离子和磷酸盐的作用[71]。酪蛋白磷酸肽可与钙离子和磷酸盐聚集成簇,从而阻止钙离子和磷酸盐晶种生长到成核或晶相转换/结晶所必需的大小,并且成为钙离子和磷酸盐的后备资源[72,73]。该复合物可与牙菌斑结合,缓冲菌斑液中的钙离子和磷酸盐浓度,从而建立一种过饱和的钙离子和磷酸盐环境来抑制脱矿,并促进再矿化。因此,这种能向牙面提供过饱和水平的钙离子和磷酸盐的特性能够提高釉质再矿化的能力。

在酸侵袭过程中,减少可溶性釉质从而控制龋病发展,牙齿表面应暴露在含有过饱和水平的钙离子、磷酸盐及氟化物中。这些离子的生物可利用形式都可以在产品中获得。

3. 有效的龋病预防方法 目前已有多种不同的措施来预防及停止龋损。口腔专业医师需要根据现有的证据和患者的情况来决定在特定的临床情况下,哪一种预防措施是最适合的。在许多情况下,需要多种预防措施同时应用。群体的防龋措施及个体的患龋风险的评估也是必不可少的,它与个性化预防措施的提供情况或者使用情况一起,最终决定患者与人群中的龋病降低水平。

龋病是一种可预防的疾病。因此最好的控制龋病的方法就是在它出现可被临床检测到的体征和症状之前进行干预。每天使用含氟牙膏刷牙以干扰菌斑生物膜形成,对于控制釉质龋的形成是非常有效的方法[74],甚至在已经成为龋洞的牙本质病变中干扰生物膜形成也会阻止病变的进一步发展[75]。丹麦的Nexo的研究就是一个非常好的例子[76]。尽管牙齿还没有萌出到咬合平面,孩子们和家长们被训练将牙刷放在牙弓的合适的角度清洁正在萌出的牙齿,以便干扰牙菌斑形成。当非手术方法失败和早期龋病被诊断时,封闭剂才被推荐使用。这个实验的结果是12岁儿童的龋失补牙面数最小仅为0.23,并且也有非常低的封闭剂使用率[77]。

利用MID预防和(或)终止龋病的损害的效果将在后文提到。研究结果的摘要见表6-3。

表6-3 龋病防治的循证医疗证据

措施	效果	参考文献
1. 氟化物应用		
(1) 全身用氟	● 饮水氟化:降低儿童成人的患龋率	84,86,
	● 食盐氟化:有研究显示食盐中加氟能有效降低患龋,需要更多临床研究来支持该结论	87-89,98
	● 牛奶氟化:有效性证据不足	
(2) 专业干预	● 含氟凝胶和涂漆能降低患龋率	14
(3) 个体防护(含氟牙膏,含氟漱口液)	● 含氟牙膏和漱口液有效预防龋齿,尤其是含氟牙膏是发达国家龋坏降低的主要原因	4,90,91

续表

措施	效果	参考文献
(4) 氟化铵银溶液	• 38% 的氟化铵银溶液可抑制龋损发展,但并不能认为比菌斑控制和窝沟封闭更有效	100-102
2. 其他		
(1) 糖替代品	• 木糖醇和山梨糖醇是最主要的两种糖替代品并能有效预防龋齿	79-81
(2) 洗必泰	• 洗必泰漱口液和洗必泰凝胶防龋效果证据不足	94,96
(3) 酪蛋白磷酸肽-无定型磷酸钙复合物	• 酪蛋白磷酸肽-无定型磷酸钙复合物对龋损有短期的再矿化作用,预期长期使用效果明显,需要更多临床证据支持	104-110
(4) 树脂渗透技术	• 对早期龋损,树脂渗透技术是一种比较有前途的微创治疗方法,但也需要更多的临床循证研究	112-118
(5) 窝沟封闭	• 窝沟封闭同时具有预防和阻断窝沟龋进展的作用,虽然树脂材料被认为比玻璃离子存留时间更长,但两者作为窝沟封闭剂,预防龋损效果上并无差别	128-131

(二) 龋病预防方法的效果评价

1. 饮食咨询和糖替代品 饮食控制,主要指糖类和其他可发酵的碳水化合物的摄入控制,仍然是控制龋损的一个重要的因素。对于有高龋坏风险或那些不使用氟化物的人,饮食控制能起到很好的作用。Van loveren 和 Duggal 将致龋食物的摄入与口腔保健、唾液的量和氟化物之间的相互影响进行模型化[78]。他们认为只要口腔内有充足的唾液和氟化物,同时对口腔生物膜进行适当控制,致龋食物的摄入导致的釉质和牙本质脱矿就变得微乎其微。

糖替代品的使用是帮助个体减少致龋糖类摄入的一种预防性措施。醇类中的木糖醇和山梨糖醇是在"无糖"产品中最常使用的糖替代品[79]。事实上,有证据表明饭后使用无糖口香糖能减缓龋损发展[80,81]。因此,在学校推广使用含有木糖醇的口香糖应成为减少龋损的策略之一。有经验表明,将儿童含糖食物摄入频率减少至每天五次以内,可减少儿童龋病发生[82]。

2. 氟化物的应用　氟化物的应用方法有饮水氟化、牛奶氟化、食盐氟化等全身用氟方式,或局部用氟方式,即在专业人士指导下使用自助设备(牙膏、凝胶、含氟涂料、漱口水)。

饮水氟化不需要改变个人行为习惯就可以让群体受益[83]。在很多国家,饮水氟化被认为是最好的减少龋病发生和发展的公共卫生措施[84-86]。

关于牛奶氟化,Cochrane 综述中认为[87],尽管它对预防学龄儿童恒牙龋有作用,但氟化牛奶在控制龋病方面的有效性证据不够充足。对于食盐氟化的有效性也一直有争议[88]。一份关于这方面的系统评价认为,与不接触氟化物的恒牙相比,接触氟化食盐的恒牙具有更好的防龋作用。然而,由于混杂因子的较多,观察方法偏倚,以及这篇系统评价中的文章质量较低,所以关于食盐氟化的有效性迫切需要更高质量的证据。鉴于食盐氟化的效率和有效性缺乏充足证据,在把食盐氟化作为用于防龋的公共卫生策略之前必须谨慎考虑。

近年来,Cochrane 上发表了一系列的关于自助用氟和专业用氟的系统评价。Marinho[14]总结的主要结果表明,不论是否同时使用其他氟化物、使用含氟牙膏、含氟漱口水、含氟凝胶和含氟涂料都能够减少龋病的发生。含氟牙膏是用来保持口腔内较稳定的含氟量的最广泛使用的方法。它被认为是降低高收入国家患龋率的最主要原因之一[90,91]。牙膏内的氟化物水平越高,它防止龋齿发生的效果就越好[92]。考虑到氟牙症的风险,对于年龄低于 6 岁的儿童的含氟牙膏的氟含量应小于 1000ppm[93]。

3. 洗必泰的使用　洗必泰可用于漱口水、凝胶以及涂料。

一份针对于含洗必泰涂料对儿童、青少年和年轻的成年人恒牙龋抑制效果的系统评价证明,如果每3~4个月使用一次洗必泰涂料对于龋齿有中度抑制效果,但是这种效果在最后一次使用的两年后消失[94]。也只有少量证据显示缺乏规律性的专业口腔清洁和口腔卫生指导的特殊人群,洗必泰涂料也能产生一定作用[95]。

综上,洗必泰漱口和洗必泰凝胶的防龋效果证据不足[96]。在高患龋风险人群,如牙菌斑较多的人群,洗必泰涂料可以作为短期内控制龋病的一种方法[97,98]。

4. 氟化氨银的使用　氟化氨银(SDF)是硝酸银和氟化钠的结合产物[$Ag(NH_3)_2F$],当它被涂到患龋的牙体组织上时,可以利用其与致龋菌的相互作用抑制龋损继续发展[99]。与已经确定的防龋措施相比,如使用刷牙控制菌斑并使用玻璃离子进行窝沟封闭,单纯地在18个月[100]后于恒牙殆面或萌出恒牙30个月[101]后使用38%SDF,并不会更加有效。即使两岁后每年使用SDF也不会比含氟涂料或树脂型封闭剂更有效[102]。研究表明每年使用38%SDF溶液预防牙齿稳固的老年恒牙根面龋效果,防龋效果不比上述三种预防措施有效,但是比单纯的控制菌斑有效[103]。明显的证据表明,与玻璃离子和树脂封闭剂相比SDF溶液在控制恒牙龋病的进展方面更加有效,但缺乏与菌斑控制相比较的研究。在已形成龋洞的龋损中的效果将在后文叙述。

5. 酪蛋白磷酸肽 - 钙磷复合体(CPP-ACP)　CPP-ACP通常被加到含氟或者不含氟口香糖或者牙科防龋制剂中,也有试验尝试在硬糖、蜜饯、运动型饮料、牛奶中添加CPP-ACP。虽然这些产品在再矿化中的效果仍在研究中,但是体外实验和临床研究表明,CPP-ACP有短期的再矿化的作用,且预期在临床长期使用防龋效果明显[104]。

在过去的20年里发表了很多有关CPP-ACP防龋效果的实验室和体外分析研究的文章。但作为临床证据部分的临床研究却不是非常丰富。研究得出不同的结论,从 CPP-ACP 实验组比对照组明显有效[69,70,105-107],到实验组和对照组无差别[108-110]。

6. 微创树脂渗透技术 还可以采用微创树脂渗透技术处理发生在邻面和光滑面的早期釉质龋损[111,112]。该技术原理是应用低黏度、高渗透性流动树脂渗透到脱矿牙体组织中来填充釉质表层的微孔达到阻断细菌和代谢酸进入牙体组织的目的,从而阻断龋病进展[113]。许多相关临床和体外研究也证实了树脂渗透技术的效果[114,115]。为期 3 年的临床研究观察发现,同时采用树脂渗透技术和氟防龋涂漆比单纯使用涂漆能更好终止乳牙邻面龋损进展[116]。比较渗透技术和采用牙线清洁第一乳磨牙远中牙面两种方法,两年半后前者(46.4%)较后者(71.4%)龋病发病率低。而单纯比较渗透技术和空白对照,3 年后龋病发病率分别是 1% 和 42%[117]。研究也发现采用树脂渗透技术和充填技术治疗恒牙邻面龋坏,3 年后两者疗效并无显著性区别[118]。

综上所述,目前的临床研究证据表明,对于早期釉质龋坏,树脂渗透技术是一种比较有前途的微创治疗方法,但也需要更多的临床循证研究。

7. 窝沟封闭 牙在萌出前后,窝沟点隙都是最易龋坏的部位[120,121],窝沟形态是其主要的原因[122],其中磨牙又比前磨牙更易受累[123]。封闭良好的窝沟点隙,致龋菌及酸性代谢产物不易定植停留[124],牙面更易清洁,因此窝沟封闭同时具有预防和阻断窝沟龋进展的作用[125]。

复合树脂和玻璃离子水门汀是常用的窝沟封闭材料。近年来,ART 操作中开始使用高黏度的玻璃离子。长期以来,树脂被认为比低 - 中黏度玻璃离子存留时间更长[126,127]。然而,近期4 篇系统性文献回顾发现,两者在窝沟封闭预防龋病效果上并无差别[128-131]。同时也没有确切证据认为树脂强化型玻璃离子比复合树脂封闭剂效果更好[132]。

研究发现,ART 窝沟封闭操作中使用高黏度的新型玻璃离子,比使用低-中黏度玻璃离子材料保存率更高[133]。ART窝沟封闭技术是预防龋病的有效技术,三年后龋齿发病率仅为1%[134],这一结果比一篇系统性文献回顾中所报道的树脂封闭剂效果更好。同样与树脂封闭剂相比[135],一篇将高黏度玻璃离子封闭剂与树脂封闭剂相比的研究,5年后结果显示高黏度玻璃离子封闭效果更好[136]。而在另一项4年的研究中,两者防龋效果相当[137]。以上研究中均未进行二次窝沟封闭,图6-2和表6-4为ART窝沟封闭操作技术。

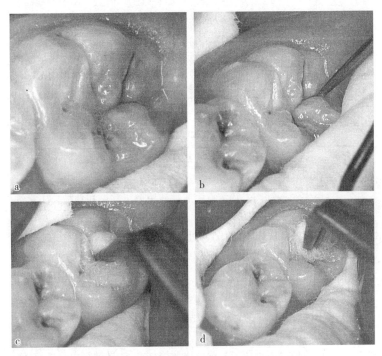

图6-2　ART窝沟封闭技术操作步骤

(使用高黏度玻璃离子 Ketac Molar Easymix)(© Prof. S.C. Leal)
a. 右下颌第一磨牙窝沟点隙较深需要封闭　b. 尖锐探针轻轻去除窝沟点隙处软垢　c. 沾有聚丙烯酸处理液的棉球处理窝沟点隙处10~15秒
d. 清洗后干棉球沾干牙面

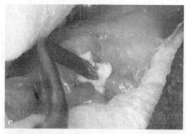
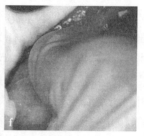
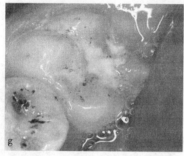

图 6-2(续)

e. 用 ART 充填器/雕刀的圆端将材料置于牙面后再用中号挖器钝头铺满窝沟点隙处 f. 指压法将材料压入窝沟底部 g. 手工器械去除多余材料,调整咬合最后涂一层凡士林于封闭材料表面。给予医嘱:一小时内勿饮水进食

表 6-4 ART 窝沟封闭技术操作步骤

顺序	操作步骤
1	棉球隔湿
2	用尖锐探针钩去窝沟点隙底部残留菌斑软垢和食物。注意勿对窝沟点隙底部加力
3	湿棉球清洗牙面窝沟点隙处
4	按照产品使用说明的操作和时间用釉质处理液处理窝沟点隙处
5	湿棉球清洗处理液(反复 2~3 次)
6	干棉球沾干牙面。注意勿使用三用气枪头吹干牙面,处理后的牙面不能过于干燥
7	按照玻璃离子调拌的粉液比调拌材料,如果材料为胶囊型,使用相应的调拌机调拌
8	使用 ART 充填器/雕刀的圆头端将材料置于牙面窝沟点隙处或将胶囊内材料由输送器送于牙面
9	用戴手套的手指沾上少量凡士林

续表

顺序	操作步骤
10	指压法将玻璃离子材料压入窝沟点隙处 10~15 秒
11	用雕刀或挖器去除明显多余的材料
12	咬合纸调整直至咬合无不适
13	当材料半干时用雕刀或挖器去除表面的一层凡士林
14	再涂一层凡士林
15	移开隔湿的棉球
16	医嘱:至少 1 小时勿饮水进食

　　玻璃离子封闭剂预防窝沟点隙的效果还可归因于窝沟底部残留的材料,即使这些材料在临床肉眼不易发现,但其作用不容忽视[138-141]。这一点在图 6-3 中得到证实。综上,推荐使用复合树脂和使用高黏度的玻璃离子(配合 ART 操作)对具有患龋风险的窝沟点隙进行封闭。ART 技术还适用于医疗技术资源相对匮乏的地方,如缺乏电和水的操作环境中。

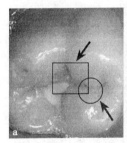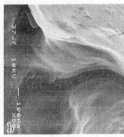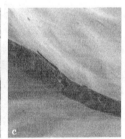

图 6-3

a. 用玻璃离子对左下颌第二磨牙的窝沟进行封闭,8 年后临床检查部分窝沟封闭材料脱落(箭头所示)　b. 扫描电镜放大 50 倍后可见临床诊断脱落的窝沟底部仍可见材料　c. 放大 100 倍后清楚看到窝沟底部残留高黏度玻璃离子(© Dr. J.E. Frencken)

(三) 龋病的微创干预治疗

　　牙菌斑是龋病的主要致病原因。抑制龋病的发生发展依赖有效地控制牙菌斑。有效抑制致龋菌致龋的方法包括：在菌斑形成阶段减少糖的摄入；菌斑附着牙面后进行有效的清洁去除菌斑；提高牙体抵抗酸的能力或使用抑菌制剂减少致龋菌的活性。无论龋洞是否已经形成，以上都是十分有效的方法。从龋病病因学和预防的观点来看，充填治疗龋洞的一个重要原因是充填能恢复牙面形态，更利于菌斑的清洁（图 6-4）。另一方面，龋洞充填后可减少疼痛发生率，改善外形，恢复牙体的咀嚼功能。

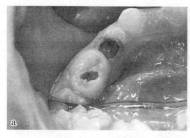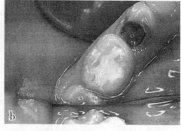

图 6-4 充填龋坏患牙的原因

从龋病成因看，只有去除牙面的菌斑生物膜龋损进展才能终止。上图示左下颌第二乳磨牙如果龋洞不进行充填，洞内菌斑生物膜则很难被去除。而上图中第一乳磨牙由于龋洞开口较大，清除龋洞表面菌斑生物膜相对较容易，因此龋损进展容易控制。从龋病研究工作者的观点来说，充填体的存在是为了更易清除菌斑生物膜。（© Dr. JE Frencken）

　　和脱矿的釉质类似，脱矿的牙本质也有可能进行再矿化。在开放性龋洞上关于牙本质矿化的证据尚不充分，但许多研究已经证明有多种方法可以使充填后底部脱矿变软的牙本质再矿化[21,22,142-146]。

　　龋病微创治疗的原则是只去除龋坏感染的牙体组织而保留底层可以进行再矿化的牙体组织，同时使用良好生物和物理性能（仿生性能）的粘接材料充填龋损。牙体组织的再矿化来源包括：①牙髓 - 牙本质复合体分泌的钙、磷离子[147]；②充填材料表层扩散的离子(氟、钙、磷);③来源于唾液中的离子,特别是根面龋因长期广泛暴露于牙面,更易接触到唾液中的钙、磷离子。

系统性文献回顾报道,即使龋洞底部仍残留部分龋坏感染的牙体组织和细菌,如果能采用性能良好的充填材料对龋洞进行严密的充填,使得与外界隔绝的细菌无法生存,产酸致龋细菌的生理功能就能被抑制,龋损停止进展[148-151]。

应多倡导"采用封闭隔绝来解决问题"的理念来满足更多人群对功能性牙列长远的健康需求。如果想要获得"终生牙",尽可能地通过封闭而不是充填来治疗那些较小的牙体龋损。要了解龋病不是单纯的细菌感染性疾病,而是一种行为生活方式和细菌联合作用导致的疾病,牙体的脱矿和再矿化无时无刻不在发生。而这些饮食、口腔卫生等行为方式不仅对龋病,对牙周病的发生也起到至关重要的作用。

以下对龋病微创干预治疗的各种方法进行介绍,同时基于循证研究证据对牙体充填的预后进行评价。

1. 适宜的去龋方法 根据微创牙科的原则,只有被细菌感染的软化的牙体组织才需要被去除。那到底哪种方法是适宜微创牙科原则的? 为了回答这个问题,早期曾制作过龋蚀指示剂[19],但随后研究发现龋蚀指示剂对健康离体牙的釉牙本质界也能染色,原因是这部分牙体组织富含有机质基质[152],因此认为龋蚀指示剂并不能准确指示龋坏组织,如果使用指示剂,很有可能会误导磨除掉部分再矿化的牙体组织,这点是有悖于微创牙科理念的。

有许多体外研究评价各种去龋方法的去龋效果。考虑实验设计差异性后,综合评估得出,使用涡轮机牙钻容易过度磨除正常牙体组织[153,154],激光去龋和超声去龋易残留龋损[154-156];另外有一种可以控制磨除深度的聚合瓷材料牙钻,则会残留龋损[154,155]。化学-机械去龋(包括使用Carisolv等凝胶)和手用工具去龋被认为是最符合微创去龋理念的方法,它们能保留可再矿化的牙体组织,选择性地去掉坏死崩解的龋损[153-157]。但包括 Carisolv 凝胶在内的化学 - 机械去龋凝胶的作用时间较慢,这是它相较手用工具去龋方法的一个缺点。

2. 充填材料的选择 过去几十年,最常用的后牙和前牙充填材料分别是银汞和硅酸盐类水门汀类材料,之后逐渐由复合树脂类和玻璃离子类材料所替代。由于部分区域因有机汞中毒发生水俣病,2013 年 1 月达成了关于汞的国际公约《水俣公约》[158],公约规定各国在限定期限内制订减少、并逐步消除汞产品,因此今后将逐步禁止使用含有汞类的充填材料。

过去 20 年,无论是复合树脂类材料还是玻璃离子类材料,在生物性能和物理性能方面都有了不断的提高。尤其是玻璃离子充填材料,在过去的十年里,有了较大的改善。以往,中黏度的玻璃离子主要用于牙面非受力部位的充填,随着高黏度玻璃离子的出现和应用,有系统性文献回顾指出,即使在牙面的受力部位,这种高黏度的玻璃离子在乳牙列和恒牙列都取得了不错的充填效果,和银汞充填材料相比充填远期疗效相当甚至更好[159]。

微创牙科的治疗方法和粘接性材料相互促进发展。众所周知,复合树脂类材料和玻璃离子类材料各有利弊。例如,树脂类材料会释放双酚基丙烷(双酚 A,BPA)[160,161],这种物质被称为环境荷尔蒙,可能对人体多项生理功能产生有害的作用[162-164]。世界牙科联盟(FDI)因此倡议牙科材料中减少使用含有该物质的材料,提倡强调龋病预防的观念,减少对充填材料的使用依赖[165]。由于此类含 BPA 的材料应用前景尚不明朗,应当让公众了解到如果采用 ART 操作配合使用高黏度的玻璃离子对易患龋的窝沟点隙进行封闭,既起到了防龋的目的,也不会担心 BPA 类物质对身体产生影响。玻璃离子类材料最大的缺点是挠曲强度不够,近来有假设提出,如果在玻璃离子反应阶段对其加热给予能量,可能会提高其双轴挠曲强度,这点在体外实验上已经得到验证[166],而相应的体内临床实验亟待证实。生物相容性更好的牙科材料今后应该进行不断的探索。

3. 龋病的微创治疗

(1)乳牙列:毋庸置疑,G.V.Black关于窝洞预备的设计原则已经过时,并不适用于微创牙科。相反,现在对于龋洞的预备应该尽可能多的保存牙体组织,避免"预防性扩展"[167]。许多微创牙科去龋的方法避免了传统的涡轮牙钻,降低了患者的恐惧感,相应设备也不受水电等医疗技术设备的限制。以下分别介绍几种龋病微创干预治疗的方法。

1)非创性修复治疗(ART):手用工具去龋是一种比较好的微创干预方法,我们应该尝试在乳牙列上多采用ART进行龋病的治疗。只有当龋洞的入口过小手用器械无法进入或有旧的充填体存在时,才考虑使用牙钻。ART操作的具体过程可见图6-5和表6-5。

ART操作仅用手工器械去除感染软化的龋坏牙体组织,随后使用粘接性修复材料(高黏度玻璃离子)通过指压法充填修复龋洞并封闭相应牙面的窝沟点隙[168]。循证研究发现对于乳牙列的单面洞,ART充填方法和传统的银汞充填比较,远期效果无明显差异。而复面洞的远期疗效比单面洞要差,但都和复合树脂[169]和银汞充填无明显差异[170,171]。除了治疗效果较好,ART操作还避免了噪声和麻醉[172,173],降低了儿童对于牙科治疗操作的恐惧感[174]。

ART操作不需要用到水、电等设备,因此在学校,偏远地区也容易开展,研究发现在诊室内和学校社区进行ART操作间的远期疗效并无差异。和传统诊室内开展的治疗相比,不论是ART充填操作或窝沟封闭操作,均能使更多的人群受益,尤其对前文提到的相当大一部分未充填的乳牙龋坏能较大程度地减少。

2)Hall技术:Hall技术是另一种对乳牙列龋损进行微创干预治疗的方法[175]。该技术不需去腐及任何牙体预备,临床医生

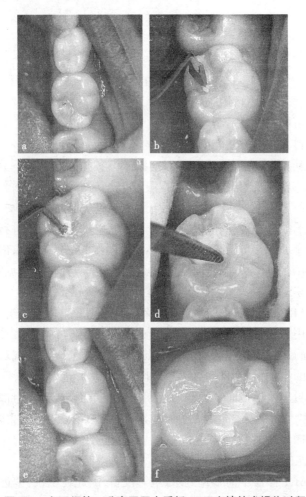

图 6-5 左下颌第二乳磨牙牙本质龋 ART 充填技术操作过程

（使用高黏度玻璃离子：Ketac Molar Easymix。© Prof. J. Frencken）

a. 检查到龋洞边缘有变色提示釉质下已经有脱矿龋损组织,稍加外力即可使破坏这些无机釉　b. 使用 ART 器械:ART 手用去釉器扩大龋洞开口　c. 使用小号尖锐挖器去除龋坏组织　d. 用沾有表面处理液(Ketac Molar Easymix 套装)的棉球清洁窝洞和牙面窝沟点隙　e. 擦干窝洞　f. 放置材料后采用指压法将材料压入窝洞及窝沟点隙处,调整咬合用雕刀刮去多余的材料。图片显示 ART 充填完成后被充填的窝洞和封闭的牙面窝沟点隙

表 6-5　ART 充填技术操作步骤（使用高黏度玻璃离子）

序号	操作步骤
1	棉球隔湿
2	用尖锐探针钩去牙面及窝沟点隙底部残留菌斑软垢和食物
3	湿棉球清洗牙面窝沟点隙底部以便于更准确诊断龋损
4	诊断龋损程度
5	如果龋洞开口较小，可用 ART 斧型器扩大开口
6	斧型器只去除过薄的釉质以防充填过程中折裂
7	使用挖器从釉牙本质界到洞底用刮拭动作去除龋损组织，如患儿配合不佳，可以遗留少许感染的龋损
8	湿棉球清洗牙面，干棉球沾干牙面
9	再次确认龋洞周围的窝沟点隙处无残留软垢，如有，尖锐探针小心去除
10	确认洞口边缘脱矿釉质尽可能被去除
11	在调拌纸上滴两滴处理液，第一滴可能有气泡用来处理牙面，第二滴（平移瓶身勿释放挤压的瓶身）处理液调拌材料用
12	使用稍沾湿的棉球沾入处理液后（达到稀释后的 15%~20% 聚丙烯酸的效果），处理窝洞以及窝沟点隙处 10~15 秒。也可以单独使用处理液
13	选择合适大小的棉球确保能接触到洞壁，或者使用一次性小毛刷
14	湿棉球清洗窝洞 5 秒，尽可能重复几次
15	干棉球沾干牙面。注意勿使用三用气枪头吹干牙面，处理后的牙面不能过于干燥
16	更换隔湿的棉球
17	按照使用说明正确调拌材料
18	使用 ART 充填器／雕刀的圆头端将材料置于洞内，依次使用小号和大号的挖器钝头端充填填塞材料，同时放置适量材料于牙面窝沟点隙内
19	如果是玻璃离子材料是胶囊型，使用相应调拌机调拌后输送
20	用手指沾上薄薄一层凡士林后，加压 20 秒于充填材料上（指压法）

续表

序号	操作步骤
21	用雕刀或挖器去除明显多余的材料
22	咬合纸初调咬合
23	材料稍固化,使用中号挖器或雕刀去除多余材料调整咬合
24	用大号挖器或雕刀(钝头)去除表面的一层凡士林
25	再涂一层凡士林
26	移开隔湿棉球
27	医嘱:至少1小时内勿饮水进食

只需在清洁牙面后,直接在龋坏乳磨牙上放置金属预成冠,并使用低黏度的玻璃离子对冠进行粘接即可。遗憾的是,该技术的临床研究数量尚不多,虽然一项为期五年的临床研究发现 Hall 技术比传统充填治疗成功率更高,对牙髓健康更有利[176],但需要更多的临床研究来支持该技术更广泛的应用。

3) 非充填治疗:

① 清洁龋洞内菌斑:前文谈到 GBD-2010 研究报告指出,绝大多数乳牙龋坏为开放性未充填的龋洞。口腔医生对此现状应思考:对于这些乳牙列的开放性龋洞,什么是最佳的治疗对策? 是否仍然是传统的备洞充填治疗? 进一步探究什么是更好的去龋手段? 传统治疗或进行微创干预? 如果能在乳牙脱落之前减少或者消除儿童的感染和不适症状,是否也不失为一种不错的选择方法?

针对上述问题,一项为期3年半的临床研究报道了中国武汉市儿童乳牙开放性龋洞的自然转归[177]。这项前瞻性研究发现,3年半后只有7%的患龋乳牙进行了充填修复,而82%的未治疗乳牙在脱落前无任何症状(包括因龋导致的疼痛、因龋导致的脓肿、瘘管等)。该研究结果也与另一项回顾性临床研究结果一致,该回顾性研究报告84%的未充填乳牙在脱落前并无症状[178]。以上提示我们思考,如果更好控制龋洞内的菌斑,是否还可以进一步降低乳牙脱落前症状的发生率。众所周知,如果牙面上菌斑控制良好一般不会产生龋坏。同理如果能使用含氟牙膏刷牙清洁对龋洞内的菌斑进行有效控制,是否洞内的病损进展也能被控制? 答案几乎是肯定的。我们知道不是所有的龋洞都能很容易的被清洁,对于较大的龋洞,牙刷更容易进入,菌斑更容易控制,相关临床研究比较多。而针对其他情形,有研究对不同龋损程度选择不同治疗手段:中等及较大的乳牙龋洞不做充填治疗,而使用刷牙清洁控制菌斑,称为保守治疗方法(UCT:Ultra-Conservative Treatment),小的乳牙龋洞使用 ART 操作。3 年的临床研究显示,较保守的治疗手段,和运用传统的银汞充填修复以及使用 ART 相比,治疗效果并无显著性差异[179]。1 年的研究显示,两者在对儿童生活质量的影响方面也无差异[180]。因此,应该认识到对治疗乳牙龋坏存在不同的选择可能性,而保守性的治疗手段也不失为一种比较好的选择(图 6-6)。另一项临床研究针对这三种治疗手段的成本效价比也正在开展中。

② 氟化铵银:虽然使用方法不同,有相当一部分研究已经证明 38% 的氟化铵银溶液可以停止龋损的进展[181-184],一年两次使用 38% 的氟化铵银溶液能较好地控制龋损进展。但如果把频率降低到 2 年一次,研究发现其效果不如单纯刷牙清洁菌斑的方法[184]。这种微创干预的优点是操作简单,只需通过培训相关专业人员的助手即可开展,因而可以使更多的儿童受益。同样也需要更多的临床研究来支持该技术的更广泛的应用。

(2) 恒牙列:虽然报道新型玻璃离子材料对恒牙列龋坏的修复效果不错(图 6-7),但临床上更多的是使用美观性能更好的树脂材料进行充填修复。系统性综述回顾指出:对于牙颈部楔状缺损,玻璃离子材料比复合树脂材料的粘接效果更好[185];后牙平滑面和颈部龋损使用树脂改良型玻璃离子充填效果更好,其次是采用三步法使用复合树脂材料充填修复。

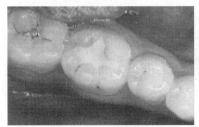
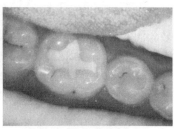

ART restoration after 3 months ART restoration after 5 years

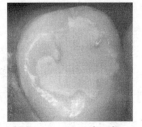
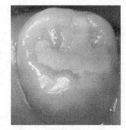

ART restoration at baseline ART restoration after 10 years

图 6-6

分别为使用 Fuji Ⅸ capsules（后牙可填压高强度玻璃离子胶囊套装）充填
5 年后的牙面（© Dr. A. Farag）和使用 Fuji Ⅸ powder-liquid（后牙可填压高
强度玻璃离子粉液套装）充填 10 年后的牙面（© Prof. MF de Lima Navarro）

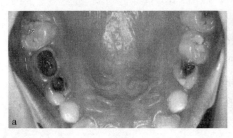
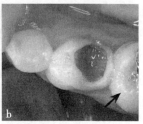

图 6-7

a. 采用龋损的保守治疗方法的 2 年临床观察。较大的乳牙龋洞不做充填
治疗，而使用刷牙清洁控制菌斑，小的乳牙龋洞使用非创性修复治疗 ART
操作。该儿童在两年中，未出现疼痛，脓肿瘘管等症状，并能正常进行咀嚼。
刷牙清除较大开口龋洞内菌斑，龋损进展得到有效控制　b. 长期坚持含氟
牙膏刷牙控制菌斑（保守治疗方法）使乳牙脱落前无任何症状。继承恒牙
有足够空间正常萌出（箭头所示）（© Prof. SC. Leal）

对于后牙的复面洞,效果最好的是对箱状洞型采用银汞或复合树脂材料充填。现有的临床研究并不能证明"隧道式洞型修复"的方法效果更好[24]。因此该方法并未被广泛推广应用。同时,目前尚无使用高黏度的玻璃离子充填后牙复面洞效果的研究报道发表。

(四) 修复抑或替代

1. 充填体的临床判断 口腔医生面对最多的问题就是充填体周围的继发龋和"失败"的充填体。然而,对于继发龋的诊断,不同的人标准并不相同,因为尚无客观的指导标准[186-188]。如一旦诊断出可疑的继发龋,大多数口腔医生首选是磨除原有充填体,继而完全由新的充填体替代,而少有采用其他保守的方法,如继续观察监测。尤其是在接诊其他医生的患者后,绝大多数人会选择替代而不是修复[189-191]。

口腔医生有超过50%的工作是操作替代原有的充填体[192,193],而这也构成了"重复充填循环"[16]因此,对所谓"失败"充填体的判断是治疗计划中的重要一环,而之后的操作也在不同程度上影响了充填体的寿命。

不论是乳牙列或恒牙列,继发龋和充填体边缘着色都是替代原有充填体的重要原因[192,194,195]。但至今尚没有客观标准可以正确区分继发龋和充填体边缘着色[196]。虽然有部分研究将材料的微渗漏和继发龋的形成相联系[197,198],但大部分的研究并不支持充填材料的边缘空隙和继发龋的形成有关,除非空隙超过400μm时[199-201]。这提示,相当多的一部分充填体是不必要被替代的,重复充填循环和"牙齿享用终生"的目标相悖(图6-8)。

2. 关于修复或替代充填体的时机 临床和体外研究均证实了替代原有充填体会不可避免地磨除掉部分健康的牙体组织,最终需要充填更多来恢复缺损的部分[202-204]。在去除原有充填体的操作过程中不可避免产热和因为化学性、细菌性或机械性的刺激,给剩余牙体组织带来负担[205,206]。采用新的充填体替代原有的充填体会影响充填体甚至整个牙体组织的寿命,

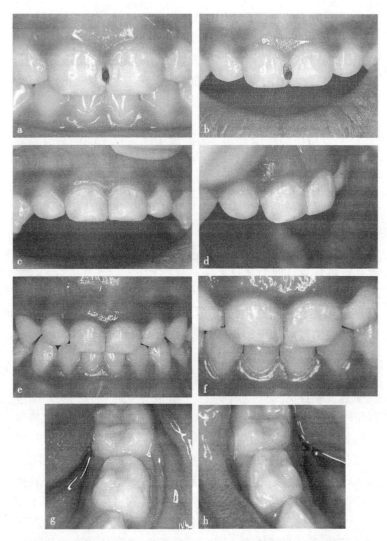

图 6-8　ART 技术使用玻璃离子美学充填修复前牙（© Prof. S. Leal）

a. 3 岁 2 个月的儿童上颌乳中切牙龋坏　b. ART 手用器械去除软龋　c. Fuji Ⅸ型高黏度玻璃离子充填龋洞　d. 充填前牙侧面观　e. 6 个月后充填体
f. 6 个月后充填体局部放大图　g. 使用 ART 充填技术对 6 个月儿童右下颌第一乳磨牙𬌗面进行充填　h. 同一儿童左下颌第一乳磨牙𬌗面充填体

因此需要慎重对待。另外,有研究发现单纯替代原有充填体,并不能保证治疗效果超过其他方法,例如修复原有充填体,封闭修复缺损部位和观察监测等[207-209]。

当口腔医生评价是否需要替代原有充填体时,应考虑患者是否真正从中获益,同时应结合患者既往史和致龋的危险因素[210,211]。但如果无法确定只进行充填体边缘的打磨抛光和封闭边缘空隙的治疗效果,可以尝试磨除和修复被认为是"失败"的那部分充填体(图6-9)。总之,不到万不得已完全无法修复和出现了牙髓症状的时候,并不推荐完全替代原有充填体。

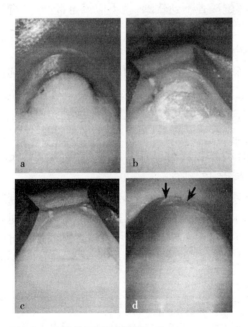

图6-9　充填体周围继发龋?　(© Prof. I. Mjor)
a. 牙颈部树脂充填体周围变色,继发龋或色素沉着?　　b. 去除边缘树脂充填体后未见继发龋的"洞壁病损"　c. 上橡皮障后清洁处理洞壁　d. 修复原充填体。着色处消失但橡皮障的障夹破坏了部分颈部牙体组织(箭头所示)

129

(五)如何评价修复后的充填体

微创牙科的目的是提倡用修复的手段而不是替代的手段尽可能保存健康牙体组织。有前瞻性研究证实,在恒牙列中,修复的手段比替代的手段能更好保存牙体[208-210],对进行了修复的牙体组织进行7年随访,没有再出现其他"失败"的症状[207,208]。另一个解释修复比替代更好的原因可能是大部分原有充填体边缘被保存,避免了再次操作引入其他可能影响充填效果的因素。考虑到如操作后敏感、产热和压力对牙髓的刺激[205,206]以及可能磨除邻牙等因素,有理由认为采用修复手段比替代手段能更好地保存牙体组织。有最新的综述总结,只要在充填体边缘的缺损部位探查不到软龋,就不应该全部磨除,进行监测观察或封闭修复缺损部位更合适[211]。虽然已有相当一部分研究发现对复合树脂材料的充填体进行修复治疗结果比较满意[212-215],但仍有相当多的口腔医生现今仍未将此作为常规选择。

除了能更好地保存牙体组织,修复原有充填体比替代原有充填体操作时间更短,耗费更少,因此会让更大范围的人群受益。替代充填体是一笔不菲的资源投入,修复而不是替代更能体现微创牙科学强调对患者的最小干预治疗,最大限度地保存患者的牙体组织的理念。

FDI和世界上其他主要的牙科联盟组织正在推广微创牙科的理念和相关知识,提倡广大口腔专业人员对微创牙科理念的进一步学习和应用,只有从传统"手术"治疗转为对牙科疾病进行微创治疗(MID)才有望在不久的将来进一步降低龋病GBD对人群的影响。

参考文献

1. Marcenes W, Kassebaum NJ, Bernabé E, et al. Global burden of oral conditions in 1990-2010: A systematic analysis. J Dent Res. 2013, (92): 592-597
2. Whelton H, O'Mullane D. The use of combinations of caries preventive procedures. J Dent Edu. 2001, (65): 1110-1113

3. Loesche WJ. Clinical and Microbiological Aspects of Chemotherapeutic Agents Used According to the Specific Plaque Hypothesis. J Dent Res. 1979, (58):2404-2412

4. Kidd EAM, Fejerskov O. What constitutes dental caries? Histopathology of carious enamel and dentin related to the action of cariogenic biofilms. J Dent Res. 2004, (83):C35-C8

5. Geddes DA, Jenkins GN. Intrinsic and extrinsic factors influencing the flora of the mouth. Soc Appl Bacteriol Symp Ser. 1974, (3):85-100

6. Geddes DA. Diet patterns and caries. Adv Dent Res. 1994, (8):221-224

7. Fejerskov O. Changing paradigms in concepts on dental caries: consequences for oral health care. Caries Res. 2004 (38):182-191

8. Ruby J, Goldner M. Nature of symbiosis in oral disease. J Dent Res. 2007, (86):8-11

9. Kidd E. The implications of the new paradigm of dental caries. J Dent. 2011, (39):Suppl 2:S3-8

10. Aoba T, Fejerskov O. Dental fluorosis: Chemistry and biology. Critical Reviews in Oral Biol Med. 2002, (13):155-170

11. Featherstone JDB. The continuum of dental caries—evidence for a dynamic disease process. J Dent Res. 2004, (83):Spec No C:C39-C42

12. Vale GC, Tabchoury CPM, Arthur RA, et al. Temporal relationship between sucrose-associated changes in dental biofilm composition and enamel demineralization. Caries Res. 2007, (41):406-412

13. Groeneveld A, Van Eck AA, Backer Dirks O. Fluoride in caries prevention: is the effect pre-or post-eruptive? J Dent Res. 1990, (69):751-755

14. Marinho VC. Evidence-based effectiveness of topical fluorides. Adv Dent Res. 2008, (20):3-7

15. Frencken JE, Holmgren CJ, van Palenstein Helderman. Basic Package of Oral Care. WHO Collaborating Centre for Oral Health Care Planning and Future Scenarios, Nijmegen. 2002

16. Elderton R. Principles in the management and treatment of dental caries.// Elderton R . The dentition and dental care. // Heinemann Medical Books, England: Oxford. 1990:237-262

17. Peters MC, McLean ME. Minimally invasive operative care I. Minimal intervention and concepts for minimally invasive cavity preparations. J Adhes Dent. 2001, (3):7-16

131

18. Massler M. Pulpal reactions to dental caries. Int Dent J. 1967, (17):441-460

19. Fusayama T. The process and results of revolution in dental caries treatment. Int Dent J. 1997,47:157-166

20. Ngo HC, Mount G, Mc Intyre J, et al. Chemical exchange between glass-ionomer restorations and residual carious dentine in permanent molars: an in vivo study. J Dent. 2006, (34):608-613

21. Alves LS, Fontanella V, Damo AC, et al. Qualitative and quantitative radiographic assessment of sealed carious dentin: a 10-year prospective study. Oral Surg Oral Med Oral Pathol Oral Radiol Endod. 2010, (109): 135-141

22. Peters MC, Bresciani E, Barata TJ, et al. In vivo dentin remineralization by calcium-phosphate cement. J Dent Res. 2010, (89):286-291

23. Horowitz AM. Introduction to the symposium on minimal intervention techniques for caries. J Public Health Dent. 1996, (56):133-134

24. Tyas MJ, Anusavice KJ, Frencken JE, et al. Minimal intervention dentistry--a review. FDI Commission Project 1-97. Int Dent J. 2000, (50):1-12

25. McIntyre J. Minimal intervention dentistry. Ann R Australas Coll Dent Surg. 1994, (12):72-79

26. Burke FJT. Minimal intervention isn't just small cavities! Dent Update. 2008, (35):509

27. Ricketts DN, Kidd EA, Smith BG, et al. Clinical and radiographic diagnosis of occlusal caries: a study in vitro. J Oral Rehabil. 1995, (22):15-20

28. Ricketts DN, Whaites EJ, Kidd EA, et al. An evaluation of the diagnostic yield from bitewing radiographs of small approximal and occlusal carious lesions in a low prevalence sample in vitro using different film types and speeds. Br Dent J. 1997, (182):51-58

29. Angnes V, Angnes G, Batisttella M, et al. Clinical effectiveness of laser fluorescence, visual inspection and radiography in the detection of occlusal caries. Caries Res. 2005, (39):490-495

30. Davies GM, Worthington HV, Clarkson JE, et al. The use of fibre-optic transillumination in general dental practice. Br Dent J. 2001, (191):145-147

31. Hamilton JC, Gregory WA, Valentine JB. DIAGNOdent measurements and correlation with the depth and volume of minimally invasive cavity preparations. Oper Dent. 2006, (31):291-296

32. Neves AA, Coutinho E, De Munck J, et al. Does DIAGNOdent provide a

reliable caries-removal endpoint? J Dent. 2011, (39):351-360

33. Diniz MB,Boldieri T,Rodrigues JA,et al. The performance of conventional and fluorescence-based methods for occlusal caries detection:An in vivo study with histologic validation. J Am Dent Assoc. 2012, (143):339-350

34. Chawla N,Messer LB,Adams GG,et al. An in vitro comparison of detection methods for approximal carious lesions in primary molars. Caries Res. 2012,in print

35. World Health Organization. Oral health surveys. Basic Methods,Second Edition,WHO,Geneva. 1977

36. Pitts N. ICDAS-an international system for caries detection and assessment being developed to facilitate caries epidemiology,research and appropriate clinical management. Community Dent Health. 2004, (21):193-198

37. de Amorim RG,Figueiredo MJ,Leal SC,et al. Caries experience in a child population in a deprived area of Brazil,using ICDAS II. Clin Oral Investig. 2012, (16):513-520

38. Cadavid AS,Lince CM,Jaramillo MC. Dental caries in the primary dentition of a Colombian population according to the ICDAS criteria. Braz Oral Res. 2010, (24):211-216

39. Agustsdottir H,Gudmundsdottir H,Eggertsson H,et al. Caries prevalence of permanent teeth:a national survey of children in Iceland using ICDAS. Community Dent Oral Epidemiol. 2010, (38):299-309

40. Nyvad B,Machiulskiene V,Baelum V. Reliability of a new caries diagnostic system differentiating between active and inactive caries lesions. Caries Res. 1999, (33):252-260

41. Nyvad B,Machiulskiene V,Fejerskov O,et al. Diagnosing dental caries in populations with different levels of dental fluorosis. Eur J Oral Sci. 2009, (117):161-168

42. Séllos MC,Soviero VM. Reliability of the Nyvad criteria for caries assessment in primary teeth. Eur J Oral Sci. 2011, (119):225-231

43. Monse B,Heinrich-Weltzien R,Benzian H,et al. PUFA-An index of clinical consequences of untreated dental caries.Community Dent Oral Epidemiol. 2010, (38):77-82

44. Frencken JE,de Amorim RG,Faber J,et al. The Caries Assessment Spectrum and Treatment (CAST) index:rational and development. Int Dent J. 2011, (61):117-123

45. Figueiredo MJ, de Amorim RG, Leal SC, et al. Prevalence and severity of clinical consequences of untreated dentine carious lesions in children from a deprived area of Brazil. Caries Res. 2011, (45):435-442

46. de Souza AL, van der Sanden WJM, Leal SC, et al. Caries Assessment Spectrum and Treatment (CAST) index: Face and content validation. Int Dent J. 2012, (62):270-276

47. de Souza AL, Leal SC, Chaves SB, et al. The Caries Assessment Spectrum and Treatment (CAST) instrument: construct validation.Eur J Oral Sci 2014, (122):149-153

48. de Souza AL, Bronkhorst EM, Creugers NH, et al. The Caries Assessment Spectrum and Treatment (CAST) instrument: its reproducibility in clinical studies.Int Dent J. 2014, doi: 10.1111/idj.12104

49. Demers M, Brodeur JM, Simard PL, et al. Caries predictors suitable for mass-screenings in children: a literature review. Community Dent Health. 1990, (7):11-21

50. Powell LV. Caries prediction: a review of the literature. Community Dent Oral Epidemiol. 1998, (26):361-371

51. Harris R, Nicoll AD, Adair PM, et al. Risk factors for dental caries in young children: a systematic review of the literature. Community Dent Health. 2004, (21):71-85

52. Fontana M, Zero DT. Assessing patients' caries risk. J Am Dent Assoc. 2006, (137):1231-1239

53. Batchelor PA, Sheiham A. The distribution of burden of dental caries in schoolchildren: a critique of the high-risk caries prevention strategy for populations. BMC Oral Health. 2006, (6):3

54. Rose G. Sick individuals and sick populations. Int J Epidemiol. 1985, (14):32-38

55. Rose G. Sick individuals and sick populations. Int J Epidemiol. 2001, (30):427-432

56. Page J, Weld JA, Kidd EA. Caries control in health service practice. Br Dent J. 2010, (208):449-450

57. Hausen H, Seppa L, Poutanen R, et al. Noninvasive control of dental caries in children with active initial lesions. A randomized clinical trial. Caries Res. 2007, (41):384-391

58. Selwitz RH, Ismail AI, Pitts NB. Dental caries. Lancet. 2007, (369):51-59

59. ten Cate JM. Current concepts on the theories of the mechanism of action of fluoride. Acta Odontol Scand. 1999，（57）：325-329

60. Yamazaki H，Litman A，Margolis HC. Effect of fluoride on artificial caries lesion progression and repair in human enamel：Regulation of mineral deposition and dissolution under in vivo-like conditions. Arch Oral Biol. 2007，（52）：110-120

61. Watson PS，Pontefract HA，Devine DA，et al. Penetration of fluoride into natural plaque biofilms. J Dent Res. 2005，（84）：451-455

62. Featherstone JD. The caries balance：contributing factors and early detection. J Calif Dent Assoc. 2003，（31）：129-133

63. Featherstone JD. Caries prevention and reversal based on the caries balance. Pediat Dent. 2006，（28）：128-132

64. Reynolds EC. Calcium phosphate-based remineralization systems：scientific evidence? Austr Dent J. 2008，（53）：268-273

65. Kato K，Nakagaki H，Arai K，et al. The influence of salivary variables on fluoride retention in dental plaque exposed to a mineral-enriching solution. Caries Res. 2002，（36）：58-63

66. Cochrane NJ，Saranathan S，Cai F，et al. Enamel subsurface lesion remineralisation with casein phosphopeptide stabilised solutions of calcium, phosphate and fluoride. Caries Res. 2008，（42）：88-97

67. Reynolds EC，del Rio A. Effect of casein and whey-protein solutions on caries experience and feeding patterns of the rat. Arch Oral Biol. 1984，（29）：927-933

68. Reynolds EC，Cai F，Cochrane NJ，et al. Fluoride and casein phosphopeptide-amorphous calcium phosphate. J Dent Res. 2008，（87）：344-348

69. Morgan MV，Adams GG，Bailey DL，et al. The anticariogenic effect of sugar-free gum containing CPP-ACP nanocomplexes on approximal caries determined using digital bitewing radiography. Caries Res. 2008，（42）：171-184

70. Bailey D，Adams G，Tsao C，et al. Regression of post-orthodontic lesions by a remineralizing crème. J Dent Res. 2009，（88）：1148-1153

71. Reynolds EC，Cai F，Shen P，et al. Retention in plaque and remineralization of enamel lesions by various forms of calcium in a mouthrinse or sugar-free chewing gum. J Dent Res. 2003，（82）：206-211

135

72. Holt C, Wahlgren NM, Drakenburg T. Ability of a b-casein phosphopeptide to modulate the precipitation of calcium phosphate by forming amorphous dicalcium phosphate nanoclusters. Biochemic J. 1996, (314): 1035-1039

73. Reynolds EC. Anticariogenic complexes of amorphous calcium phosphate stabilized by casein phosphopeptides: a review. J Spec Care Dent. 1998, (18): 8-16

74. Peters MC, Guest Eds, Young DA, Fontana M, Wolff MS. Strategies for non-invasive demineralized tissue repair. In: Current concepts in cariology. Dent Clin N Amer. 2010, (54): 507-525

75. Nyvad B, Fejerskov O. Active root surface caries converted into inactive caries as a response to oral hygiene. Scand J Dent Res. 1986, (94): 281-284

76. Carvalho JC, Thylstrup A, Ekstrand KR. Results after 3 years of non-operative occlusal caries treatment of erupting permanent first molars. Community Dent Oral Epidemiol. 1992, (20): 187-192

77. Ekstrand KR, Christiansen ME. Outcomes of a non-operative caries treatment programme for children and adolescents. Caries Res. 2005 (39): 455-467

78. van Loveren C, Duggal MS. The role of diet in caries prevention. Int Dent J. 2001, (51): 399-406

79. Ly KA, Milgrom P, Rothen M. Xylitol, sweeteners and dental caries. Pediatr Dent. 2006, (28): 154-163

80. Mickenaustch S, Leal SC, Yengopal V, et al. Sugar free chewing gum and dental caries: a systematic review. J Appl Oral Sc.i 2007, (15): 83-88

81. Ly KA, Milgrom P, Rothen M. The potential of dental protective chewing gum in oral interventions. J Am Dent Assoc. 2008, (139): 553-563

82. Kalsbeek H, Verrips GH. Consumption of sweet snacks and caries experience of primary school children. Caries Res. 1994, (28): 477-483

83. American Dental Association. Fluoridation facts. [Online]. 2005, [cited 2009 Oct]. Available: http://www.ada.org/public/topics/fluoride/facts/fluoridation_facts.pdf

84. National Health and Medical Council Research. A Systematic review of the efficacy and safety of fluoridation. Part A: review of methodology and results. Australia, Canberra. 2007

85. Kumar J. Is water fluoridation still necessary? Adv Dent Res. 2008, (20): 8-12

86. Armfield JM. Community effectiveness of public water fluoridation in

reducing children's dental disease. Public Health Rep. 2010, (125):655-664

87. Yeung A, Hitchings JL, Macfarlane TV, et al. Fluoridated milk for preventing dental caries. Cochrane database for systematic review. In Cochrane Library, Issue 3, Art. No. CD 003876. DOI:10.1002/14651858

88. Ellwood R. Fejerskov O, Cury JA, et al. Fluorides in caries control. // Fejerskov O and Kidd E. Dental caries.The disease and its clinical management. Oxford:Blackwell Munksgaard Ltd, 2008, 308

89. Yengopal V, Chikte UM, Mickenautsch S, et al. Salt fluoridation:a meta-analysis of its efficacy for caries prevention. South Afr Dent J. 2010(65): 60-67

90. Petersson GH, Bratthall D. The caries decline:a review of reviews. Eur J Oral Sci. 1996, (104):436-443

91. Carvalho JC, Nieuwenhuysen JP, D'Hoore W. The decline in dental caries among Belgian children between 1983 and 1998. Community Dent Oral Epidemiol. 2001, (29):55-61

92. Walsh T, Worthington HV, Glenny AM, et al. Fluoride toothpaste of different concentrations for preventing dental caries in children and adolescents. Cochrane Database Syst Rev. 2010, (20):CD007868

93. Wong MC, Clarkson J, Glenny AM, et al. Cochrane reviews on the benefits/ risks of fluoride toothpastes. J Dent Res. 2011, (90):573-579

94. Zhang Q, van Palenstein WH, van't Hof MA, et al. Chlorhexidine varnish for preventing dental caries in children, adolescents and young adults:a systematic review. Eur J Oral Sci. 2006, (114):449-455

95. Slot DE, Vaandrager NC, van Loveren C, et al. The effect of chlorhexidine varnish on root caries:a systematic review. Caries Res. 2011, (45): 162-173

96. James P, Parnell C, Whelton H. The caries-preventive effect of chlorhexidine varnish in children and adolescents:a systematic review. Caries Res. 2010, (44):333-340

97. Du MQ, Tai BJ, Jiang H, et al. A two-year randomized clinical trial of chlorhexidine varnish on dental caries in Chinese preschool children. J Dent Res. 2006, (85):557-559

98. Amorim RG, Leal SC, Bezerra AC, et al. Association of chlorhexidine and fluoride for plaque control and white spot lesion remineralization in primary dentition. Int J Paediatr Dent. 2008, (18):446-451

99. Knight GM, McIntyre JM, Craig GG, et al. Differences between normal and demineralized dentine pretreated with silver fluoride and potassium iodide after an in vitro challenge by Streptococcus mutans. Aust Dent J. 2007,(52): 16-21

100. Monse B, Heinrich-Weltzien R, Mulder J, et al. Caries preventive efficacy of silver diammine fluoride (SDF) and ART sealants in a school-based daily fluoride toothbrushing program in the Philippines. BMC Oral Health. 2012, (12):52

101. Braga MM, Mendes FM, De Benedetto, et al. Effect of silver diammine fluoride on incipient caries lesions in erupting permanent first molars: a pilot study. J Dent Child. 2009, (76):28-33

102. Liu BY, Lo EC, Chu CH, et al. Randomized trial on fluorides and sealants for fissure caries prevention. J Dent Res. 2012, (91):753-758

103. Tan HP, Lo EC, Dyson JE, et al. A randomized trial on root caries prevention in elders. J Dent Res. 2010, (89):1086-1090

104. Yengopal V, Mickenaustch S. Caries preventive effect of casein phosphopeptide-amorphous calcium phosphate (CPP-ACP): a meta-analysis. Acta odontol Scand. 2009, (21):1-12

105. Andersson A, Sköld-Larsson K, Hallgren A, et al. Effect of a dental cream containing amorphous calcium phosphate complexes on white spot lesion regression assessed by laser fluorescence. Oral Health Prev Dent. 2007, (5):229-233

106. Cai F, Shen P, Walker GD, et al. Remineralizing of enamel subsurface lesions by chewing gum with added calcium. J Dent. 2009, (37):763-768

107. Rao SK, Bhat GS, Aradhya S, et al. Study of the efficacy of toothpaste containing casein phosphopeptide in the prevention of dental caries: a randomized controlled trial in 12-to 15-year-old high caries risk children in Bangalore, India. Caries Res. 2009, (43):430-435

108. Bröchner A, Christensen C, Kristensen B, et al. Treatment of post-orthodontic white spot lesions with casein phosphopeptide-stabilised amorphous calcium phosphate. Clin Oral Investig. 2011, (15):369-373

109. Beerens MW, van der Veen MH, van Beek H, et al. Effects of casein phosphopeptide amorphous calcium fluoride phosphate paste on white spot lesions and dental palque after orthodontic treatment: a 3-month follow-up. Eur J Oral Sci. 2010, (118):610-617

110. Sitthisettapong T, Phantumvanit P, Huebner C, et al. Effect of CPP-ACP paste on dental caries in primary teeth: a randomized trial. J Dent Res. 2012, (91): 847-852

111. Robinson C, Hallsworth AS, Weatherell JA, et al. Arrest and control of carious lesions: A study based on preliminary experiments with resorcinol-formaldehyde resin. J Dent Res. 1976, (55): 812-818

112. Paris S, Meyer-Lueckel H, Kielbassa AM. Resin infiltration of natural caries lesions. J Dent Res. 2007, (86): 662-666

113. Meyer-Lueckel H, Paris S, Kielbassa AM. Surface layer erosin of natural caries lesions with phosphoric and hydrochloric gels in preparation for resin infiltration. Caries Res. 2007, (41): 223-230

114. Paris S, Meyer-Lueckel H. Infiltrants inhibit progression of natural caries lesions in vitro. J Dent Res. 2010, (89): 1276-1280

115. Paris S, Meyer-Lueckel H. Inhibition of caries progression by resin infiltration in situ. Caries Res. 2010, (44): 47-54

116. Ekstrand KR, Luna LE, Promisiero L, et al. The reliability and accuracy of two methods for proximal caries detection and depth on directly visible proximal surfaces: an in vitro study. Caries Res. 2011, (45): 93-99

117. Meyer-Lueckel H, Bitter K, Paris S. Randomized controlled clinical trial on proximal caries infiltration: three-year follow-up. Caries Res. 2012, (46): 544-548

118. Martignon S, Ekstrand KR, Gomez J, et al. Infiltrating/sealing proximal caries lesions: a 3-year randomized clinical trial. J Dent Res. 2012, (91): 288-292

119. Kielbassa AM, Muller J, Gernhardt CR. Closing the gap between oral hygiene and minimally invasive dentistry: a review on the resin infiltration technique of incipient (proximal) enamel lesions. Quintessence Int. 2009, (40): 663-681

120. Carvalho JC, Ekstrand KR, Thylstrup A. Dental plaque and caries on occlusal surfaces of first permanent molar in relation to stage of eruption. J Dent Res. 1989, (68): 773-779

121. Powell LV: Caries prediction: a review of the literature. Community Dent Oral Epidemiol. 1998, (26): 361-371

122. Disney JA, Graves RC, Stamm JW, et al. The University of North Carolina Caries Risk Assessment study: further developments in caries risk

prediction. Community Dent Oral Epidemiol. 1992, (20):64-75

123. Feigal RJ:The use of pits and fissure sealants. Pediatr Dent. 2002, (24): 415-422

124. Griffin SO,Oong E,Kohn W,et al. The effectiveness of sealants in managing caries lesions. J Dent Res. 2008, (87):169-174

125. Hiiri A,Ahovuo-Saloranta A,Nordblad A,et al. Pit and fissure sealants versus fluoride varnishes for preventing dental decay in children and adolescents. Cochrane Database Syst Rev. 2010, (17):CD003067

126. Simonsen RJ. Pit and fissure sealants:review of the literature. Pediatr Dent. 2002, (24):393-414

127. Locker D,Jokovic A,Kay EJ. Prevention. Part 8:The use of pit and fissure sealants in preventing caries in the permanent dentition of children. Br Dent J. 2003, (195):375-378

128. Beiruti N,Frencken JE,van't Hof MA,et al. Caries preventive effect of resin-based and glass ionomer sealants over time:A systematic review. Community Dent Oral Epidemiol. 2006, (34):403-409

129. Yengopal V,Mickenautsch S,Bezerra AC,et al. Caries-preventive effect of glass ionomer and resin-based fissure sealants on permanent teeth:a meta-analysis. J Oral Sci. 2009, (51):373-382

130. Mickenautsch S,Yengopal V. Caries-preventive effect of glass ionomer and resin-based fissure sealants on permanent teeth:an update of systematic review evidence. BMC Res Notes. 2011, (4):22

131. Ahovuo-Saloranta A,Forss H,Walsh T,et al. Sealants for preventing dental decay in the permanent teeth. Cochrane Database Syst Rev. 2013, (3):CD001830

132. Yengopal V,Mickenautsch S. Resin-modified glass-ionomer cements versus resin-based materials as fissure sealants:a meta-analysis of clinical trials. Eur Arch Paediatr Dent. 2010, (11):18-25

133. van't Hof MA,Frencken JE,van Palenstein WH,et al. The ART approach for managing dental caries:A meta-analysis. Int Dent J. 2006, (56): 345-351

134. de Amorim RG,Leal SC,Frencken JE. Survival of atraumatic restorative treatment (ART) sealants and restorations:a meta-analysis. Clin Oral Investig. 2012, (16):429-441

135. Ahovuo-Saloranta A,Hiiri A,Nordblad A,et al. Pit and fissure sealants

for preventing dental decay in the permanent teeth of children and adolescents. Cochrane Database Syst Rev. 2008, (4):CD001830

136. Beiruti N, Frencken JE, van't Hof MA, et al. Caries-preventive effect of a one-time application of composite resin and glass-ionomer sealants after 5 years. Caries Res. 2006, (40):52-59

137. Zhang W, Chen X, Fan MW, et al. Do light cured ART conventional high-viscosity glass-ionomer sealants perform better than resin-composite sealants: A 4-year randomized clinical trial. Dent Mater. 2014. pii:S0109-5641(14)00039-6. doi:10.1016/j.dental.2014.01.016

138. Mejàre I, Mjör IA. Glass ionomer and resin-based fissure sealants: a clinical study. Scand J Dent Res. 1990, (98):345-350

139. Övrebö RS, Raadal M. Microleakage in fissures sealed with resin or glass ionomer cement. Scand J Dent Res. 1990, (98):66-69

140. Williams B, Laxton L, Holt RD, et al. Fissure sealants: a 4-year clinical trial comparing an experimental glass polyalkenoate cement with a bis glycidyl methacrylate resin used as fissure sealants. Br Dent J. 1996,(180):104-108

141. Frencken JE, Wolke J. Clinical and SEM assessment of ART high-viscosity glass-ionomer sealants after 8-13 years in 4 teeth. J Dent. 2010, (38):59-64

142. Bjørndal L, Larsen T, Thylstrup A. A clinical and microbiological study of deep carious lesions during stepwise excavation using long treatment intervals. Caries Res. 1997, (31):411-417

143. Mertz-Fairhurst EJ, Curtis JW jr, Ergle JW, et al. Ultraconservative and cariostatic sealed restorations: results at year 10. J Amer Dent Ass. 1998, (129):55-66

144. Ribeiro CC, Baratieri LN, Perdigão J, et al. A clinical, radiographic, and scanning electron microscopic evaluation of adhesive restorations on carious dentin in primary teeth. Quintessence Int. 1999, (30):591-599

145. Massara MLA, Alves JB, Brandao PR. Atraumatic restorative treatment: clinical, ultrastructural and chemical analysis. Caries Res. 2002, (36):430-436

146. Santiago BM, Ventin DA, Primo LG, et al. Microhardness of dentine underlying ART restorations in primary molars: an in vivo pilot study. Br Dent J. 2005, (199):103-106

147. Fusayama T. A simple pain-free adhesive restorative system by minimal reduction and total etching. Tokyo:Ishiyaku EuroAmerica. Inc Tokyo. 1993,1-21

148. Mertz-Fairhurst EJ,Schuster GS,Williams JE,et al. Clinical progress of sealed and unsealed caries. Part I:Depth changes and bacterial counts. J Prosthet Dent. 1979, (42):521-526

149. Handelman SL,Leverett DH,Espeland M,et al. Retention of sealants over carious and sound tooth surfaces. Community Dent Oral Epidemiol. 1987, (15):1-5

150. Weerheijm KL,Groen HJ. The residual caries dilemma. Community Dent Oral Epidemiol. 1999, (27):436-441

151. Oong EM,Griffin SO,Kohn WG,et al. The effect of dental sealants on bacteria levels in caries lesions:a review of the evidence. J Am Dent Assoc. 2008, (139):271-278

152. Yip HK,Stevenson AG,Beeley JA. The specificity of caries detector dyes in cavity preparation. Br Dent J. 1994, (176):417-421

153. Banerjee A,Kidd EA,Watson TF. In vitro evaluation of five alternative methods of carious dentine excavation. Caries Res. 2000, (34):144-150

154. Celeberti P,Francescut P,Lussi A. Performance of four dentine excavation methods in deciduous teeth. Caries Res. 2006, (40):117-123

155. Neves Ade A,Coutinho E,De Munck J,et al. Caries-removal effectiveness and minimal-invasiveness potential of caries-excavation techniques:a micro-CT investigation. J Dent. 2011, (39):154-162

156. Fluckiger L,Waltimo T,Stich H,et al. Comparison of chemomechanical caries removal using Carisolv or conventional hand excavation in deciduous teeth in vitro. J Dent. 2005, (33):87-90

157. Magalhães CS,Moreira AN,Campos WR,et al. Effectiveness and efficiency of chemomechanical carious dentin removal. Braz Dent J. 2006, (17):63-67

158. FDI World Dental Federation. FDI resolution on global legally binding instrument on mercury. Int Dent J. 2013, (63):6

159. Mickenautsch S,Yengopal V,Banerjee A. Atraumatic restorative treatment versus amalgam restoration longevity:a systematic review. Clin Oral Investig. 2010, (14):233-240

160. Fleisch AF,Sheffield PE,Chinn C,et al. Bisphenol A and related

compounds in dental materials. Pediatrics. 2010, (126):760-768

161. Kingman A, Hyman J, Masten SA, et al. Bisphenol A and other compounds in human saliva and urine associated with the placement of composite restorations. J Am Dent Assoc. 2012, (143):1292-1302

162. Eng DS, Gebremariam A, Meeker JD, et al. Bisphenol A and chronic disease risk factors in US children. Pediatrics. 2013, (132):e637-e645

163. Yeo M, Berglund K, Hanna M, et al. Bisphenol A delays the perinatal chloride shift in cortical neurons by epigenetic effects on the Kcc2 promoter. Proc Natl Acad Sci USA. 2013, (110):4315-4320

164. Jedeon K, De la Dure-Molla M, Brookes SJ, et al. Enamel defects reflect perinatal exposure to bisphenol A. Am J Pathol. 2013, (183):108-118

165. Federation Dentaire International. FDI Approves Five Policy Statements: A Focus on Prevention. FDI, Geneva. 2013

166. Fabián Molina G, Cabral RJ, Mazzola I, et al. Biaxial flexural strength of high-viscosity glass-ionomer cements heat-cured with an LED lamp during setting. Biomed Res Int. 2013:838460

167. Peters MC, McLean ME. Minimally invasive operative care. I. Minimal intervention and concepts for minimally invasive cavity preparations. J Adhes Dent. 2001, (3):7-16

168. Frencken JE, Pilot T, Songpaisan Y, et al. Atraumatic Restorative Treatment (ART):Rationale, technique and development. J Publ Health Dent. 1996, (56):135-140

169. Ersin NK, Uzel A, Aykut A, et al. Inhibition of cultivable bacteria by chlorhexidine treatment of dentin lesions treated with the ART technique. Caries Res. 2006, (40):172-177

170. de Amorim GG, Leal SC, Mulder J, et al. Amalgam and ART restorations in children:a controlled clinical trial. Clin Oral Investig. 2014, (18):117-124

171. Taifour D, Frencken JE, Beiruti N, et al. Effectiveness of glass-ionomer (ART) and amalgam restorations in the deciduous dentition:results after 3 years. Caries Res. 2002, (36):437-444

172. Lenters M, van Amerongen WE, Mandari GJ. Iatrogenic damage to the adjacent surfaces of primary molars, in three different ways of cavity preparation. Eur Arch Paediatr Dent. 2006, (7):6-10

173. Leal SC, Abreu DM, Frencken JE. Dental anxiety and pain related to ART.

J Appl Oral Sci. 2009, (17):84-88

174. Frencken JE, Leal SC, Navarro MF. Twenty-five-year atraumatic restorative treatment (ART) approach: a comprehensive overview. Clin Oral Investig. 2012, (16):1337-1346

175. Innes NP, Evans DJ, Stirrups DR. The Hall Technique: a randomized controlled clinical trial of a novel method of managing carious primary molars in general dental practice: acceptability of the technique and outcomes at 23 months. BMC Oral Health. 2007, (20):7-18

176. Innes NP, Evans DJ, Stirrups DR. Sealing caries in primary molars: randomized control trial, 5-year results. J Dent Res. 2011, (90):1405-1410

177. Hu X, Chen X, Fan M, et al. What happens to cavitated primary teeth over time? A 3.5-year prospective cohort study in China. Int Dent J. 2013, (63): 183-188

178. Mijan M, de Amorim RG, Leal SC, et al. The 3.5-year survival rates of primary molars treated according to three treatment protocols: a controlled clinical trial. Clin Oral Investig. [Epub ahead of print]. 2013 Aug 13

179. Levine RS, Pitts NB, Nutgent ZJl. The fate of 1587 unrestored carious deciduous teeth: a retrospective general dental practice based study from northern England. Brit Dent J. 2002, (193):99-103

180. Leal SC, Fan MW, Bronkhorst E, et al. Effect of different protocols for treating cavities in primary molars on the quality of life of children in Brazil-1 year follow-up. Int Dent J. [epub]. 2014

181. Chu CH, Lo EC, Lin HC. Effectiveness of silver diamine fluoride and sodium fluoride varnish in arresting dentin caries in Chinese pre-school children. J Dent Res. 2002, (81):767-770

182. Llodra JC, Rodriguez A, Ferrer B, et al. Efficacy of silver diamine fluoride for caries reduction in primary teeth and first permanent molars of schoolchildren: 36-month clinical trial. J Dent Res. 2005, (84):721-724

183. Zhi QH, Lo EC, Lin HC. Randomized clinical trial on effectiveness of silver diamine fluoride and glass ionomer in arresting dentine caries in preschool children. J Dent. 2012, (40):962-967

184. Yee R, Holmgren C, Mulder J, et al. Efficacy of silver diamine fluoride for Arresting Caries Treatment. J Dent Res. 2009, (88):644-647

185. Peumans M, Kanumilli P, De Munck J, et al. Clinical effectiveness of contemporary adhesives: a systematic review of current clinical trials. Dent

Mater. 2005, (21):864-881

186. Kay E, Watts A, Paterson R, et al. Preliminary investigation into the validity of dentists' decisions to restore occlusal surfaces of permanent teeth. Community Dent Oral Epidemiol. 1988, (16):91-94

187. Noar SJ, Smith BGN. Diagnosis of caries and treatment decisions in approximal surfaces of posterior teeth in vitro. J Oral Rehabil. 1990, (17): 209-218

188. Bader JD, Shugars DA. Agreement among dentists' recommendations for restorative treatment. J Dent Res. 1993, (72):891-896

189. Elderton RJ, Nuttall NM. Variation among dentists in planning treatment. Br Dent J. 1983, (154):201-206

190. Davies JA. The relationship between change in dentist and treatment received in the general dental service. Br Dent J. 1984, (157):322-324

191. Bader JD, Shugars DA. Understanding dentists' restorative treatment decisions. J Public Health Dent. 1992, (52):102-110

192. Mjör IA, Moorhead JE, Dahl JE. Reasons for replacement of restorations in permanent teeth in general dental practice. Int Dent J. 2000, (50):360-366

193. Mjör IA, Shen C, Eliasson ST, et al. Placement and replacement of restorations in general dental practice in Iceland. Oper Dent. 2002, (27): 117-123

194. Pink FE, Minden NJ, Simmonds S. Decisions of practitioners regarding placement of amalgam and composite restorations in general practice settings. Oper Dent. 1994, (19):127-132

195. Deligeorgi V, Wilson NH, Fouzas D, et al. Reasons for placement and replacement of restorations in student clinics in Manchester and Athens. Euro J Dent Educ. 2000, (4):153-159

196. Mjör IA, Toffenetti F. Secondary caries:a literature review with case reports. Quintessence Int. 2000, (31):165-179

197. Kidd EA. Microleakage:a review. J Dent .1976, (4):199-206

198. Kidd EA. Caries diagnosis within restored teeth. // Anusavice KJ. Quality evaluation of dental restorations. Chicago:Quintessence.1989,111-121

199. Soderholm KJ, Antonson DE, Fishlschweiger W. Correlation between marginal discrepancies at the amalgam tooth interface and recurrent caries. //Anusavice KJ.Quality evaluation of dental restorations. Chicago: Quintessence. 1989,85-108

200. Kidd EA, O'Hara JW. Caries status of occlusal amalgam restorations with marginal defects. J Dent Res. 1990, (69):1275-1277

201. Kidd EAM, Joyston-Bechal S, Beighton D. Marginal ditching and staining as a predictor of secondary caries around amalgam restorations: A clinical and microbiological study. J Dent Res. 1995, (74):1206-1211

202. Gordan VV. In vitro evaluation of margins of replaced resin based composite restorations. J Esthet Dent. 2000, (12):217-223

203. Gordan VV. Clinical evaluation of replacement of Class V resin based composite restorations. J Dent. 2001, (29):485-488

204. Gordan VV, Mondragon E, Shen C. Evaluation of the cavity design, cavity depth, and shade matching in the replacement of resin based composite restorations. Quintessence Int. 2002, (32):273-278

205. Bissada NF. Symptomatology and clinical features of hypersensitive teeth. Arch Oral Bio. 1994, (39):S31-S32

206. Hirata K, Nakashima M, Sekine I, et al. Dentinal fluid movement associated with loading of restorations. J Dent Res. 1991, (70):975-978

207. Gordan VV, Garvan CW, Blaser PK, et al. A long-term evaluation of alternative treatments to replacement of resin-based composite restorations: results of a seven-year study. J Amer Dent Assoc. 2009, (140):1476-1484

208. Gordan VV, Riley III JL, Garvan CW, et al. 7-Year results of alternative treatments to defective amalgam restorations. J Amer Dent Assoc. 2011 (142):842-849

209. Moncada G, Martin J, Fernández E, et al. Sealing, repair and refurbishment of class I and class II defective restorations: a three-year clinical trial. J Amer Dent Assoc. 2009 (140):425-432

210. Gordan VV, Garvan CW, Richman JS, et al. How dentists diagnose and treat defective restorations: evidence from The Dental Practice-based Research Network. Oper Dent. 2009 (34):664-673

211. Dennison JB, Sarrett DC. Prediction and diagnosis of clinical outcomes affecting restoration margins. J Oral Rehabil. 2012 (39):301-318

212. Tezvergil A, Lassila LV, Yli-Urpo A, et al. Repair bond strength of restorative resin composite applied to fiber-reinforced composite substrate. Acta Odont Scand. 2004 (62):51-60

213. Gordan VV, Shen C, Mjor IA. Marginal gap repair with flowable resin-based composites. Gen Dent. 2004 (52):390-394

214. Shen C, Mondragon E, Mjör IA, et al. Effect of mechanical undercut on the strength of composite repair. J Amer Dent Assoc. 2004 (135):1406-1412

215. Baelum V, van Palenstein Helderman W, Hugoson A, et al. The role of dentistry in controlling caries and periodontitis globally. // Fejerskov O, Kidd E . Dental Caries. The disease and its clinical management. Oxford, UK: Blackwell Munksgaard, 2008

第七章 微创牙科学的概念及在龋病和牙髓病中的应用

提要:微创牙科学的概念自提出以来,在口腔医学领域,尤其是牙体疾病方面得到应用。微创牙科学在龋病中的应用主要包括龋病的早期检测和诊断,对个体龋危险因素的评价,未形成龋损的可逆性再矿化治疗(如窝沟封闭、树脂渗透技术、再矿化治疗等)以及对已形成窝洞的龋损微创治疗。循证医学的证据证明了微创治疗的成功。牙齿结构的完整性是决定牙髓治疗预后的关键因素,因此在牙髓治疗中也应该采用微创治疗的理念,尽可能保留牙体组织。

20 世纪 80 年代法国医生 Mouret 完成第一例切口为 1cm 的胆囊手术,标志着微创手术的出现。随之微创的概念被引入口腔医学领域,形成微创牙科学(minimal intervention dentistry,MID)这一全新的治疗理念。微创牙科学又称为最小干预牙科学、最小侵入牙科学或保存牙科学[1,2],顾名思义,即最大程度保存健康牙体组织结构,尽量减少患者的痛苦,达到生物治疗的效果,如窝沟封闭剂的使用、微创器械牙体预备、微创根尖手术、微小种植体的临床应用、保守的牙周治疗等,尤其是在龋病的治疗方面应用最是广泛。

一、微创牙科学的概念

首先,明确两个概念:微创牙科学(minimal intervention dentistry)和微创治疗(minimally invasive dentistry)。随着人们对龋病病因和发病机制、脱矿和再矿化机制、氟化物防龋机制的深入了解,也得益于新的生物材料、检测方法的发展,龋病治疗不再局限于传统的去龋、充填治疗,而是发展为基于预防和微创的治疗方式,即微创牙科学[1,2]。MID 的内容不仅包括针对龋病病因和症状而采取相应的治疗方案,最主要的还是基于生物学原理,预防和控制整个口腔疾病。

微创治疗(minimally invasive dentistry)则是指在龋病的治疗过程中,去除完全脱矿的腐质,保留有再矿化潜力的牙体组织,最大限度地保留健康的牙体组织,减少患者损伤。简而言之,微创治疗是微创牙科学的一个组成部分。

微创牙科学与龋病的诊断以及龋危险因素的评价密切相关,包括早期龋损的预防、稳定、再矿化和对已形成龋洞的组织采取最小损害的治疗方式,尽可能地减少对天然牙体组织的破坏,后者即狭义的微创治疗[3]。这一概念具体包括以下几个方面:①龋病的早期诊断和检测;②个体龋危险因素评价;③对未形成窝洞的龋损再矿化治疗;④对已形成窝洞的龋损进行微创预备和治疗。

二、龋病的微创治疗

(一)龋病的早期诊断和检测

龋病的早期诊断对预防和及时阻止龋病进展有重要的意义。但是目前尚无诊断早期龋损的金标准。在临床工作中,很多早期龋损的诊断依赖于操作者的主观性。系统的龋病诊断步骤主要包括检测是否存在龋损、探测龋损深度以及评价龋活跃性。龋病活跃性较难在早期及时判定,对龋病活跃人群必须通过长期系统监测。就个体而言则要根据临床表现和 X 线片所获资料进行分析以进行早期诊断。近年来,一些新的诊断方法在早期龋损的检测和诊断方面开始应用,如光学显微镜、影像扫描器、荧光体系、红外激光器、定量激光荧光(QLF)、LED 相机等。

90 年代 DIAGNOdent 和 DIAGNOdent pen 红外激光器用于检测牙体硬组织的脱矿过程[4]。一些研究表明,红外激光器检测早期龋损的敏感性高于视诊和 X 线检查,特异性中等,但是结果的可重复性仍存在争议。QLF技术的原理是用一个能够产生蓝/蓝绿色波长的口内相机照射牙齿,牙齿表面吸收蓝色波长后显示荧光,脱矿程度>5%的牙体组织会出现一个黑色的点。QLF技术的缺点是检测结果易受一些混杂因素的影响。近年来,锥形束CT(CBCT)也已开始在临床上广泛使用,有利于发现早期龋病损害。龋病的诊断方法也趋向检测早期矿物质的改变以及用微创的方法控制脱矿的进展,这些新的技术结合临床检查和X线检查,将龋病治疗过程中的损伤减少到最小程度。

(二)龋病的检测和评估系统

2001年美国NIH举办龋病诊断的研讨会,得到一个共识:目前使用的龋病诊断的视诊和探诊方法,其可靠性和可重复性不强。2002年龋病临床研究国际共识研讨会也得出此结论。在此基础上,由多国龋病学家组成工作组,建立国际龋病检测和评估系统(international caries detection and assessment system,ICDAS),目的是提出一个国际上可接受的龋病检测标准,也可用于评估龋活跃性。2003年提出第一个检测系统即ICDAS Ⅰ,2005年提出修改后的第二个系统即ICDAS Ⅱ[5]。

该系统的检测原则是:①检测牙应清洁、无菌斑;②可疑牙面或龋损应干燥;③使用圆头牙周探针替代传统的尖探诊进行探查,避免造成人为缺陷或损伤。ICDAS Ⅱ与ICDAS Ⅰ的唯一不同就是记分3和记分4互换,以反映龋病严重程度的增加(表7-1)。

表7-1 ICDAS Ⅱ标准

ICDAS Ⅱ代码	临床标准描述
0	正常牙面
1	釉质第一个视觉上的改变
2	釉质明显的视觉上的改变
3	釉质由于龋病导致的局部崩解,未见牙本质或潜在的阴影
4	牙本质潜在的黑暗暗影,釉质有或无崩解
5	明显的龋洞,可见牙本质
6	广泛的龋洞,可见牙本质

近年来完成了大量的体外和临床研究,证明了该系统的可靠性、准确性和可重复性。有越来越多的临床研究,流行病学研究或体外研究采用此标准体系。根据其标准,对龋病的早期诊断和干预具有特别的意义[6]。ICDAS 可以指导临床上对牙体硬组织采取合适的预防性措施,从而运用最小的干预方式达到最好的临床效果。

(三) 龋危险因素评价

基于龋危险因素的预防和治疗是现代龋病治疗的重要内容,也是龋病微创治疗的重要组成部分。一般认为,遗传、唾液、细菌、饮食、个人口腔卫生习惯等与龋病的发生密切相关,以下几种情况,无论是单独出现或者并发,被认为是中等或高危险信号[7]:①新的龋损形成;②活动性的龋损存在;③因为继发龋对去除旧的修复体进行重新充填等。同样的,以下情况属于低危险因素信号:①1~3 年内无新的龋病进展;②有暴露于氟化物的历史,或者使用氟化物防龋;③饮食习惯的改变,如摄糖减少等。然而在临床工作中,由于缺乏特异性、容易获得评价结果的有效评价工具,以及目前尚未有足够的证据证明龋危险因素对龋病治疗的明确效果,很多临床医师甚至忽略对不同个体龋危险因素的评价,或者对所有的患者一概而论。

(四) 早期龋损微创治疗

1. 窝沟封闭 窝沟封闭的防龋原理是使用窝沟封闭剂对易发生龋损的点隙裂沟进行封闭,形成抑制细菌生长的物理屏障,隔绝口腔环境内的致龋因素,是目前预防窝沟龋的最有效的方法[8]。随着新材料的不断发展,窝沟封闭剂也不断发展,新材料如流动树脂、含氟玻璃离子体、树脂加强型含氟玻璃离子体、含 ACP 的树脂封闭剂等材料的联合应用,提高了边缘密合度和材料的渗透性,从而明显提高窝沟封闭的成功率。

2013 年芬兰学者 Ahovuo-Saloranta 发表了窝沟封闭防龋效果的 meta 分析和系统报告[9]。作者总结了 34 个符合标准的临床研究(6529 位受试者),其中有 12 个研究比较了树脂基封闭剂与未使用封闭剂的效果,21 个研究(3202 位受试者)比较了两种不同封闭剂的效果,1 个研究(752 位受试者)比较了 2 种不同封闭剂与未使用封闭剂的效果。受试者年龄在 5~16 周岁。作者发现,与未使用封闭剂比较,使用树脂基窝沟封闭剂后明显减少受试儿童后牙咬合面龋坏。例如,未使用封闭剂者在 2 年随访后龋病发生率为 40%,使用封闭剂者 2 年后龋坏牙面减少到6.25%。这种防龋效果可以延续更长时间,但临床证据的数量和质量均减小。使用玻璃离子体封闭剂与未使用封闭剂的比较,目前还缺乏足够的证据。比较不同封闭剂效果的 21 个临床研究,存在非常大的差异,目前不能做出结论。15 个临床研究比较了玻璃离子体和树脂基封闭剂的效果,但目前证据并不能证明二种材料的优劣。

2. 渗透树脂技术　树脂渗透技术是近年来防止龋病进展的新技术之一[10]。与传统龋病治疗方法不同,树脂渗透技术利用光固化树脂通过毛细作用力渗入龋损的釉质,进入到表层下病损的微小孔道,填塞病变损坏部位防止龋病进展。堵塞和充填微孔的树脂在龋损内部形成屏障,替代因脱矿所导致的硬组织丢失,加强釉质结构,从而维持患牙的正常解剖形态和外观。树脂渗透技术适用于邻面和光滑面未形成龋洞的龋损,其主要特点是无创伤性,最大限度的保存牙体结构并且一次性完成,减少就诊时间。

早期龋损表层下方釉质脱矿明显但表层损坏较少,妨碍树脂渗透,因此需要用酸蚀的方法打开表层结构使树脂易于渗透。Paris[10]等研究表明用 15% 盐酸酸蚀 90 秒或 120 秒可有效去除表层结构,提高树脂渗透力效果好于 37% 磷酸溶液。渗透树脂主要由双酚 A、四乙二醇双甲基丙烯酸酯、光引发剂和溶剂乙醇组成,黏度低、润湿渗透性好,能充分渗入脱矿釉质中,光照固化后成为树脂 - 多孔羟基磷灰石复合体,对酸性物质有较强的抵抗力并可阻止外部致龋因子的侵入。Kantovitz[11]等对窝沟封闭和树脂渗透技术对早期龋损的治疗进行比较,结果显示封闭剂形成一个表面屏障阻止细菌及其产物,而树脂渗透技术则是通过高粘接性光固化树脂代替脱矿物形成一个内部屏障。如果龋危险因素没有得到控制,邻近树脂渗透区域仍会发生脱矿或者复发。目前关于树脂渗透技术的随机化对照临床研究非常缺乏,有待进一步研究。

3. 再矿化疗法 再矿化疗法使用可促进矿物离子沉积的材料使离子沉积在脱矿的釉质或牙本质表面,发生再矿化,从而预防龋洞的形成或阻止龋病的进展,达到生物治疗而非传统的手术治疗龋病的目的。

含氟制剂是目前公认的最有效的防龋材料。其作用机制是氟磷灰石晶体的形成增强釉质的抗酸能力,干扰菌斑形成中的离子键,抑制细菌的生长和代谢。日常生活和临床上常用的含氟制剂有含氟牙膏、氟化物溶液、含氟涂料、含氟玻璃离子充填材料、氟化凝胶等。氟化物可与钠锡钛结合应用,最新的研究[12]显示钛氟复合物可增强钙离子的沉积,用钛氟预处理釉质可抑制表面脱矿。

近年来,酪蛋白磷酸多肽钙磷复合物(casein phosphopeptide-amorphous calcium phosphate,CPP-ACP)应用于龋病再矿化治疗[13]。CPP-ACP 生物学功能是通过酪蛋白磷酸多肽将磷酸钙固定于牙体表面,磷酸钙解离,维持牙体表面钙磷离子的浓度,缓冲 pH 值,抑制细菌生长和黏附,减少菌斑形成,降低釉质溶解性,增强牙体硬组织再矿化能力。CPP-ACP 的再矿化作用已被研究证实。在电镜下观察发现酪蛋白磷酸多肽钙磷复合物可促进体外早期釉质龋损模型再矿化。我国学者发现,CPP-ACP 通过增加羟基磷灰石晶体形状和 Ca/P 比例从而修复脱矿釉质的微结构,CPP-ACP 和氟化钠均能减少釉质表面粗糙度,增加釉质纳米硬度和弹性模量[14]。关于 CPP-ACP 的临床效果,Li 等[15]回顾了83 个临床研究,8 个临床研究符合随机对照的纳入标准,随访时间为 3~24 个月。对 8 个随机对照的研究分析发现,与对照组相比,CPP-ACP 具有再矿化作用,但是否与氟化物具有协同或增强作用,尚不能得出结论。

(五) 微创去龋和窝洞预备技术

目前临床上用于微创去龋和窝洞预备的方法有以下几种[16]:

1. 气磨法 气磨法(air brasion)是利用高速运动的粒子流撞击牙体组织时所产生的能量来切割龋损组织[17]。气磨法在窝洞预备过程中产热少、噪音及震动也较小,预备出的窝洞内部线角圆钝,更易于充填,且可分散修复体和牙体组织的内部应力,从而减小了充填体和牙体组织折裂的发生率,延长了充填体的寿命。临床上最常用的是氧化铝粒子(直径 27μm)气磨法。

Banerjee 等[18]用扫描电镜定量比较了钨碳钻针、铝粒子气磨法和生物玻璃气磨法对树脂粘接剂的去除效果,结果显示生物玻璃气磨法对釉质所造成的损伤最小,并且在抛光后所得的表面最光滑,最适合临床使用。在使用窝沟封闭剂之前结合使用气磨法及酸蚀法可以有效提高窝沟封闭的成功率。但是,与硬度较低的龋坏牙本质相比,气磨法在去除健康牙本质时效率更高,过度使用气磨法可能导致釉质严重的磨损。所以必须控制下列影响气磨法切削效率的因素:合适的气压、三氧化二铝粒子的粒度、粒子流的大小、喷射头的大小和角度,以及离开牙面的距离等,以最大限度地保存健康牙体组织。关于气磨法的临床效果评价,目前还没有系统评价报告。

2. 化学 - 机械预备法 化学机械预备法是指首先使用化学药物溶解龋损组织,然后以手用器械去除龋损组织。目前使用的化学药物主要是次氯酸钠制剂,近年来出现蛋白酶制剂。

临床应用较为成功的是伢典系统(Carisolv)。该系统由 Carisolv 凝胶和 5 支不同的手用工具组成。Carisolv 凝胶由两组份组成,其中红色凝胶分为亮氨酸、赖氨酸、谷氨酸,另一组份是次氯酸钠。使用时将两组份混合注入龋洞,待其完全软化龋损组织后,再选择配套的手用工具将腐质清除[19]。以 Carisolv 为代表的化学机械预备法由于在洞形制备过程中无噪音、无振动且无需麻醉,因而适用于儿童或有牙科畏惧症的患者。但此方法的不足之处在于椅旁操作时间相对较长,对于某些潜在龋损,仍需借助机械方法获得进入路径。

蛋白酶凝胶系统(SFC-Ⅷ gel)正在试验阶段,该系统将蛋白酶溶于磷酸二氢钠缓冲液中,能比次氯酸钠系统更特异地识别降解胶原。SFC-Ⅷ gel 需要配合专用的塑料器械,其硬度介于健康牙本质和感染牙本质之间。

我国叶玲教授对 Carisol 的去龋效果进行了系统评价[20],6 个临床研究(578 颗牙)符合纳入标准。在完全去龋率方面,Carisol 组和机用器械组之间没有统计学差异,Carisol 组治疗时间明显延长,但使用局麻药物减少。由于试验设计的异质性,仍然需要大样本量、设计规范的随机化对照的临床试验。

3. 激光预备法 激光窝洞预备法是利用激光去除龋损组织并进行窝洞预备。目前已经就窝洞预备的适合性研究了多种激光,其中以 Er:YAG 和 Er,Cr:YSGG 最有效[21]。该法的优点是精确、无震动、无异味、无需麻醉;由于激光可封闭牙本质小管,因而可防止术后敏感的发生;此外,如果有适合的光敏剂存在,低能量的激光具有杀灭变形链球菌的作用,这对于有效杀灭残留于脱矿牙本质中的细菌有重要意义。

但是激光法也有其限制性,激光发生装置体积庞大,费用较高,并且切割速度较高速手机慢。对于激光产生的热量,研究表明,正确的使用可以避免产生过多的热量以及对牙髓组织造成损伤;但是,所产生的热量可能造成汞的释放和污染,所以不能用于去除银汞修复体。此外,激光制备的窝洞必须使用粘接性修复材料充填,可以降低修复体与牙体结构间的微渗漏。

在临床疗效方面,2011 年发表了激光窝洞预备的系统评价报告[22]。16 篇论文符合筛选标准入选。3 篇论文评价了铒激光,研究质量中等。5 篇论文评价了激光去龋所需时间,研究质量中等,激光去龋所需时间延长。4 篇论文评价了激光去龋对牙髓的影响,但由于随访时间短,论文质量评价较低。2 篇论文观察了备牙后修复体的寿命,但随访时间不够,质量评价较低。3

项研究涉及患者的反应,论文质量中等。根据现有临床研究,激光去龋与窝洞预备的效果科学证据有限,所需时间延长。考虑到生物学和技术复杂性,激光去龋和备洞技术是否适用成人或儿童,目前不能得出结论。

4. 声波预备法 声波预备法利用涂有金刚砂的金属工作尖高频震动后产生的能量对龋损组织进行切割[23]。这种技术去除龋损组织的同时也可切割正常牙体组织,故主要用于修整窝洞外形,也可用于前牙及后牙邻面龋损的窝洞制备。用于声波预备法的是一套高频声波震颤系统,通过空气驱动的手机完成。使用金刚砂涂层、末端为圆形的锉进行邻面预备,可以得到精确且最小的切割预备量,从而将对邻牙的损伤降到最小。声波预备法有许多不同的锉,其中声波锉的扩大尖和斜面尖适用于任何位置洞型的切割和修形;成角度的声波锉可用于洞型预备入路困难的情况,例如隧道式洞型的邻面预备。而对于首次治疗,建议使用声波锉的扩大尖和斜面尖完成洞型各面的预备。

关于声波器械去龋的临床评价方面,目前还缺乏相关报告。

5. 机械切割预备法 机械切割预备法是应用高速气涡轮手机和新型微创车针进行去龋和窝洞预备的方法,也是目前最常用的去龋和预备方法。为了保存健康牙体组织,应选择小号钻针,并采用保守洞形设计来实现微创治疗原则[24]。

目前临床所常用的金属车针在进行切割时不能区分龋坏组织和健康的牙体组织。近年来出现了一种新型聚合物切割钻针,更能有效达到微创治疗的目的。新型聚合物切割器械是以牙体组织间不同硬度为基础而设计的[25]。该聚合物的努普(Knoop)硬度为50,介于健康牙本质(70~90)与龋坏牙本质(0~30)之间,而远远低于充填材料和健康釉质(400)。因此,该钻针可以轻易地磨除龋坏牙本质,而当其接触健康牙本质及充填材料时,该器械就被迅速磨损,从而能够“智能”地进行窝洞预备。由于新型聚合物钻针不能去除健康牙本质,因此在磨除龋坏组织时不会暴露有活力的成牙本质细胞,从而避免产生治疗中的不适感或疼痛感。

通过比较新型聚合物车针、传统碳钢车针、Er:YAG激光和手用器械4种去龋方法发现,新型聚合物车针在预备过程中有自限性,当其接触健康牙本质时即会缺失切割效率,为临床治疗中去龋的合适之选。使用数字化图像系统进行量化评价,聚合物钻针可以最大程度保存受累牙本质,符合微创治疗原则[26]。目前也缺乏聚合物钻针临床效果的评价报告。

6. 无创伤性修复治疗技术　无创伤性修复治疗技术(atraumatic restorative treatment, ART)在20世纪80年代中期出现,该技术无需昂贵的牙科设备、无需麻醉等特点,起初是作为一种非常规治疗手段使那些医疗资源受限的发展中国家人群获得牙科治疗,近年来在全世界范围内得到广泛应用。Frencken等[27]定义ART是一种可以预防龋病并且阻止其发展的微创治疗方法,它包括封闭和修复两个方面,即以手动器械去除脱矿软化的龋坏组织,然后用牙本质粘接性修复材料充填早期龋洞,并同时完成患牙的窝沟封闭。它能通过玻璃离子水门汀(GIC)材料的释氟特性并结合窝沟封闭来降低牙齿对龋病的易感性,并促进脱矿牙齿的再矿化,同时封闭剂又可作用于龋病的好发部位,即牙齿的窝沟点隙,提供一个抵御酸侵蚀的物理屏障,特别适用于儿童以及医疗资源有限、无法获得足够牙科治疗的人群。

Frencken等在2012年完成了ART的meta分析[28],从66篇文献中筛选出符合纳入标准的29篇进行了meta分析。结果发现,乳牙单面或多面ART修复体在第一个2年的生存率分别为93%(CI,91%~94%)和62%(CI,51%~73%),恒牙列单面ART修复体在第一个3年和5年的生存率分别是85%(CI,77%~91%)和80%(CI,76%~83%),多面ART修复体在1年后的生存率是86%(CI,59%~98%)。在第一个3年,已完成封闭的窝沟内发生牙本质龋的年均发生率为1%。结果证实,无论在乳牙列还是恒牙列,单面 ART 修复体的短期生存率和预防龋损发生率非常高。ART 可以安全用于单面洞的修复,ART 封闭具有非常好的预防效果。

7. 荧光辅助去龋技术 荧光辅助去龋技术(fluorescence aided caries excavation,FACE)是近年来出现的一种新的去龋方法,由 Lennon 于 2002 年首先报道[29]。该技术原理是利用龋坏牙本质的自发橘红色荧光作为标志,1920 年代就已报道,龋坏牙本质、牙菌斑和牙结石均有自发性红色荧光。红色荧光来源于口腔微生物合成的卟啉和金属卟啉。观察红色荧光的强度能够反映龋坏组织的范围和程度,龋坏牙本质在可见光谱的红色部分比正常牙本质显著增强。该方法使用一个光谱在 370~420nm 之间的紫蓝光照射窝洞,龋坏牙本质发出橘红色荧光。利用一个 530nm 波长的滤镜观察窝洞内的橘红色荧光,该滤镜能够过滤散发光,减小健康牙本质的绿色自发荧光强度。磨除橘红色荧光部分,就能选择性去除龋坏牙本质,保留正常牙本质。该技术比常规机械去龋、化学机械去龋等方法更能有效去除龋坏组织。该技术也存在不足,如为了让紫蓝光直接照射进入窝洞,窝洞必须完全敞开,一些正常的但缺乏支撑的釉质可能被磨除。光源和相机的形状也限制了该技术的应用范围。

(六) 深龋的保存治疗

深龋在临床上常见。通常将 X 线片上龋损累计深度达到或超过牙本质厚度 3/4 者称为深龋。深龋的诊断还依赖患者的主诉症状、牙髓敏感试验和临床检查。深龋时牙髓处于可复性炎症状态。深龋治疗原则为保护牙髓,避免牙髓暴露。传统教科书要求去净龋坏牙本质后再行充填修复,或施行间接盖髓术。医师通常去除全部的龋坏组织,预备到坚硬的牙本质为止,即完全去龋。去龋后在髓壁上使用氢氧化钙糊剂,暂时性充填,观察 2~3 周后行永久性充填。在深龋状态下,完全去龋意味着牙髓暴露的风险非常大。根据微创治疗原则,在间接盖髓技术的基础上,提出深龋时不同的去龋方法。

1. 分次去龋　分次去龋技术(stepwise excavation)最早由 Magnusson 和 Sundell 在 20 世纪 70 年代提出,目前在北欧国家使用普遍[30]。分次去龋技术分为两次操作。第一次备洞,去除坏死、崩解的龋坏牙本质,髓壁上保留至少 1mm 软坏牙本质,使用氢氧化钙糊剂,暂时性封闭窝洞。其目的是改变龋坏组织的微环境,让牙髓 - 牙本质复合体产生反应,形成第三期牙本质。6~8 个月后,去除充填物,第二次进入窝洞,观察第一次未去净的龋坏牙本质是否变硬,临床观察显示,6~12 月后,原来软化的、淡黄色的龋坏牙本质变得较黑、较硬和较干,说明龋病进程终止。微生物学研究显示,窝洞内微生物数量减少,菌群种类发生改变。第二次备洞的目的,除了观察牙髓的反应外,还要去除已着色的呈慢性进展的残留龋坏组织,进行最终的修复。2010 年 Bjorndall 完成了一个多中心随机化对照临床研究[31],分次去龋技术牙髓暴露的比例为 17.5%,明显低于完全去龋技术(28.9%),一年后的成功率为 74%,显著高于完全去龋技术(62.4%)。

分次去龋技术的不足在于第二次去龋仍然存在牙髓暴露的风险,暂时性修复体可能出现失败。另外,需要两次治疗,费用和时间增加,患者可能放弃第二次治疗。

2. 部分去龋　为了避免完全去龋和分次去龋技术的缺陷,形成了部分去龋技术(partial caries removal),即去除部分龋坏牙本质后,一次性直接修复,避免第二次治疗[32]。该技术在北美和巴西等使用较普遍。2002 年报道了首例无对照的临床研究,10 年回访治疗成功率为 62%。越来越多的体外试验和临床研究证实,窝洞底部保留的牙本质 X 线阻射性增强,硬度增加,湿度降低,窝洞内微生物数量明显减少。部分去龋技术只需一次治疗,但要求牙体修复能够严密封闭窝洞。

为了比较分次去龋和部分去龋的临床效果,Maltz 等完成了一项 3 年的随机化临床研究[33],299 例分别接受分次去龋治疗（147 例）和部分去龋治疗（152 例），结果发现，分次去龋技术 1 年和 3 年的成功率分别为 93% 和 69%，部分去龋技术 1 年和 3 年的成功率分别为 97% 和 90%。分次去龋技术 3 年后的成功率显著低于部分去龋技术，原因可能在于分次去龋组未能完成治疗者较多。

Ricketts 等于 2006 年完成了不同去龋方法临床研究的 meta 分析[34]，2013 年进行了补充和更新。共有 8 个临床研究（934 位参与者，1372 颗牙）纳入了 meta 分析，均为随机化平行或自身对照的临床试验。包括 3 种类型的比较，分次去龋与完全去龋（4 个试验），部分去龋与完全去龋（3 个试验），不去龋与完全去龋（2 个试验）。

与完全去龋相比，分次去龋可以减少 56% 的牙髓暴露发生率 $[$ risk ratio（RR）0.44，95% confidence interval（CI）0.33 to 0.60，$P<0.00001$，I2=0% $]$。在此 4 个临床试验中，完全去龋组牙髓暴露发生率为 34.7%，而分次去龋组为 15.4%。部分去龋组可减少 77% 的牙髓暴露发生率（RR 0.23，95% CI 0.08 to 0.69，$P=0.009$，I2=0%）。完全去龋组的牙髓暴露发生率为 21.9%，部分去龋组则为 5%。非去龋组与完全去龋组的比较证据不足，没有进行 meta 分析。作者认为，分次去龋和部分去龋方法能够减少无症状龋坏乳牙和恒牙牙髓暴露的发生率。这两种技术较完全去龋更具有临床优越性。在修复体失败方面，3 种方法在乳牙没有差别，在恒牙则出现差别，非去龋组失败率较高。由于大部分研究随访时间较短，偏差风险大，仍然需要长期的临床研究来评价最有疗效的去龋方法。

随着人们对龋病发生机制的了解、龋病检测方法的改进以及新型材料的不断发展，龋病的治疗原则也由 G.V. Black 提出的对龋损部位进行"底平壁直"的窝洞预备，同时做"预防性扩展"，逐渐向以预防、微创为基础的微创牙科学发展，具有无痛、微创以及生物治疗促进再矿化等特点的微创牙科学必然成为未来龋病治疗的发展方向。

三、微创牙髓病学

微创牙髓病学(minimally invasive endodontics),即在最大限度保留牙体硬组织的基础上预防和治疗牙髓疼痛和根尖周炎[35]。与全身疾病的微创手术一样,治疗牙髓疾病的牙科手术必须发展新的技术以适应狭小的髓腔导致的有限操作空间。一些新技术的出现使得微创牙髓治疗成为可能,这些技术包括:①新的根管预备器械和根管冲洗剂来清理根管系统;②三维影像设备和软件能够重现复杂的根管系统,评价和改善根管预备技术的准确性;③显微镜和光学系统使得髓腔尽可能的可视化;④新型材料修复牙体结构,最大限度地保留正常的牙体组织。遗憾的是,目前还没有成熟的微创牙髓病学规范。

(一) 保存完整的牙体结构

牙体结构的完整性是决定牙髓治疗预后的关键因素。保持余留牙体组织一定的强度和硬度以抵抗结构变形是牙髓治疗后修复的目标。

通常认为牙髓治疗后的患牙更为脆弱、更容易折裂。但大量的研究显示牙髓治疗后牙本质特性与有活力的牙本质没有显著不同。相反,根管治疗后牙齿易折裂的主要原因是牙齿结构丧失。20多年前有研究比较了牙髓治疗和牙体修复过程对牙齿强度的影响,在前磨牙上使用传统的开髓洞型以获得牙髓治疗路径,对牙尖硬度进行评价,结果显示仅仅有5%的硬度降低,而任何去除边缘嵴的牙体预备(如MOD)牙尖硬度降低63%。因此边缘嵴是保持牙体强度的关键因素。但单独的牙体结构丧失也不能完全解释临床上牙本质折裂的问题,导致牙本质折裂的可能因素还包括一些化学因素如根管冲洗剂和根管药物的影响、细菌对牙本质基质的作用、桩核修复的影响以及牙本质的增龄性改变等。

(二) 髓腔入口预备

牙髓治疗首先要考虑根管入口、成形和清理以便能够有效根管充填。在传统牙髓病学教材中,要求尽可能地去除髓室壁以获得直线进入根管口,其代价就是牙本质被过多切削,导致牙体抗折性能的下降,患牙能够承受的功能性咬合力降低。随着显微根管治疗术以及更加柔软易弯的镍钛旋转器械的发展,对传统髓腔入口的预备提出挑战,期望在预备髓腔入口时保留较多的牙体组织。Clark 和 Khademi 等对传统的开髓方式作出修改,提出保守的开髓方式[36](图 7-1),但是需要更多的试验和临床证据。

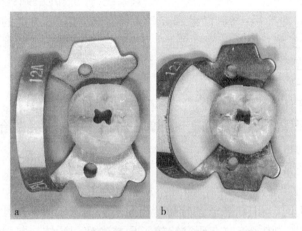

图 7-1 保守的髓腔入口

近年来,强调在后牙根管治疗过程中保留颈部周围牙本质(peri-cervical dentin,PCD)结构的完整性[36]。颈部周围牙本质是指牙槽嵴高度上下 4mm 处的牙本质,保留颈部牙本质对磨牙的长期生存和功能有重要影响。数十年来球钻和 G 钻这两种器械在根管治疗中曾广泛使用,是制备根管入口和预备根管冠1/3 的主要器械。然而,这些区域邻近釉牙骨质界,使用 G 钻等传统器械会导致颈部周围牙本质丧失过多,这与微创牙髓病学的原理相悖,现已不推荐使用。目前尚没有一种人工材料或技术能够弥补这些重要区域的牙体结构丧失。

(三) 根管成形

根管成形即去除根管壁表层感染的牙本质,预备成一个在根管口处直径最大、牙本质骨质界处直径最小的平滑的、锥形的根管。但是,根管系统是一个非常复杂的解剖结构,存在大量的副根管、侧支根管和管间交通支等结构,这对根管成形以期获得良好的封闭效果是很大的挑战。

目前的根管成形有两种主流观点。一种观点提倡较小的根尖部预备、连续锥度、能够促进抗力形的预备、密实的根尖封闭和有效的根管清理。认为根尖部的器械预备过大,导致过多的去除牙根部的牙本质并降低牙根强度,但较小的根管预备形态不利于根管消毒和充填[37]。另一个观点则支持大锥度的根管预备,认为较大锥度的预备能够更好的成形根管,清理根尖部并且减少根管系统的细菌污染[38]。无论哪一种观点,通过根管预备来达到完全无菌是不可能的。需要更多的循证医学证据来证实[39]。

(四) 镍钛器械

虽然微创牙髓病学近年来发展迅速,但是缺乏足够的实验依据和临床证据。镍钛器械的广泛使用,使得牙本质的保留有更多可能。但微创牙髓病学中用到的器械,如 V-taper 和 Endo-EZE AET 在体外实验中并没有表现得比传统的旋转器械更出众[40]。另一个热点问题是在根管预备的过程中旋转器械产生了微小的裂纹,根管治疗后牙齿拔除后可见细小的裂纹,所以研究新的器械来减少振动和旋转压力对牙根的损害刻不容缓。Kim 等[41]对常用的镍钛器械 ProFile、ProTaper 和新型的自调整锉(SAF)对根尖部产生的应力进行比较,结果显示 SAF 诱发的等效应力和拉力集中最小,而 ProFile 和 ProTaper 是相应的 SAF 的 8~10 倍,SAF 的筛状设计使其能够在预备弯曲根管的根尖部时,诱发最小的应力集中,这对保存根尖部牙本质的完整性,降低根尖部细小裂纹有重大的意义。未来根管预备技术将集中考虑平衡根管清理空间和医源性扩大根管便于清理这个问题上。

（五）根管治疗后牙体修复策略

根管治疗成功但是患牙最终无法保留，这对患者而言是很难接受的，尤其是在种植牙大力发展的背景下。因此，保留自己的自然牙还是选择种植牙往往是一个比较困难的决定。牙髓科医生不能只考虑根管治疗的方便，还必须考虑根管治疗后患牙的牙体修复。

保存完整的牙冠特别是颈部周围牙本质对修复后牙齿生物学行为有着重要的意义[42]。1.5~2mm 的牙本质肩领能有效提高根管治疗后患牙的抗折性。即使临床上不能形成一个完整的牙本质肩领，一个半环形的肩领也比完全没有肩领的效果要好得多。对于牙体严重缺损的患牙，如完全没有牙冠或仅存一点残壁，为了提供牙本质肩领的空间，建议采取冠延长术，这样不仅可以保存较多的牙体结构，并且可以提高余留牙体组织的生物力学行为。如果这两种方法都不能实现，那么患牙的预后较差，或者很有可能导致拔牙。

过去数十年根管治疗后患牙的修复治疗策略发生了很大的改变。根管治疗后患牙的长期生存率与其后的牙体修复质量密切相关。大多数患牙根管治疗后可通过粘接性材料直接修复，这些材料主要依靠粘接固位而不是机械固位，可以最大程度保存牙体组织，符合微创的原则。起初认为，桩核修复推动了微创牙髓病学的发展。然而，大量证据表明，最大限度保留牙体组织以获得牙本质肩领比桩修复更有意义和价值。一般认为早期的金属桩并不能加强牙根，现在临床广泛使用的纤维桩可以不用去除牙体组织，能够保护牙根并增强其抗折性[43]。

微创的概念已渗入到牙髓治疗的每一个过程，医师在实际操作过程中应该确保尽可能多的保存正常牙体结构，维持治疗后牙齿的抗折性和功能，并对其及时选择正确的修复方式[44]。

参考文献

1. Tyas MJ, Anusavice KJ, Frencken JE, et al. Minimal intervention dentistry—

a review. FDI Commission Project .1-97. Int Dent J. 2000,50(1):1-12

2. Featherstone JDB,Doméjean S. Minimal intervention dentistry:part 1. From 'compulsive' restorative dentistry to rational therapeutic strategies. British Dental Journal. 2012, (213):441-445

3. Banerjee A. Minimal intervention dentistry:part 7. Minimally invasive operative caries management:rationale and techniques. British Dental Journal. 2013, (214):107-111

4. Ghaname E S,Ritter A V,Heymann H O,et al. Correlation between laser fluorescence readings and volume of tooth preparation in incipient occlusal caries in vitro. J Esthet Restor Dent. 2010, (22):31-39

5. Ismail AI,Sohn W,Tellez M,et al. The International Caries Detection and Assessment System (ICDAS):an integrated system for measuring dental caries. Community Dent Oral Epidemiol. 2007,35(3):170-178

6. Chu CH,Chau AM,Lo EC. Current and future research in diagnostic criteria and evaluation of caries detection methods. Oral Health Prev Dent. 2013,11 (2):181-189

7. Fontana M,Gonzalez-Cabezas C. Minimally intervention dentistry:part 2. Caries risk assessment in adults. British Dental Journal. 2012, (213):447-451

8. Simonsen RJ,Neal RC. A review of the clinical application and performance of pit and fissure sealants. Aust Dent J. 2011, (56):Suppl 1:45-58

9. Ahovuo-Saloranta A,Forss H,Walsh T,et al. Sealants for preventing dental decay in the permanent teeth. Cochrane Database Syst Rev. 2013 Mar 28,3: CD001830. doi:10.1002/14651858.CD001830.pub4

10. Paris S,Meyer-Lueckel H,Kielbassa AM. Resin infiltration of natural caries lesions. J Dent Res. 2007,86(7):662-666

11. Kantovitz K R,Pascon F M,Nobre-dos-Santos M,et al. Review of the effects of infiltrants and sealers on non-cavitated enamel lesions. Oral Health Prev Dent. 2010, (8):295-305

12. Exterkate RA,ten Cate JM. Effects of a new titanium fluoride derivative on enamel de-and remineralization. Eur J Oral Sci,2007,115(2):143-147

13. Vashisht R,Kumar A,Indira R,et al. Remineralization of early enamel lesions using casein phosphopeptide amorphous calcium Phosphate An ex-vivo study. Contemp CIin Dent. 2010,1(4):210-213

14. Zhou C,Zhang D,Bai Y,et al. Casein phosphopeptide-amorphous calcium phosphate remineralization of primary teeth early enamel lesions. J Dent.

2014,42(1):21-29

15. Li J,Xie X,Wang Y,et al. Long-term remineralizing effect of casein phosphopeptide-amorphous calcium phosphate (CPP-ACP) on early caries lesions in vivo:A systematic review. J Dent. 2014,doi:10.1016/j.jdent.2014.03.015

16. de Almeida Neves A,Coutinho E,Cardoso MV,et al. Current concepts and techniques for caries excavation and adhesion to residual dentin. J Adhes Dent. 2011,13(1):7-22

17. Milly H,Austin RS,Thompson I,et al. In vitro effect of air-abrasion operating parameters on dynamic cutting characteristics of alumina and bio-active glass powders. Oper Dent. 2014,39(1):81-89

18. Banerjee A,Thompson ID,Watson TF. Minimally invasive caries removal using bio-active glass air-abrasion. J Dent. 2011,39(1):2-7

19. Maragakis GM,Hahn P,Hellwig E. Chemomechanical caries removal:a comprehensive review of the literature. Int Dent J. 2001,51(4):291-299

20. Li R,Zhao Y,Ye L. How to make choice of the carious removal methods, Carisolv or traditional drilling? A meta-analysis. J Oral Rehabil. 2014;doi:10.1111/joor.12161

21. de Almeida Neves A,Coutinho E,Cardoso MV,et al. Current concepts and techniques for caries excavation and adhesion to residual dentin. J Adhes Dent. 2011,13(1):7-22

22. Jacobsen T,Norlund A,Englund GS,et al. Application of laser technology for removal of caries:a systematic review of controlled clinical trials. Acta Odontol Scand. 2011,69(2):65-74

23. Koubi S,Tassery H. Minimally invasive dentistry using sonic and ultra-sonic devices in ultraconservative Class 2 restorations. J Contemp Dent Pract. 2008,9(2):155-165

24. Mount GJ. Minimal intervention dentistry rationale of cavity design. Oper Dent. 2003,28(1):92-99

25. Prabhakar A,Kiran NK. Clinical evaluation of polyamide polymer burs for selective carious dentin removal. J Contemp Dent Pract,2009,10(4):26-34

26. Toledano M,Ghinea R,Cardona JC,et al. Digital image analysis method to assess the performance of conventional and self-limiting concepts in dentine caries removal. J Dent. 2013,41 Suppl 3:e31-e38

27. Frencken JE,Leal SC. The correct use of the ART approach. J Appl Oral

Sci. 2010,18(1):1-4

28. de Amorim RG,Leal SC,Frencken JE. Survival of atraumatic restorative treatment (ART) sealants and restorations:a meta-analysis. Clin Oral Investig. 2012,16(2):429-441

29. Zhang X,Tu R,Yin W,et al. Micro-computerized tomography assessment of fluorescence aided caries excavation (FACE) technology:comparison with three other caries removal techniques. Aust Dent J. 2013,58(4):461-467

30. Bjørndal L. Indirect pulp therapy and stepwise excavation. J Endod. 2008, 34(7 Suppl):S29-S33

31. Bjørndal L,Reit C,Bruun G,et al. Treatment of deep caries lesions in adults:randomized clinical trials comparing stepwise vs. direct complete excavation,and direct pulp capping vs. partial pulpotomy. Eur J Oral Sci. 2010,118(3):290-297

32. Thompson V,Craig RG,Curro FA,et al. Treatment of deep carious lesions by complete excavation or partial removal:a critical review. J Am Dent Assoc. 2008,139(6):705-712

33. Maltz M,Garcia R,Jardim JJ,et al. Randomized trial of partial vs. stepwise caries removal:3-year follow-up. J Dent Res. 2012,91(11):1026-1031

34. Ricketts D,Lamont T,Innes NP,et al. Operative caries management in adults and children. Cochrane Database Syst Rev. 2013 Mar 28,3: CD003808. doi:10.1002/14651858.CD003808.pub3

35. Gluskin AH,Peters CI,Peters OA. Minimally invasive endodontics: challenging prevailing paradigms. Br Dent J. 2014,216(6):347-353

36. Clark D,Khademi JA. Case studies in modern molar endodontic access and directed dentin conservation. Dent Clin North Am. 2010, (54):249-273

37. Buchanan LS. The standardized-taper root canal preparation:part 1. Concepts for variably tapered shaping instruments. Int Endod J. 2000, (33): 516-529

38. Shuping G,Orstavik D,Sigurdsson A,et al. Reduction of intracanal bacteria using nickel-titanium rotary instrumentation and various medications. *J Endod.* 2000, (26):751-755

39. Saini H R,Tewari S,Sangwan P,et al. Effect of different apical preparation sizes on outcome of primary endodontic treatment:a randomized controlled trial. J Endod. 2012, (38):1309-1315

40. Akhlaghi NM,Kahali R,Abtahi A,et al. Comparison of dentine removal using

V-taper and K-Flexofile instruments. Int Endod J. 2010, (43):1029-1036

41. Kim HC,Sung SY,Ha JH,et al. Stress Generation during Self-Adjusting File Movement:Minimally Invasive Instrumentation. J Endod. 2013, (39): 1572-1575

42. Dietschi D,Duc O,Krejci I,et al. Biomechanical considerations for the restoration of endodontically treated teeth:a systematic review of the literature. Quintessence Int. 2008, (39):117-129

43. Sterzenbach G,Franke A,Naumann M. Rigid versus flexible dentine-like endodontic posts-Clinical testing of a biomechanical concept:seven-year results of a randomized controlled clinical pilot trial on endodontically treated abutment teeth with severe hard tissue loss. J Endod. 2012, (38): 1557-1563

44. Clark D,Khademi JA. Modern molar endodontic access and directed dentin conservation. Dent Clin North Am. 2010, (54):275-289

第八章　根尖外科的发展趋势

中山大学光华口腔医学院附属口腔医院　韦曦

提要:随着技术与材料的进步,根管治疗和非手术再治疗的成功率有了很大提高,但仍有部分患牙治疗后根尖周病变持续不愈,由此提出根尖外科手术的需求。近年来,影像学技术、显微外科技术、引导骨组织再生术的发展,以及新型手术器械和材料的应用,赋予根尖外科新的内涵。本文主要阐述根尖外科在影像学诊断、手术设计以及预后评估方面的进展和趋势。

根尖手术的起源可追溯到 19 世纪,1906 年 Schamberg[1]在 X 线片的辅助诊断下,使用外科车针进行截骨和根尖切除。20 世纪初随着局部麻醉技术安全性和有效性的提高,外科手术的精细度和患者舒适度得到改进。过去的 20 年间,根尖外科手术主要作为非手术治疗无效或难以实施的根尖周病患牙的辅助治疗手段。随着手术器械、材料和技术的发展以及创伤修复生物学研究的深入,根尖外科手术的作用和地位得以再认识,本文就根尖外科领域的现状和发展趋势作一阐述。

一、根尖外科的概况

作为牙髓病和根尖周病的常规治疗方法,根管治疗的成功率为 86%~98%[2,3]。Orstavik[4]将根管治疗失败的病因归纳为四类:①根管内感染持续或发生再感染;②细菌定植于根尖周引起根外感染;③根尖周异物引起局部炎症反应;④真性囊肿。原则上根管内感染引起的失败病例首选非手术再治疗,非手术再治疗不成功、根尖周病变持续的患牙则宜考虑根尖外科治疗。Kim 和 Kratchman 等[5]认为,就某些病例而言,根尖手术较非手术再治疗更加保守。以根管治疗后桩冠修复、根管充填尚可但根尖周病变持续的患牙为例,如果对患牙采取拆冠、去桩和根管再治疗的方案,创伤大、耗时长、费用高,且预后不确定,这种情况下根尖手术治疗可能是更为适宜的选择;如果患牙已丧失功能、不可修复、牙周支持不足或发生牙根纵裂,则不宜考虑根尖手术,应予拔除。

传统的根尖手术使用外科车针进行根尖预备、银汞合金作为根尖倒充填材料。但是,根尖手术自诞生以来的半个世纪,由于牙科椅的光源不能为术区提供充足的照明和清晰的视野,同时受手术器械和根尖倒充填材料等因素的制约,加之人们对口腔健康认识的相对匮乏而不重视患牙的保存,使得根尖外科技术发展缓慢。近十年来,牙科锥形束计算机断层扫描(cone-beam computerized tomography,CBCT)、口腔手术显微镜(dental operating microscope,DOM)、超声治疗仪、显微手术器械等的应用,微创技术、超声倒预备和引导组织再生术的成熟,以及新型根尖倒充填材料、止血剂的问世,使根尖手术逐步发展成为显微根尖外科(endodontic microsurgery)。Setzer 等[6]对 21 篇文献进行 Meta 分析和系统回顾,结果显示传统根尖手术的成功率为59%,显微根尖外科成功率为94%。该研究小组随后用同样的方法比较了是否使用显微镜或内镜对根尖手术治疗成功率的影响,证实局部放大和照明有利于发现侧副根管、管间峡区、根管裂纹穿孔等细微结构,并进行精细处理,提高手术的成功率[7]。国内根尖手术起步于 20 世纪 50 年代,近 5 年得到迅猛发展,成为临床上处理疑难病例的主要方法之一(图 8-1)。韦曦等[8]在 DOM 下对 39 例慢性根尖周炎病例进行根尖手术治疗,以 MTA(mineral trioxide aggregate,三氧化矿物凝聚体)作为倒充填材料,1 年后的治疗成功率为94.9%,其中治愈病例82.1%,好转病例12.8%。申静等[9]对 54 例持续性根尖周炎病例进行了显微根尖手术,使用 MTA 作为倒充填材料,术后 1 年成功率为92.6%,其中治愈者 31 例(57.41%),好转 19 例(35.19%)。

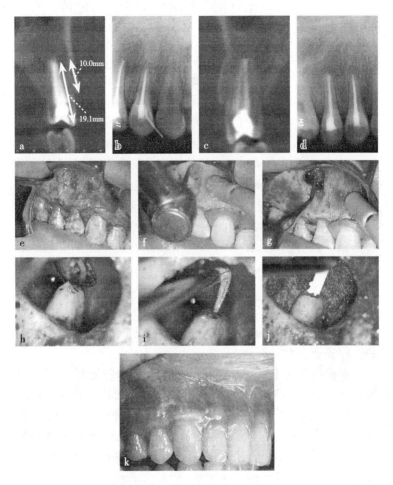

图 8-1　显微根尖手术病例

患者,男,23 岁,15 根管治疗后根尖周病变不愈,根尖区颊侧黏膜窦道。
a. 术前 CBCT 显示根尖周病变范围和患牙长度　b. 术前根尖 x 线片(颊侧窦道插入牙胶示踪)　c. 术后 1 年 CBCT 示根尖周病变愈合中　d. 术后 1 年根尖 X 线片　e. 翻瓣　f. 去骨　g. 根尖搔刮　h. 根尖切除　i. 根尖超声倒预备　j. MTA 根尖倒充填　k. 术后 1 年示术区组织愈合良好

二、影像学技术在根尖外科中的作用与地位

影像学检查不仅对根尖外科术前的检查、诊断、制订治疗方案具有重要作用,还为临床医师的实际操作提供极有价值的参考,是提高手术成功率的显著影响因素。CBCT 可获得任意方向、任意层面、任意间隔的截图,清晰显示牙体及其周围组织的三维解剖结构,克服了传统胶片以及数码根尖片中影像重叠和失真的问题。Shekhar[10]报道两例大面积根尖周病变的前牙,术前依据 CBCT 所示病损区的密度及灰度值,分别诊断为根尖肉芽肿和根尖周囊肿,并据此制订相应手术方案,术后的组织病理学检查结果与 CBCT 诊断一致。当然对于根尖肉芽肿和根尖周囊肿的鉴别,病理诊断仍为金标准[11]。近年来,有学者利用猪下颌骨的 CBCT 三维重建资料结合触觉式系统(haptic devices)在模拟器(virtualrealitysimulator)中进行根尖外科的模拟训练,证实学员的实际操作技能得到了明显改善和提高[12]。这种虚拟手术培训系统有望将来作为实习生、研究生、专科医师接受临床前训练的有效手段,提高临床操作质量和医疗安全。

在根尖外科手术中,借助 CBCT 清晰显示病变大小、部位及其与邻近重要解剖结构的关系(见图 8-1a,c),协助制订手术计划,有助于预防并发症、提高疗效。既往认为下颌神经管的位置严重制约后牙根尖手术的开展并增加根尖切除和根尖倒充填的难度,Kim 等[13]报道术前利用 CBCT 获取患牙根尖与下颌神经管之间的距离,可降低手术难度,增加术者信心,并发现 CBCT 测量的数据与术中直接测量的结果高度一致。上颌磨牙腭根的根尖手术难度亦很大,特别是采用前庭入路的病例,邻近解剖结构复杂,涉及上颌窦和腭大神经血管束,通过 CBCT 测量腭根与颊侧骨板的解剖距离,可为制订手术计划和确定手术入路提供参考,确保疗效[14]。

三、根尖外科技术的进展

(一)切口和翻瓣

切口和翻瓣是进入病变区域的第一步,涉及手术视野、瓣膜血供、术后组织愈合及美观等问题。因此,切口和瓣膜的设计应基于术区临床和影像学资料的综合分析[15]。临床方面包括患者的美观要求、系带-肌肉附丽点、牙龈组织的条件、骨突隆起、冠部修复体的边缘;影像学方面需确定根尖病变的位置、范围以及邻近组织的情况。

常用的瓣膜设计类型为梯形瓣、三角瓣、扇形瓣和半月瓣等,由不同的纵向切口和水平切口组合形成。纵向切口有角形切口和垂直切口两类,目前主要采用垂直切口,其位于龈乳头近中或远中,顺应牙龈血管走向,损伤的血管少,减小术中出血的可能,同时使瓣膜冠部保持良好的血供,防止局部缺血和组织坍塌,术后愈合较快。水平切口有三种[16]:①沟内切口(intrasulcular incision)(图8-2):自龈沟穿通牙周韧带纤维延伸至固有牙槽骨的牙槽嵴顶,颊舌向切开邻间隙龈乳头,龈乳头为瓣膜游离端的一部分;②龈乳头基部切口(papillary-based incision,PBI)(图8-3):由龈乳头基部的水平切口和沟内切口相连而成,保持龈乳头的附丽及其完整性;③龈缘下切口(submarginal incision)[17]:又叫 Ochsenbein-Luebke 瓣或者扇形瓣(图8-4),

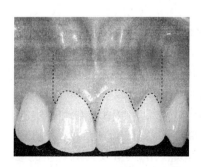

图8-2　沟内切口

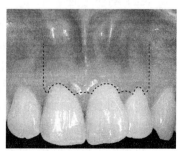

图8-3　龈乳头基部切口

切口位于龈沟底下方至少2mm,保留足够宽度的附着龈以防牙龈黏膜退缩,主要适用于附着龈较宽、美观要求高的上颌牙,但由于附着龈是角化黏膜,容易形成瘢痕,因此对于笑线较高的患者慎用此种切口。

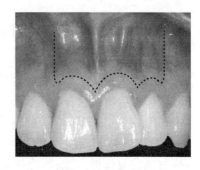

图 8-4　龈缘下切口

切口类型不仅关乎软组织的恢复,对术后不适和疼痛也有显著影响,其中疼痛是评估患者术后生活质量的重要指标之一。Velvart 等[18]报道术后 1 个月沟内切口的病例龈乳头退缩最为明显,达 1.10 ± 0.72mm,3 个月后退缩 1.25 ± 0.81mm,12 个月后较术前退缩 0.98 ± 0.75mm;而 PBI 切口在术后 1、3、12 个月都能保持龈乳头的高度,符合美观要求,其退缩的程度与术前相比分别为 0.07 ± 0.09mm、0.10 ± 0.15mm 和 0.06 ± 0.21mm。Del FM 等[19]比较沟内切口和 PBI 切口对患者术后早期生活质量的影响,结果显示后者疼痛减轻的速度较快,止痛药服用量和软组织肿胀程度均低于前者,可见 PBI 切口有助于保护软组织和提高术后生活质量。但对于牙髓 - 牙周联合病损、患牙根尖与龈缘相通,或根尖囊性病变扩展到牙槽嵴顶的病例,则应考虑沟内切口[20]。

（二）局部止血

局部止血在根尖手术中起着非常重要的作用。适当的止血不仅使术区视野清晰,有利于根尖切除、倒预备和倒充填,缩短手术时间,还能减轻术后的出血和肿胀。纱布压迫是目前常用的止血方法,但止血纱布压迫仅为机械填塞和压迫作用,并不能通过促进血小板的黏附和聚集来激活凝血的级联反应,因此,其止血作用有限。电烧灼具有很好的止血效果,在一些牙周手术中也有应用,但是,电烧灼的热量及其对骨质的破坏会延缓伤口的愈合和骨质再生[21]。止血剂通过介导血凝块的快速形成,或者通过机械填塞作用以及促血管收缩来发挥局部止血的效果,明胶海绵、硫酸铁、硫酸钙等都可用于根尖手术的局部止血,近年来排龈膏 Expasyl™ 也作为止血剂用于根尖手术。

明胶海绵(Gelfoam)具有水溶性和生物可吸收性,通过血小板的分解以及促凝血酶原激酶和凝血酶的释放,启动内源性凝血途径,可单独使用,亦可与肾上腺素等血管收缩剂联合应用,以提高止血效果。尚未发现其对血压、心率等的不良影响[22]。明胶海绵会引起短暂而轻微的异物反应[23],不损害远期骨质的愈合[24]。

硫酸铁(Ferric Sulfate)pH 值较低(pH=0.21),通过引起快速的血管内凝血发挥局部止血作用,但如果残留在术区,可能损伤周围组织,妨碍愈合,引起异物反应甚至可形成脓肿[25]。

硫酸钙(Calcium Sulfate,CaS)是一种可吸收生物相容性材料,19 世纪晚期开始作为骨替代材料,在骨缺损处被快速吸收,余留一层磷酸钙结晶促进骨质再生[26]。在根尖手术中,CaS 通过激活内源性凝血途径和局部压迫作用达到止血效果,同时有类似橡皮障的作用隔离根尖表面,增进术区视野,有利于手术的顺利进行和缩短时间。研究显示 CaS 不引起局部组织的炎症反应,对术后牙骨质沉积和骨质愈合无不良影响[27]。Scarano 等报道 CaS 的止血效果优于硫酸铁或浸有血管收缩剂的纱布,手术结束后用挖匙即可将 CaS 清除干净,即使残留少许 CaS 颗粒对术区愈合也无大碍[28]。

Expasyl™ 排龈膏是含氯化铝和白陶土的糊剂,2006 年 von Arx 等[29]提出 Expasyl™ 可作为一种止血剂应用于根尖手术,单独使用或与硫酸铁联用都能达到很好的止血效果。Jensen 等[30]报道的根尖手术中,Expasyl™ 联合硫酸铁的止血效果优于明胶海绵,但局部可见炎症细胞浸润、骨坏死或缺乏骨修复;如用球钻去除止血剂处理后的表层骨质,形成新鲜创面,可减轻组织炎症反应、促进骨质愈合。因此根尖手术中,利用止血剂局部处理后,建议使用机动器械去除骨缺损处的表层骨质以促进愈合。关于 Expasyl™ 对术后疼痛和疗效的影响,Peñarrocha 等[31]报道与浸有血管收缩剂的止血纱布相比,两者术后疼痛程度和患者需服用止痛药的量无明显差异;Expasyl™ 病例组术后 1 年的治愈率为 96.3%,使用止血纱布的病例组为 91.4%,尽管两者间无统计学差异,研究者认为 Expasyl™ 保持术区干燥和视野清晰的效果更好,利于根尖倒预备和倒充填,故而成功率略高[32]。

对于口服抗凝药物的患者,在接受根尖手术前是否需要调整或者暂停抗凝治疗仍然是值得讨论的问题。研究发现术前暂停或减量服用抗凝药物会增加血管栓塞的风险[33-35],且后果严重、危及生命。另一方面,即使根尖手术中或术后出现术区出血,可采取局部止血措施如氨甲环酸溶液含漱、止血剂处理、纱布填塞压迫、缝合、上牙周塞治剂等进行控制[36]。因此,部分学者认为大多数患者在接受根尖手术、牙周手术、拔牙等牙科小手术前不必暂停口服抗凝药治疗[33]。根据美国胸科医师学会(American college of Chest Physicians,ACCP)的循证医学临床实践指南(2012 年)[37],需行牙科小手术的患者可同时口服华法林和止血药;如果患者发生血栓的风险较小,术前 2~3 天也可暂停服用华法林。与其他牙科小手术不同的是,根尖手术需在显微镜下精细操作,特别是根尖倒预备、倒充填以及根面检查等步骤,都需要有效控制局部出血以确保手术的成功。因此,对于根尖手术前继续抗凝治疗的患者,尚需进一步验证局部止血措施能否有效控制术中出血。

(三) 根尖倒预备

根尖倒预备的目的是去除根尖部的充填材料和感染牙本质,为倒充填制备足够空间。理想的根尖倒预备洞型应位于牙根中心,洞壁与牙长轴平行,深度为 3mm[38]。传统的根尖手术使用涡轮车针进行根尖倒预备,存在诸多不足[38],如预备长轴难与根管平行,造成根管壁穿孔概率大;预备深度不足;根尖切除角度较大,牙本质小管暴露多,容易发生微渗漏等。近年来,随着专用超声工作尖的应用,根尖倒预备更为简单、安全和高效,根尖切除角度小,平行于牙长轴的洞型保留更多牙本质壁、减少牙本质小管的暴露和微渗漏[39,40],同时去骨量相应减少,减轻了手术创伤,利于术后愈合[41]。

目前临床上应用较多的超声倒预备尖主要是不锈钢和金刚石涂层两类,既往文献报道金刚石涂层倒预备尖的切削效率和预备质量优于不锈钢超声尖[42,43]。新近有学者报道不锈钢超声倒预备尖 Jetip 的切削效能和预备质量与金刚石涂层工作尖 AS3D 无明显差异,多次使用后扫描电镜检查显示 Jetip 的超微结构无破坏,而 AS3D 表面的金刚石颗粒明显减少[44]。Bernardes 等也报道金刚石涂层的 CVDentus 工作尖预备 10 次后,表面损耗大量的金刚石颗粒[45]。

尽管超声倒预备技术有很多优势,但有研究发现超声尖的振动导致根尖裂纹,Rainwater 等[46]根据裂纹起点的不同,将其分为三种类型:①根管内裂纹(intracanal fractures),由根管延伸至牙本质内部;②根管外裂纹(extracanal fractures),自牙根表面延伸至牙本质内部;③穿通性裂纹(communicating fractures),自牙根表面贯穿牙本质达根管。也有学者把裂纹分成完全性裂纹(completecracks)、不完全性裂纹(incomplete cracks)和牙本质内裂纹(intradentinal cracks)[47]。超声工作尖的类型、振动频率、倒预备时间以及术前是否存在牙本质裂纹等因素都可能影响根尖裂纹的产生。体外研究显示[48,49]不锈钢工作尖的振动频率越高,产生的裂纹越多,双凹型的根管相对于椭圆或者圆形根管更易产生裂纹。在相同的振动频率下,金刚石涂层尖与不锈钢工作尖产生裂纹的数量和类型无显著差异[50]。最近Ramón 等[51]报道裂纹数量与超声尖的振动频率无关,而与其种类有关,不锈钢工作尖比金刚石涂层尖引起更多的裂纹。对于以上争议,有学者指出离体牙的研究具有一定局限性,临床上牙周组织对超声振动有缓冲作用,有可能降低裂纹产生的概率[52,53]。

近年来激光被应用于根尖切除和根尖倒预备,并显示出独特的优势。以 ErCr:YSGG 激光为例,既有良好的根尖切削能力,又无超声器械伴随的振动和不适,还兼具抗菌和止血作用[54,55]。Rahimi 等[56]研究发现 ErCr:YSGG 激光进行根尖倒预备所产生的碎屑明显少于超声倒预备,且无根尖裂纹,保持了根尖的完整性。但是激光倒预备也有其局限性,如耗时长,预备后的根管腔面不规则,深度最多达到 2.5mm,可能过度切削牙本质壁等[57,58],因此尚不能成为主流的根尖倒预备技术。

(四) 根尖倒充填材料

根尖倒预备之后需进行根尖倒充填(root-end filling),以消除无效腔、促进愈合。理想的倒充填材料应具有良好的封闭性、生物相容性和形态稳定性,不被组织吸收,介导牙骨质和牙周膜的再生,易于操作等性能。银汞合金、玻璃离子水门汀、氧化锌、IRM(intermediate restorative material)、Super EBA、磷酸锌和磷酸钙水门汀等[59]都曾作为根尖倒充填材料。既往 20 年间,学者们致力于研发性能更好的新材料,其中 MTA 已成为临床上效果最佳、应用最广泛的的根尖倒充填材料,其他还有一些有待临床进一步验证的新材料,如 Bioaggregate(BA)、ERRM(Endosequence root repair material)、iRoot BP Plus、Biodentine 等[60]。

MTA 自 20 世纪 90 年代应用于临床,具有良好的生物相容性和封闭性,能促进根尖牙骨质的沉积和骨再生[61,62]。MTA 在凝固初期 pH 值升高,呈强碱性,因此也具有一定的杀菌效果和抗真菌作用[63,64]。不足的是,MTA 凝固时间较长,可操作时间较短,为了改善这种状况,近年来基于 MTA 的新型配方相继面世。光固化型 MTA(light-cured MTA)是光固化复合树脂与 MTA 的结合产物,密封包装在带有一次性铝合金注射尖的塑料管内,使用时直接注射到术区,光固化 20 秒固化,操作性能良好[65,66]。与其性能相似的还有化学固化型 MTA(chemical-cured MTA),是化学固化复合树脂与 MTA 的结合产物。动物实验显示这两种改良材料较传统 MTA 的矿化诱导能力强,通过释放更多的钙离子,使局部组织液中的 pH 值升高,促进再矿化和硬组织形成[66,67]。另一种 MTA 配方的新型材料 CER(Cimento Endodôntico Rápido or fast endodontic cement)由凝胶状的硅酸盐水泥(Portland cement)、硫酸钡和黏合剂组成,其生物相容性良好,能诱导根尖周组织再矿化,固化时间约 7 分钟,热膨胀系数接近牙本质,可降低微渗漏的发生[68,69]。

BA 的研发源于开发一种比 MTA 性能更好的根管充填材料。BA 的成分与 MTA 相似,主要包括硅酸三钙、硅酸二钙、氧化钽和磷酸氢钙,添加少量其他矿物质如三氧化二铋以调节材料的理化性质[70]。BA 与 MTA 的适应证一致,可作为根尖倒充填、盖髓、穿孔修补材料等[71]。由于 BA 不含铝,因此较 MTA 的生物相容性更好。体外研究显示 BA 对人牙髓细胞、牙周膜细胞和 MG63 成骨样细胞均无明显的细胞毒性[72,73]。Batur[74] 等将分别装有 MTA 和 BA 的聚乙烯管植入 50 只大鼠背部的结缔组织,在 60 天和 90 天时,MTA 组的异物反应都强于 BA 组。在抗菌方面,MTA 的杀菌作用主要与其凝固后的高 pH 值相关,而 BA 的抗菌性能除得益于高 pH 值以外,可能还与含有抗菌活性的氧化钽有关[75]。体外研究发现新鲜调拌的 BA 和 MTA 在 1 分钟内可杀灭 99% 以上的粪肠球菌,而凝固的块状 BA 和 MTA 则需 4 小时才能杀灭全部细菌[70]。新鲜调拌和凝固 24 小时的 BA 与白色念珠菌直接接触 24 小时,均表现出明显的抗真菌作用[75]。粪肠球菌和白色念珠菌在经治根管中分离率较高,被认为与根管治疗后疾病密切相关[76],因此 BA 对粪肠球菌和白色念珠菌的杀菌和抑菌效果具有重要的临床意义。

ERRM 是一种新型生物陶瓷,主要成分为硅酸钙、磷酸钙、氧化锆、氧化钽、增稠剂以及填料。ERRM 的生物相容性与 MTA 相似[77,78],并可介导成骨细胞产生 IL-1β、IL-6 和 IL-8,促进根尖周硬组织的形成[79]。ERRM 的可操作时间在 30 分钟以上,便于临床使用。

iRoot BP Plus 也是一种生物陶瓷充填材料,为预混合的注射型糊剂,使用方便。iRoot BP Plus 与 MTA 的生物相容性相似,与人成骨细胞作用 48 小时,未见明显细胞毒性[80]。与人牙髓细胞作用后,上调碱性磷酸酶活性和成牙本质分化基因的表达,如牙本质磷蛋白(dentine phosphoprotein,DPP)、牙本质基质蛋白(dentine matrix protein-1,DMP-1)以及骨钙素(osteocalcin),促进细胞矿化[81]。作为根尖倒充填的材料,Leal 等[82]通过葡萄糖微渗漏(glucose leakage model,GLM)检测证实 iRoot BP Plus 与 MTA 的封闭性能无显著差异。

Biodentine 由粉剂和液剂组成,粉剂含有硅酸三钙、碳酸钙和氧化锆;液剂主要包括氯化钙、水和一种改良的聚羧酸,其中氯化钙作为促凝剂,缩短硬化时间,使粉剂和液剂混合调拌 30 秒即可使用[83]。Biodentine 也具有良好的生物相容性[84]。在磷酸盐存在的条件下,Biodentine 和 MTA 均释放钙离子和硅离子,被牙本质摄取后在材料与牙本质界面形成结晶样沉积物,而且 Biodentine 形成的沉积物比 MTA 厚,表明 Biodentine 具有较强的矿化诱导能力[85]。另外,Biodentine 在光照和无氧条件下的颜色稳定性优于 MTA,从而避免患牙在充填后出现色泽改变[86]。

NRC(new resin cement)是以树脂为主要成分的新型充填材料,亦为粉液剂。粉剂成分主要为氧化钙、硅酸钙和三苯基碳酸铋,液体成分主要为丙烯酸酯、过氧化苯甲酰、甲苯胺和甲苯亚磺酸盐。NRC 的凝固时间是 12 分钟,抗压强度和 pH 与 MTA 相似。细胞毒性检测显示 NRC 也具有良好的生物相容性[87];动物实验显示 NRC 引起植入组织的炎症反应比 MTA 明显,但诱导组织矿化的能力更强[88]。

(五) 引导组织再生术

根尖手术后根尖周组织的完全愈合包括牙槽骨、牙周膜及牙骨质的再生。小范围的根尖周病变可通过成骨细胞、牙周膜细胞和成牙骨质细胞修复根尖周组织;对于直径在 10mm 以上的根尖周病变,组织的愈合需要干 / 祖细胞的聚集并分化为成骨细胞、成牙骨质细胞和成纤维细胞[89]。引导组织再生术(guided tissue regeneration,GTR)是牙周手术中促进受损牙周组织再生的方法,目前已作为根尖手术的辅助技术促进根尖周骨质的愈合。牙周手术中 GTR 以膜性材料为屏障,引导牙周膜细胞在牙根表面上形成新的牙骨质和牙槽骨,实现牙周组织的再生[90]。牙周 - 牙髓联合病变伴有颊侧骨板缺损的动物模型显示,根尖手术后 6 个月,GTR 实验组的牙根表面见更多骨质、牙骨质和牙周膜纤维形成[91]。在大面积根尖周病损中,根尖手术结合 GTR 能趋化和募集来自牙周膜和牙槽骨的干 / 祖细胞,使其分化并在牙根表面形成新的牙骨质、牙周膜和牙槽骨,实现根尖周组织的再生,提高手术疗效[92]。Taschier 等[93]对 43 例根尖周穿通性病损(through-and-through lesion)的患牙行根尖手术联合 GTR,影像学显示根尖周病变完全愈合且无临床症状和体征为成功,术后 4 年的成功率为 88.3%,证实特定病例中 GTR 技术具有增进根尖手术疗效的作用。

再生膜的有效性、安全性以及稳定性是影响手术疗效的重要因素[94]。同时由于 GTR 技术存在再生膜暴露和污染的潜在风险,临床操作中需特别注意无菌技术、膜的就位、组织瓣缝合以及术后护理等环节。再生膜分为可生物降解和不可生物降解两类,不可降解材料需要二次手术取出,增加创伤概率,因此生物降解类再生膜的使用更为广泛。近年来出现多种新型的生物可降解材料[95-97],其中临床研究和应用最多的是胶原蛋白和壳聚糖再生膜材料。胶原膜是以 I 型胶原为主要成分的可降解膜材料,分为交联胶原膜(cross-linked collagen membranes,CLM)和非交联胶原膜(noncross-linked collagen membranes,NCLM)。研究发现 CLM 发生膜暴露的概率高于 NCLM,但 NCLM 一旦暴露就会在 1 周内迅速降解,丧失诱导再生作用;CLM 更加耐受组织的降解和细菌的作用,膜暴露后仍能促进其表面软组织的愈合[98,99]。壳聚糖是甲壳类动物外壳中含有的甲壳素经过脱乙酰作用得到的天然高分子材料。Yeo 等[100]比较壳聚糖可吸收膜与另一种由聚乳酸、聚乙醇酸和丙交酯/乙交酯共聚物组成的可吸收膜 Biomesh 对组织愈合的作用,术后 8 周发现壳聚糖再生膜组的骨缺损处形成更多新生牙骨质和骨质。此外,壳聚糖还可形成聚阳离子结构与革兰氏阴性菌表面的阴离子发生静电作用,破坏细菌的膜结构达到杀菌作用[101],这一点对降低术后感染的风险具有重要意义。体外实验显示壳聚糖还可抑制细菌脂多糖(lipopolysaccharide,LPS)诱导单核细胞产生一氧化氮的作用强于胶原膜,降低免疫细胞与细菌作用引起的组织损伤[102]。新近研究报道将壳聚糖与某些生化材料结合可增强其机械性能和生物活性,例如普通胶原膜多在 12 周开始降解,将壳聚糖与天然生物交联剂京尼平(genipin)结合后不仅增强壳聚糖膜的撕裂强度(tear strength),而且将降解时间延长到 16~20 周,从而充分发挥膜的屏障功能、促进组织再生[103]。将壳聚糖与水化硅酸钙(tobermorite)结合,在模拟体液(Simulated body fluid,SBF)中这种复合膜材料可诱导羟基磷灰石的沉积,还能促进人骨肉瘤细胞 MG63(human osteosarcoma cells)的增殖[104]。

四、根尖手术的疗效

根尖手术的临床疗效评估普遍采用临床和影像学检查。临床指标包括患者有无自觉症状、患牙能否行使功能、有无叩痛以及松动度、牙周状况和窦道愈合情况等。影像学检查通常将根尖愈合分为四类[105,106]:①完全愈合(complete healing):指根尖周透射影消失,密度增加;②不完全愈合(incomplete healing):即根尖孔处形成瘢痕组织;③不确定愈合(uncertain healing):即根尖透射影部分消失;④未愈合(unsatisfactory healing):根尖透射影无变化甚至增大。根据以上结果最终将疗效评定为[107]:①成功:临床检查无症状或体征,影像学评估为完全愈合或不完全愈合;②有效:临床检查无症状或体征,影像学评估为不确定愈合;③失败:患牙存在临床症状或阳性体征,如疼痛或肿胀、叩诊或扣诊不适、瘘管等;或者影像学评估未愈合。

根尖手术的疗效影响因素很多,多项研究证实显微根尖手术的成功率明显高于传统的根尖手术[6,7],表明其中放大照明系统的使用是影响疗效的显著因素。除此之外,还有一些较为显著的疗效相关因素,包括:

① 牙周状况:Kim 和 Kratchman 将根尖手术病例分为 A~F 六种类型[108],其中 A~C 为单纯牙髓源性根尖周病变的病例,依据根尖透射影的范围分级,大多数疗效报道纳入的病例属于 A~C;D~F 为牙周牙髓联合病变的病例,依据牙周组织的破坏程度分级,D 为牙周探诊深度大于 4mm 但未与根尖周病损通连的病变,E 为牙周袋与根尖周通连的病变,F 是根尖周病变伴颊侧骨板完全破坏但患牙无松动的病例。Kim 等[109]对 148 例 A~C 类患牙行显微根尖手术,2 年成功率为 95.2%;对 40 颗 D~F 类患牙采用同样的手术方法,仅 F 类病变在根尖骨缺损处填入硫酸钙,手术成功率为 77.5%,显示显微根尖手术处理牙髓源性根尖周病变的疗效优于牙周 - 牙髓联合病变。von Arx 等[110]追踪 170 例显微根尖手术的疗效,发现邻间隙牙槽嵴顶到釉牙骨质界的距离小于 3mm 与大于 3mm 的术后 5 年成功率分别是 78.2% 和 52.9%,表明牙周状况与根尖手术的预后密切相关。颊侧骨板宽度(图 8-5)也是重要的疗效影响因素,颊侧骨板宽度大于 3mm 的患牙经显微根尖手术治疗的成功率为 94.3%,而宽度小于 3mm 病例成功率仅为 68.8%,提示根尖手术中应尽量保留颊侧骨板,并确保至少 3mm 宽度,以防止术后皮瓣坍塌和减轻牙槽

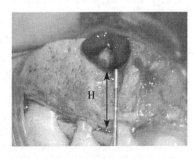

图 8-5　颊侧骨板宽度(H)

骨的吸收[111]。

②倒充填材料的种类:在 Kim 等[109]的研究中,IRM、Super EBA 和 MTA 倒充填的显微根尖手术 2 年成功率分别为 88.9%、91.7% 和 91.5%,三者间无统计学差异。但 Song 等[112]对 214 例 MTA 倒充填和 102 例 IRM 倒充填的显微根尖手术病例追踪复查 1 年,成功率分别是 86.9% 和 79.4%,推测 IRM 中丁香酚成分的析出以及术区潮湿环境可能削弱 IRM 的封闭效果,导致手术成功率偏低。von Arx 等[110]报道显微根尖手术后 5 年,44 例 MTA 倒充填患牙的成功率是 86%,49 例 Super EBA 倒充填患牙的成功率为 67%。以上结果一致表明 MTA 是根尖倒充填材料的最佳选择。

③手术切口的类型:近年来手术切口对疗效的影响受到部分学者的关注。手术切口的设计与术后牙周指数,如探诊深度、龈缘水平、附着水平等密切相关,而这些指标关乎患牙的术后美观和远期疗效。von Arx 等[110]的研究显示,龈缘水平和附着水平的改变在术后 1 年主要受切口类型的影响,与沟内切口相比,龈缘下切口和龈乳头基部切口导致牙龈退缩的程度最低;手术 5 年后龈缘水平和附着水平则与患者的年龄、吸烟习惯以及根尖病变愈合类型有关。

根尖切除导致牙根长度缩短、冠根比例改变,其是否削弱根尖手术的预后是一个值得关注的问题。Kalkwarf 等[113]的研究显示切除根尖 3mm 引起的牙周支持丧失与牙槽骨丧失 1mm 的量相当。Cho 和 Kim[114]指出患牙承受的咬合力主要承载于牙颈部和牙根冠部,牙周支持力与牙根表面积而非长度相关,牙根冠 1/2 的表面积约占牙根总支持面积(total supported root surface area)的 61.5%,根尖 1/2 的表面积占 38.5%,因此切除根尖 3mm 后牙根总支持面积的减少量很小,对牙周支持并无明显影响。另一个受争议的疗效因素是关于再次手术的问题。Gagliani 等[115]对 162 例初次手术和 69 例再次手术的显微外科病例追踪 5 年,采用 Super EBA 倒充填,初次手术的成功率为

94%,其中影像学示完全愈合的病例占86%;再次手术的成功率为77%,其中影像学完全愈合者占59%,初次手术与再次手术的疗效存在统计学差异。von Arx[116]等对2001~2007年间6篇文献中的1004例根尖手术进行Meta分析和系统回顾,发现初次手术的成功率为66.6%,再次手术的成功率为48.0%,但这些病例中约有1/3属于传统的根尖手术,如未使用照明放大系统、采用车针倒预备以及银汞合金倒充填等。新近Song等[117]报道采用显微外科技术和MTA或Super EBA根尖倒充填材料对42例患牙进行再次手术,2年成功率为92.9%,术中发现初次手术失败的主要源于根尖倒预备不正确或未行根尖倒充填,而显微根尖手术能够对这两个环节进行较为完善的处理,因此取得与初次手术相近的预期效果。

五、总结与展望

根尖外科手术是保留非手术治疗不成功、根尖周病变持续患牙的有效方法。器械的改进、新材料的问世以及术式的推陈出新,使根尖外科技术日趋成熟。未来根尖手术将不断汲取微创外科和显微外科的精髓,发展成为与根管治疗、非手术再治疗并行的主流牙髓治疗技术。

参考文献

1. Schamberg M. The surgical treatment of chronic alveolar abscess. Dent Cosmos. 1906,(48):15

2. Friedman S,Abitbol S,Lawrence HP. Treatment outcome in endodontics:the Toronto Study—phase 1:initial treatment. J Endod. 2003,(29):787-793

3. Setzer FC,Boyer KR,Jeppson JR,et al. Long-term prognosis of endodontically treated teeth:a retrospective analysis of preoperative factors in molars. J Endod. 2011,(37):21-25

4. Orstavik D,Pitt-Ford TR. Essential Endodontology:Prevention and treatment of apical periodontitis. New York:Wiley-Blackwell. 2008:279-301

5. Kim S,Kratchman S. Modern endodontic surgery concepts and practice:a

review. J Endodont. 2006，(32)：601-623

6. Setzer FC，Shah SB，Kohli MR，et al. Outcome of endodontic surgery：a meta-analysis of the literature—part 1：Comparison of traditional root-end surgery and endodontic microsurgery. J Endod. 2010，36(11)：1757-1765

7. Setzer FC，Kohli MR，Shah SB，et al. Outcome of endodontic surgery：a meta-analysis of the literature—Part 2：Comparison of endodontic microsurgical techniques with and without the use of higher magnification. J Endod. 2012，38(1)：1-10

8. 韦曦，古丽莎，凌均棨，等．显微根尖手术治疗 39 例慢性根尖周炎病例的临床疗效．中华口腔医学研究杂志．2008,2(6)：590-596

9. 申静，张海峰，靳淑凤，等.54 例持续性根尖周炎的显微根尖外科手术 1 年疗效观察．华西口腔医学杂志．2012,30(4)：388-392

10. Shekhar V，Shashikala K. Cone beam computed tomography evaluation of the diagnosis，treatment planning，and long-term follow up of large periapical lesions treated by endodontic surgery：two case reports. Case Rep Dent. 2013：564392

11. Rosenberg PA，Frisbie J，Lee J，et al. Evaluation of pathologists(histopathology) and radiologists(cone beam computed tomography)differentiating radicular cysts from granulomas［J］. J Endod,2010,36(3)：423-428

12. Suebnukarn S，Rhienmora P，Haddawy P. The use of cone-beam computed tomography and virtual reality simulation for pre-surgical practice in endodontic microsurgery. Int Endod J. 2012,45(7)：627-632

13. Kim TS，Caruso JM，Christensen H，et al. A comparison of cone-beam computed tomography and direct measurement in the examination of the mandibular canal and adjacent structures. J Endod. 2010,36(7)：1191-1194

14. Kalender A，Aksoy U，Basmaci F，et al. Cone-beam computed tomography analysis of the vestibular surgical pathway to the palatine root of the maxillary first molar. Eur J Dent. 2013,7(1)：35-40

15. von Arx T，Salvi GE. Incision techniques and flap designs for apical surgery in the anterior maxilla. Eur J Esthet Dent. 2008,3(2)：110-126

16. Hargreaves KM，Cohen S. Cohen's Pathways of the Pulp. St. Louis：MOSBY Elsevier. 2010：741-742

17. Luebke RG. Surgical endodontics. Dent Clin North Am. 1974，(18)：379

18. Velvart P，Ebner-Zimmermann U，Ebner JP. Comparison of long-term papilla healing following sulcular full thickness flap and papilla base flap in

endodontic surgery. Int Endod J. 2004,37(10):687-693

19. Del FM,Taschieri S,Weinstein R. Quality of life after microscopic periradicular surgery using two different incision techniques:a randomized clinical study. Int Endod J. 2009,42(4):360-367

20. von Arx T. Apical surgery:A review of current techniques and outcome. Saudi Dent J. 2011,23(1):9-15

21. Trent CS. Electrocautery versus epinephrine-injection tonsillectomy. Ear Nose Throat J. 1993,(72):520

22. Vy CH,Baumgartner JC,Marshall G. Cardiovascular effects and efficacy of a hemostatic agent in periradicularsurgery. J Endod. 2004,(30):379-383

23. Schonauer C,Tessitore E,Barbagallo G,et al. The use of local agents:bone wax,gelatin,collagen,oxidized cellulose. European Spine Journal. 2004, (13):89-96

24. Olson RA,Roberts DL,Osbon DB. A comparative study of polylactic acid, Gelfoam,and Surgicel in healing extraction sites. Oral Surg Oral Med Oral Pathol. 1982,(53):441

25. Jeansonne BG,Boggs WS,Lemon RR:Ferric sulfate hemostasis:effect on osseous wound healing. II. With curettage and irrigation. J Endod. 1993, (19):174

26. Turner TM,Urban RM,Gitelis S,et al. Resorption evaluation of a large bolus of calcium sulfate in a canine medullary defect. Orthopedics. 2003, (26):S577-S579

27. Scarano A,Artese L,Piattelli A,et al. Hemostasis control in endodontic surgery:a comparative study of calcium sulfate versus gauzes and versus ferric sulfate. J Endod. 2012,38(1):20-23

28. Scarano A,Carinci F,Cimorelli E,et al. Application of calcium sulfate in surgical-orthodontic treatment of impacted teeth:a new procedure to control hemostasis. J Oral MaxillofacSurg. 2010,(68):964-968

29. von Arx T,Jensen SS,Hanni S,et al. Haemostatic agents used in periradicular surgery:an experimental study of their efficacy and tissue reactions. Int Endod J. 2006,39(10):800-808

30. Jensen SS,Yazdi PM,Hjorting-Hansen E,et al. Haemostatic effect and tissue reactions of methods and agents used for haemorrhage control in apical surgery. Int Endod J. 2010,43(1):57-63

31. Penarrocha-Diago M,Maestre-Ferrin L,Penarrocha-Oltra D,et al. Pain

and swelling after periapical surgery related to the hemostatic agent used: anesthetic solution with vasoconstrictor or aluminum chloride. Med Oral Patol Oral Cir Bucal. 2012,17(4):e594-e600

32. Penarrocha-Diago M,Maestre-Ferrin L,Penarrocha-Oltra D,et al. Influence of hemostatic agents upon the outcome of periapical surgery:dressings with anesthetic and vasoconstrictor or aluminum chloride. Med Oral Patol Oral Cir Bucal. 2013,18(2):e272-e278

33. Cho YW,Kim E. Is stopping of anticoagulant therapy really required in a minor dental surgery? -How about in an endodontic microsurgery? Restor Dent Endod. 2013,38(3):113-118

34. Wahl MJ. Dental surgery in anticoagulated patients. Arch Intern Med. 1998, (158):1610-1616

35. Dunn AS,Turpie AG. Perioperative management of patients receiving oral anticoagulants:a systematic review. Arch Intern Med. 2003, (163):901-908

36. Pototski M,Amenábar JM. Dental management of patients receiving anticoagulation or antiplatelet treatment. J Oral Sci. 2007, (49):253-258

37. Douketis JD,Spyropoulos AC,Spencer FA,et al. American College of Chest Physians. Perioperative management of antithrombotic therapy: Antithrombotic Therapy and Prevention of Thrombosis,9th ed:American College of Chest Physicians Evidence-Based Clinical Practice Guidelines. Chest. 2012, (141):e326S-350S

38. Carr GB. Ultrasonic root end preparation. Dent Clin North Am. 1997,41(3): 541-554

39. Khabbaz MG,Kerezoudis NP,Aroni E,et al. Evaluation of different methods for the root-end cavity preparation. Oral Surg Oral Med Oral Pathol Oral Radiol Endod. 2004,98(2):237-242

40. Bramante CM,de Moraes IG,Bernardineli N,et al. Effect of sputter-coating on cracking of root-end surfaces after ultrasonic retrograde preparation— a SEM study of resected root apices and their respective impressions. Acta Odontol Latinoam. 2010,23(1):53-57

41. von Arx T,Hanni S,Jensen SS. Clinical and radiographic assessment of various predictors for healing outcome 1 year after periapical surgery. J Endod. 2007, (33):123-128

42. Morgan LA,Marshall JG. A scanning electron microscopic study of in vivo ultrasonic root end preparations. J Endod. 1999, (25):567-570

43. Peters CI, Peters OA, Barbakow F. An in vitro study comparing root-end cavities prepared by diamond-coated and stainless steel ultrasonic retrotips. Int Endod J. 2001, (34): 142

44. Liu Z, Zhang D, Li Q, et al. Evaluation of root-end preparation with a new ultrasonic tip. J Endod. 2013, 39 (6): 820-823

45. Bernardes RA, de Moraes IG, Garcia RB, et al. Evaluation of apical cavity preparation with a new type of ultrasonic diamond tip. J Endod. 2007, (33): 484-487

46. Rainwater A, Jeansonne BG, Sarkar N. Effects of ultrasonic root-end preparation on microcrack formation and leakage. J Endod. 2000, (26): 72

47. Beling KL, Marshall JG, Morgan LA, et al. Evaluation for cracks associated with ultrasonic root-end preparation of gutta-percha filled canals. J Endod. 1997, (23): 323-326

48. Layton CA, Marshall JG, Morgan LA, et al. Evaluation of cracks associated with ultrasonic root-end prepa-ration. J Endod. 1996, 22 (4): 157-160

49. Frank RJ, Antrim DD, Bakland LK. Effect of retrograde cavity preparations on root apexes. Endod Dent Traumatol. 1996, (12): 100-103

50. Taschieri S, Testori T, Francetti L, et al. Effects of ultrasonic root end preparation on resected root surfaces: SEM evaluation. Oral Surg Oral Med Oral Pathol Oral Radiol Endod. 2004, 98 (5): 611-618

51. Rodriguez-Martos R, Torres-Lagares D, Castellanos-Cosano L, et al. Evaluation of apical preparations performed with ultrasonic diamond and stainless steel tips at different intensities using a scanning electron microscope in endodontic surgery. Med Oral Patol Oral Cir Bucal. 2012, 17 (6): 988-993

52. Calzonetti KJ, Iwanowski T, Komorowski R, et al. Ultrasonic root-end cavity preparation assessed by an in situ impression technique. Oral Surg Oral Med Oral Pathol Oral Radiol Endod 1998, (85): 210-215

53. De Bruyne MA, de Moor RJ. SEM analysis of the integrity of resected root apices of cadaver and extracted teeth after ultrasonic root-end preparation at different intensities. Int Endod J. 2005, 38 (5): 310-319

54. Wang QQ, Zhang CF, Yin XZ. Evaluation of the bactericidal effect of ErCr: YSGG, and Nd: YAG lasers in experimentally infected root canals. J Endod. 2007; (33): 830-832

55. Wallace JA. Effect of Waterlase laser retrograde root-end cavity preparation

on the integrity of root apices of extracted teeth as demonstrated by light microscopy. Aust Endod J. 2006, (32):35-39

56. Rahimi S, Yavari HR, Shahi S, et al. Comparison of the effect of ErCr-YSGG laser and ultrasonic retrograde root-end cavity preparation on the integrity of root apices. J Oral Sci. 2010,52(1):77-81

57. Batista DFN, Tanomaru-Filho M, Guerreiro-Tanomaru JM, et al. Evaluation of ultrasonic and ErCr:YSGG laser retrograde cavity preparation. J Endod. 2009,35(5):741-744

58. Camargo VBF, de Faria-Junior NB, Tanomaru-Filho M, et al. An in vitro evaluation of apicoectomies and retropreparations using different methods. Oral Surg Oral Med Oral Pathol Oral Radiol Endod. 2010,110(4):57-63

59. Glickman GN HGC. Endodontic surgery. //Ingle JI, Bakland LK, Baumgartner JC, edIngle's Endodontics .6th ed. Hamilton:BC Decker Inc, 2008

60. Saxena P, Gupta SK, Newaskar V. Biocompatibility of root-end filling materials:recent update. Restor Dent Endod. 2013, (38):119-127

61. Bernabe' PF, Gomes-Filho JE, Rocha WC, et al. Histological evaluation of MTA as a root-end filling material. Int Endod J. 2007, (40):758-765

62. Baek SH, Lee WC, Setzer FC, et al. Periapical bone regeneration after endodontic microsurgery with three different root-end filling materials: amalgam, SuperEBA, and mineral trioxide aggregate. J Endod. 2010,36(8): 1323-1325

63. Eldeniz AU, Hadimli HH, Ataoglu H, et al. Antibacterial effect of selected rootend filling materials. J Endod. 2006, (32):345-349

64. Al-Nazhan S, Al-Judai A. Evaluation of antifungal activity of mineral trioxide aggregate. J Endod. 2003, (29):826-827

65. Gomes-Filho JE, de Faria MD, Bernabe PF, et al. Mineral trioxide aggregate but not light-cure mineral trioxide aggregate stimulated mineralization. J Endod. 2008,34(1):62-65

66. Formosa LM, Mallia B, Camilleri J. The chemical properties of light-and chemical-curing composites with mineral trioxide aggregate filler. Dent Mater. 2013,29(2):11-19

67. Gomes-Filho JE, de Moraes CM, Cintra LT, et al. Evaluation of rat alveolar bone response to Angelus MTA or experimental light-cured mineral trioxide aggregate using fluorochromes. J Endod. 2011, (37):250-254

68. Gomes-Filho JE, Rodrigues G, Watanabe S, et al. Evaluation of the tissue reaction to fast endodontic cement (CER) and Angelus MTA. J Endod. 2009, (35): 1377-1380

69. Santos AD, Arau'jo EB, Yukimitu K, et al. Setting time and thermal expansion of two endodontic cements. Oral Surg Oral Med Oral Pathol Oral Radiol Endod. 2008, (106): e77-e79

70. Zhang H, Pappen FG, Haapasalo M. Dentin enhances the antibacterial effect of mineral trioxide aggregate and bioaggregate. J Endod. 2009, (35): 221-224

71. Yuan Z, Peng B, Jiang H, et al. Effect of bioaggregate on mineral-associated gene expression in osteoblast cells. Journal of endodontics. 2010, (36): 1145-1148

72. Chung CR, Kim E, Shin SJ. Biocompatibility of bioaggregate cement on human pulp and periodontal ligament (PDL) derived cells. J Korean Acad Conserv Den. 2010, (35): 473-478

73. Lee JH, Shon WJ, Lee W, et al. The effect of several root-end filling materials on MG63 osteoblast-like cells. J Korean Acad Conserv Dent. 2010, (35): 222-228

74. Batur YB, Acar G, Yalcin Y, et al. The cytotoxic evaluation of mineral trioxide aggregate and bioaggregate in the subcutaneous connective tissue of rats. Med Oral Patol Oral Cir Bucal. 2013: e745-e751

75. Dohaithem A, Al-Nasser A, Al-Badah A, et al. An in vitro evaluation of antifungal activity of bioaggregate. Oral Surg Oral Med Oral Pathol Oral Radiol Endod. 2011, (112): e27-e30

76. Siqueira JF Jr, Rocas IN. Clinical implications and microbiology of bacterial persistence after treatment procedures. J Endod. 2008, 34(11): 1291-1301

77. Alanezi AZ, Jiang J, Safavi KE, et al. Cytotoxicity evaluation of endosequence root repair material. Oral Surg Oral Med Oral Pathol Oral Radiol Endod. 2010, (109): e122-e125

78. Ma J, Shen Y, Stojicic S, et al. Biocompatibility of Two Novel Root Repair Materials. J Endod. 2011, (37): 793-798

79. Ciasca M, Aminoshariae A, Jin G, et al. A Comparison of the Cytotoxicity and Proinflammatory Cytokine Production of EndoSequence Root Repair Material and ProRoot Mineral Trioxide Aggregate in Human Osteoblast Cell Culture Using Reverse-Transcriptase Polymerase Chain Reaction. J Endod.

2012,（38）:486-489

80. De-Deus G,Canabarro A,Alves GG,et al. Cytocompatibility of the ready-to-use bioceramic putty repair cement iRoot BP Plus with primary human osteoblasts. Int Endod J. 2012,（45）:508-513

81. Zhang S,Yang X,Fan M. BioAggregate and iRoot BP Plus optimize the proliferation and mineralization ability of human dental pulp cells. Int Endod J. 2013,46（10）:923-929

82. Leal F,De-Deus G,Brandao C,et al. Similar sealability between bioceramic putty ready-to-use repair cement and white MTA. Braz Dent J. 2013,24（4）:362-366

83. Laurent P,Camps J,De Méo M,et al. Induction of specific cell responses to a Ca3SiO5-based posterior restorative material. Dent Mater. 2008,（24）:1486-1494

84. Zhou HM,Shen Y,Wang ZJ,et al. In Vitro cytotoxicity evaluation of a novel root repair material. J Endod. 2013,（39）:478-483

85. Han L,Okiji T. Uptake of calcium and silicon released from calcium silicate-based endodontic materials into root canal dentine. Int Endod J. 2011,（44）:1081-1087

86. Valles M,Mercade M,Duran-Sindreu F,et al. Influence of light and oxygen on the color stability of five calcium silicate-based materials. J Endod. 2013,（39）:525-528

87. Kim M,Ko H,Yang W,et al. A new resin-bonded retrograde filling material. Oral Surg Oral Med Oral Pathol Oral Radiol Endod. 2009,108（5）:e111-e116

88. Yang WK,Ko HJ,Kim MR. Evaluation of the rat tissue reaction to experimental new resin cement and mineral trioxide aggregate cement. Restor Dent Endod. 2012,37（4）:194-200

89. Grzesik WJ,Narayanan AS. Cementum and periodontal wound healing and regeneration. Crit Rev Oral Biol Med. 2002,（13）:474-484

90. Nyman S,Lindhe J,Karring T,et al. New attachment following surgical treatment of human periodontal disease. J Clin Periodontol. 1982,（9）:290-296

91. Britain S,von Arx T,Schenk RK,et al. The use of guided tissue regeneration principles in endodontic surgery for induced chronic periodontic-endodontic lesions:a clinical,radiographic,and histologic evaluation. J Periodontol.

2005，(76)：450-460

92. Tsesis I,Rosen E,Tamse A,et al. Effect of guided tissue regeneration on the outcome of surgical endodontic treatment：a systematic review and meta-analysis. J Endod. 2011,37(8)：1039-1045

93. Taschieri S,Corbella S,Tsesis I,et al. Effect of guided tissue regeneration on the outcome of surgical endodontic treatment of through-and-through lesions：a retrospective study at 4-year follow-up. Oral Maxillofac Surg. 2011,15(3)：153-159

94. Kuo SM,Chang SJ,Niu GC,et al. Guided Tissue Regeneration with Use of β -TCP/ Chitosan Membrane. J Appl Polym Sci. 2009, (112)：3127-3134

95. Santosh KB,Aruna DR,Gowda VS,et al. Clinical and radiographical evaluation of a bioresorbable collagen membrane of fish origin in the treatment of periodontal intrabony defects：A preliminary study. J Indian Soc Periodontol. 2013, (17)：624-630

96. Gita MK ND,Suresh KK,Chitta S,et al. A clinical evaluation of a bioresorbable membrane and porous hydroxyapatite in the treatment of human molar class II furcations. J Indian Soc Periodontol. 2013, (17)：617-623

97. Kodama T,Minabe M,Sugiyama T,et al. Guided tissue regeneration using a collagen barrier and bone swaging technique in noncontained infrabony defects. Int J Periodontics Restorative Dent. 2013, (33)：805-812

98. Moses O,Pitaru S,Artzi Z. Healing of dehiscence-type defects in implants placed together with different barrier membranes：a comparative clinical study. Clin Oral Implants Res. 2005, (16)：210-219

99. Tal H,Kozlovsky A,Artzi Z,et al. Long-term bio-degradation of cross-linked and non-cross-linked collagen barriers in human guided bone regeneration. Clin Oral Implants Res. 2008,19(3)：295-302

100. Yeo YJ,Jeon DW,Kim CS,et al. Effects of chitosan nonwoven membrane on periodontal healing of surgically created one-wall intrabony defects in beagle dogs. J Biomed Mater Res B Appl Biomater. 2005,72(1)：86-93

101. Raafat D,Sahl HG. Chitosan and its antimicrobial potential—a critical literature survey. Microb Biotechnol. 2009, (2)：186-201

102. Norowski PA,Mishra S,Adatrow PC,et al. Suture pullout strength and in vitro fibroblast and RAW 264.7 monocyte biocompatibility of genipin crosslinked nanofibrous chitosan mats for guided tissue regeneration. J Biomed Mater Res A. 2012, (100)：2890-2896

103. Bavariya AJ, Andrew NPJ, Mark AK, et al. Evaluation of biocompatibility and degradation of chitosan nanofiber membrane crosslinked with genipin. J Biomed Mater Res B Appl Biomater. 2013

104. Hurt AP, Getti G, Coleman NJ. Bioactivity and biocompatibility of a chitosan-tobermorite composite membrane for guided tissue regeneration. Int J Biol Macromol. 2014, (64):c11-c16

105. Rud J, Andreasen JO, Jensen JE. Radiographic criteria for the assessment of healing after endodontic surgery. Int J Oral Surg. 1972, (1):195-214

106. Molven O, Halse A, Grung B. Observer strategy and the radiographic classification of healing after endodontic surgery. Int J Oral Maxillofac Surg. 1987, (16):432-439

107. Friedman S. The prognosis and expected outcome of apical surgery. EndodTop. 2005,11(1):219-262

108. Kim S, Kratchman S. Modern endodontic surgery concepts and practice:a review. J Endod. 2006, (32):601-623

109. Kim E, Song JS, Jung IY, et al. Prospective clinical study evaluating endodontic microsurgery outcomes for cases with lesions of endodontic origin compared with cases with lesions of combined periodontal-endodontic origin. J Endod. 2008,34(5):546-551

110. von Arx T, Alsaeed M, Salvi GE. Five-year longitudinal assessment of the prognosis of apical microsurgery. J Endod. 2012,38(5):570-579

111. Song M, Kim SG, Shin SJ, et al. The influence of bone tissue deficiency on the outcome of endodontic microsurgery:a prospective study. J Endod. 2013,39(11):1341-1345

112. Song M, Jung IY, Lee SJ, et al. Prognostic factors for clinical outcomes in endodontic microsurgery:a retrospective study. J Endod. 2011,37(7):927-933

113. Kalkwarf KL, Krejci RF, Pao YC. Effect of apical root resorption on periodontal support. J Prosthet Dent. 1986, (56):317-319

114. Cho SY, Kim E. Does apical root resection in endodontic microsurgery jeopardize the prosthodontic prognosis? Restor Dent Endod. 2013,38(2):59-64

115. Gagliani MM, Gorni FG, Strohmenger L. Periapical resurgery versus periapical surgery:a 5-year longitudinal comparison. Int Endod J. 2005, (38):320-327

116. von Arx T, Penarrocha M, Jensen S. Prognostic factors in apical surgery with root end filling: a meta-analysis. J Endod. 2010, (36): 957-973

117. Song M, Shin SJ, Kim E. Outcomes of endodontic micro-resurgery: a prospective clinical study. J Endod. 2011, 37 (3): 316-320

第九章 根管预备器械的演变与展望

首都医科大学口腔医学院 侯本祥

提要：本文详细介绍根管预备器械的演变过程，包括手动器械和机用器械，并对根管预备器械的发展趋势进行了展望。

根管治疗术经历了近一个世纪的发展历程，根管预备器械也随着根管治疗术理念的改变而不断改进。1958 年 Ingle 和 Levine 首次提出根管预备器械的标准化概念，使用不锈钢器械代替碳钢器械，用颜色编码根管预备器械，并且增加了 6# 和 8# 等小号器械以及比 60# 更大的根管预备器械。在国际牙科联盟、世界卫生组织和 ADA 器械委员会等机构参与下成立了国际合作委员会 ISO（International Standards Organization），使标准化器械编号系统不断得以完善。ISO 根据美国牙科协会的提议，建立了根管预备器械的国际标准化准则[1]，对 K 型和 H 型手用不锈钢器械及相关改良产品做出了相关要求。主要体现在以下几个方面：

① 器械编号：根据标准化器械编号系统的最终修订，确定根管预备器械刃部尖端的直径为 D1，单位为毫米的 1/100（0.01mm/mm），如 10 号器械的 D1 为 0.1mm。10#~60#，每号器械的 D1 依次递增 0.05mm，如 15# 器械的 D1 为 0.15mm，比 10# 器械增加了 0.05mm，60# 以上则增加 0.1mm。

② 刃部：从 D1 延伸至器械刃部最接近杆部的部分为 D2，D1 到 D2 的距离为 16mm，也就是刃部长度为 16mm。刃部尖端角度为 75° ± 15°（图 9-1）。

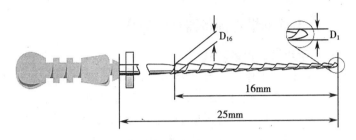

图 9-1 根管锉的标准规格(ISO)

③ 器械长度:为 21、25、28、31mm 4 种。分别以不同颜色的橡皮止动片标记,依次为白、黄、红、黑。刃部均为 16mm。

④ 器械锥度:所有器械刃部的锥度为 0.02,即长度每增加 1mm,器械直径增加 0.02mm,D2 比 D1 大 0.32mm。

⑤ 柄部颜色:从 15# 开始按照三暖色(白、黄、红)及三冷色(蓝、绿、黑)顺序作颜色标志(图 9-2);10# 为紫色,10# 以前另加两个细号,分别为 6#(粉色)和 8#(灰色)(图 9-3)。

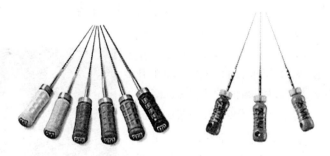

图 9-2 15# 至 40# 手用锉 　　　图 9-3 小号手用锉

根据使用方法,根管预备器械分为手用器械(hand-operated instruments)和机用器械(power-driven instruments);根据使用材质,分为不锈钢器械和镍钛合金器械;而根据是否符合 ISO 标准,又分为 ISO 标准和非 ISO 标准的器械。为便于对根管预备器械发展历程的描述,本文根据根管预备器械的材质进行介绍。

197

一、不锈钢根管预备器械的演变

(一)手用根管预备器械

1. ISO 标准手用根管预备器械　1904 年 Kerr 制造公司设计出了第一根扩孔钻,K 型扩孔钻与扩孔锉是使用最为广泛的根管预备器械。K 型根管器械的生产技术主要为两种:一种为传统方式,将横断面为方形、三角形、菱形的不锈钢丝,逆时针旋转一定的圈数制成。根管锉为密螺纹,扩孔钻为疏螺纹。同一型号相比,前者的螺纹为后者的两倍。另一种是采用磨切的方式,直接加工出螺纹,并形成一定的锥度。1982 年,Kerr 公司对K 型根管预备器械进行了改良,设计出 K-flex 锉等切割效率更高的器械。

手用根管预备器械包括 K 型扩孔钻、K 型、H 型、R 型根管锉等,以及其相关的改良器械。根据不同制造方法和工作端结构,器械在根管预备中起到不同作用。

(1) K 型扩孔钻(K-type reamer):扩孔钻的横截面为三角形或方形,螺旋密度为 0.5~1 圈 /mm,螺旋角为 10°~30°(图 9-4a,图 9-5b)。使用方法为,将与根管直径相应的扩孔钻插入根管内,顺时针旋转 1/4~1/2 圈,使切刃卡入根管壁,然后回旋和回退。在回退时完成切割作用。K 型扩孔钻弹性较差,特别是大号器械,只能采用旋转方式使用,对根管壁的切割作用差,因此适用于较直根管。

(2) K 型根管锉(K-type file):K 型根管锉(Kerr,Sibron,Romulus,MI) 横截面为三角形或方形,螺旋密度为 1.5~2.5 圈 /mm,螺旋角为 25°~40°,螺旋刃与锉长轴的角度近 90°(图 9-4b,图 9-5b),

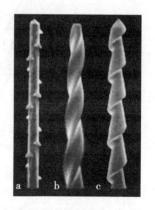

图 9-4　K 型扩孔钻、K 锉和 H 锉(电镜照片)

a. K 型扩孔钻　b. K 锉
c. H 锉

同时具有扩锉和钻入的功能。与 K 型扩孔钻相比，切割作用加强，并且能够预弯成理想的形状，更加适用于弯曲根管和扁根管的预备。操作中可采用旋转和提拉动作切削牙本质。

研究表明使用 K 型器械时，逆时针旋转比顺时针旋转更易于折断[2]。K 型根管锉在使用后，易于发现螺纹松解或变密等永久变形，便于及时丢弃。

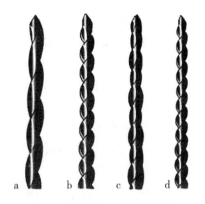

图 9-5 各型根管预备器械
a. K 型扩孔钻　b. K 型锉　c. K-Flex
d. Triple-Flex 锉

（3）H 型锉（Hedstrom file）：采用磨切的方式，在圆形、尖端逐渐变细的不锈钢丝上，使用微型车刀旋切，刻上螺旋形凹槽制成的。横截面为逗号形，切刃锐利，切割效率明显高于 K 锉，但是制作工艺决定了 H 型锉的核心部分直径很小，易于折断（图 9-4c）。

H 锉的使用方法仅为上下提拉，只能在后退方向上运动。与 K 锉相比，H 锉抗折能力差，如果切割嵌入牙本质过深，无法逆时针旋转取出，则会导致器械的折断。同时，H 锉不易预弯，而且器械上存在的微裂难以发现。大号器械的弹性差，切削力大，预备弯曲根管时，容易出现根管偏移，台阶和带状穿孔，因此更适用于较直根管的预备，以及根管内旧充填物或棉捻的取出[3]。

K 型扩或锉是最常使用的器械，可预弯至相应形态来预备弯曲根管和疏通台阶，其中扩的动作（旋转法）比锉的动作（提拉法或捻法）较少引起根管偏移等并发症。H 锉提拉切削能力强，但旋转操作时易折断。

(4) 根据 K 锉和 H 锉改良的器械：

1) K-Flex 锉：横截面为菱形，其中深凹槽的高切割刃由菱形的两个锐角组成，可以增加器械的锐利程度和切割性能（图 9-5c，图 9-6）。相交替的浅凹槽的切割刃由钝角组成，提供容纳碎屑的空间，可以减少牙本质碎屑阻塞根管的概率。研究表明 K-Flex 锉的弯曲性能好，不易折断[4]。目前，已生产出镍钛 K-Flex

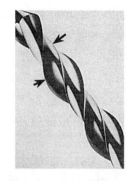

图 9-6　K-Flex 锉形态

锉，因其具有不锈钢器械无法比拟的柔韧性，更加顺应根管原始形态，得到广泛应用，但其切割效率低于传统的不锈钢根管预备器械。

2) Triple-Flex 锉：横截面为三角形，螺旋密度介于 K 型扩孔钻和 K 锉之间，其柔韧性和切削效果更好（图 9-5d）。

3) Flex-O 扩孔钻：特殊的优质软钢制造，弹性好，横截面为三角形，螺旋密度为 1.81 圈 /mm，螺旋角为 30°，尖部为光滑的非切割尖端（图 9-8d）。适于弯曲根管的预备和探查。

4) Flex-O 锉（Maillefer，Ballaigues，Switzerland）：横截面为方形，尖部为光滑的非切割尖端。适于弯曲根管的预备和探查。Flex-O 锉在制作方面与 K 型锉相同，但所用材料是柔韧性极好的钢，不易折断，小号的 Flex-O 锉柔软到在其工作段上打个结也不断的程度[5]（图 9-7c，图 9-8e）。

5) Unifile 锉（Ramson& Randolph，Toledo，OH）：1985 年开始使用。与 H 型锉相似，采用磨切制成，横断面为 S 型双刃，而 H 型锉只有一个刃口。其特点为不易折断，具有双切刃，刃部切槽深度一致，因此，锉的中 1/3 和基部 1/3 坚韧易弯，既可以旋转也可以提拉，适合于根尖部弯曲的根管，但切削能力低于 H 锉[6]（图 9-7d）。

6) S 锉（J. S. Mfg.，New York，NY）：同 Unifile 锉一样，采用磨切制成，螺旋深度小于 H 锉，这样的结构使器械的横截面积更

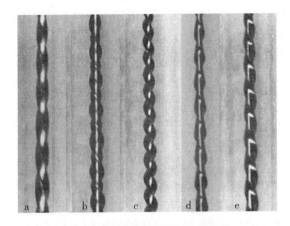

图9-7　根管预备器械工作端比较

a. K 型扩孔钻　b. K-Flex 锉　c. Flex-O 锉　d. Unifile 锉　e. Helifile 锉

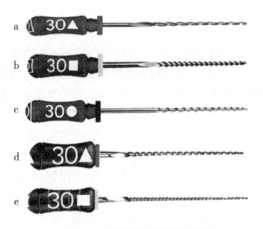

图9-8　根管预备器械的外形

a. K 型扩孔钻　b. K 型锉　c. H 锉　d. Flex-O 扩孔钻　e. Flex-O 锉

大,不易折断。与之不同的是 S 锉的螺旋角度始终保持一致,而螺旋深度自器械尖端到柄部逐渐增加。加强了对冠部根管壁的切削效率。

7) Helifile 锉(Micromega,Besanqon,France):制作方法与 H 型锉和 Unifile 相同,但从截面观有 3 个刃口,其外观更像扩孔钻而不像 H 型锉。为 Hero642 镍钛锉的前身(图 9-7e)。

8) Flex-R 锉(Union Broach,New York,NY):1985 年 由 Roane 最早提出设计而得名。是最早的非切割尖端设计,有效避免了根管侧穿等的发生。其特点为:器械尖端为光滑的抛物线形,横截面为三角形;螺旋槽由机械磨切而成,螺旋角为 30°~40°。与 K 锉相比,切削刃更锐利,采用平衡力技术预备,切削效率无明显差别,但可以更好的定位于根管内,与 Flex-O 锉一样,适用于弯曲根管预备[7]。

(5) R 型根管锉:R 型根管锉也称为鼠尾锉,横断面为规则的八角形结构,与拔髓针的区别不大,较少使用。

(6) C 锉:C 锉(美国 Dentsply 公司),分为 6#、8#、10#、12#、15# 五个型号,19、21、25mm 三种长度,适用于所有根管建立直线通路。C 锉是专门用于疏通钙化根管的超硬锉,它是通过改良材料、特殊合金处理工艺来达到增加器械硬度的目的,有效解决小号锉尖部钢性不足的缺陷。它有独特设计的锥度,其尖端锥度为 0.04,C 锉的尖部 3mm 设计成金字塔形,是同型号锉尖端硬度的数倍,非常锐利;中后部为保持一定的弹性,设计为 0.01 锥度。锉身柔韧性好,表面高度抛光,抗弯性能远高于传统 K 锉,能沿根管壁方向顺畅下行。C 锉易于定位根管口,到达根尖部位,疏通钙化根管,而且手感触觉反馈更好。同时锉身标记明确,方便工作长度的识别。锉的表面十分光滑,使其在根管内移动更光滑,因此能更有效地清除根管碎屑。为目前广泛使用的根管通畅器械。

另一种 C 锉为德国 VDW 公司生产的先锋锉(C+),锥度与常规 K 锉一样,都是 2%,它是通过改良材料,增加了器械尖端硬度[8]，更易于疏通钙化根管，有效解决小号锉尖部钢性不足的缺陷，另外锉尖钝化有利于维持根管的原始解剖结构。锉身后部柔韧性好，能沿根管壁方向顺畅下行。适用于所有根管的探查疏通，特别适合对弯曲的钙化根管的治疗。

（7）ProFinder 锉（图 9-9）：ProFinder 是迈斐公司新设计出的一款专用于探查细小弯曲根管的不锈钢锉。它采用了减锥度设计以获得最佳的弹性，尖端

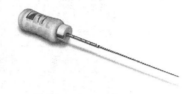

图 9-9　ProFinder 根管锉

为无切割力的安全尖端，能最好地遵循根管的原始形态。它的尖端型号分别为 10#、13#、17#，其最大号 17# 与 ProTaper S1 尖端一致，是专为 ProTaper 设计。ProFinder 与镍钛锉相比，其硬度稍大，解决了用小号镍钛锉探查根管时偏软的问题。与普通 K 锉的锥度比较，它有 X 线下可见的定位环，使确定工作长度更准确，采用硅胶手柄，手感反馈更好。

2. 非 ISO 标准的手用根管锉　切削器械刃部在直径、形状、锥度上的不同，可以对器械弹力的大小以及弹力在根管内的分布产生影响。加大器械锥度，可以使小号器械具有较大的钢性，能够将力量沿杆部向器械尖部传递，避免器械在一个点发生突然弯曲。器械的锥度越大，器械的柔韧性将越小，产生的弹力越大。切削角是指器械切削牙本质时与根管壁之间的夹角，当切削角大于或等于 90°（positive angle）时（如 H 锉），器械的切削效率较高；当切削角小于 90°（negtive angle）时（如 K 锉），器械切削效率较低。使用较大切削角和平面刃口相结合的设计模式既可以增加器械的切削效率，又可以避免器械偏离弯曲根管的中轴。在长期的临床实践过程中，为了克服 ISO 标准的不锈钢器械弹性差，切削力不强，以及设计因素，如具有切削能力的器械尖端，易于出现台阶、偏移和根管堵塞等局限性，人们对传统器械进行改良，生产出一系列非 ISO 标准的手用根管锉，主要为 U 型锉。

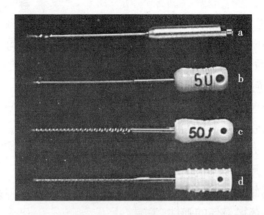

图 9-10　Canal Master 根管预备器械与其他器械的比较

a. Canal Master 机用器械　b. Canal Master 手用器械　c. Flex-R
锉　d. K-Flex 锉

（1）Canal Master U 锉（图 9-10）：使用传统根管预备器械，难以完成根尖区大于 35°的弯曲根管的预备。1989 年 Wildey and Senia 设计出了 Canal Master U 锉（Brasseler USA，Savannah，GA），其尖端为 2.5~4mm 长度的切割刃，呈 U 型，尖端由切割功能变为导向功能，刃部连接光滑的杆部。使用时，顺时针旋转 60°，然后逆时针旋转 120°，完成切割运动。可以有效地减少根管偏移的发生，但不可避免地容易导致器械折断[9]。

（2）Profile 锉：1991 年生产的（Tulsa Dental Products，Tulsa，OK）Profile series 29 不锈钢根管锉，其尖端直径（D_0）递增幅度为 29.17%。Profile 的 1# 锉相当于 ISO 标准的 10# 锉，与 ISO 标准锉比较，D_0 从 0.01mm 到 0.15mm，Profile 锉的总数为 13 根，而 ISO 标准的锉为 20 根。其优点为，在直径较小时，Profile 锉的数量较多，避免了 ISO 标准器械从 10# 到 35# 锉尖端直径增加较快，容易出现台阶等临床问题。

Profile 锉的横断面为三角形，但在每个三角形切刃上有两个 90°的切割缘。根据横断面的特点，这一类锉也称为 U 型锉（图 9-11）。相关研究表明，U 型锉既可以旋转，也可以上下提

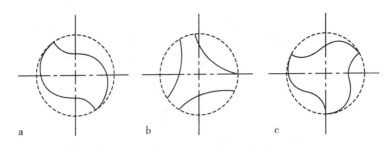

图 9-11　根管预备器械横截面形态
a. S 型　　b. triple-U 型　　c. triple-helix 型

拉,并且适合弯曲根管的预备,能够切割凸的根管壁而避开容易造成器械螺纹损坏的凹的根管壁。Profile 的锥度为 0.04、0.05、0.06、0.07 和 0.08,ISO 编号为 $15^\#$~$80^\#$。

(3) GT-Profile 锉:

与 Profile 锉相同,为 U 型锉。不同之处在于从切刃至杆部只有 6~8mm,而不是 ISO 的 16mm,包括 4 根主锉和 3 根辅锉。主锉锥度为 0.06、0.08、0.10 和 0.12,主锉又根据尖端直径不同分为 $20^\#$、$30^\#$、$40^\#$ 三种。ISO 编号从 $20^\#$ 开始,辅锉锥度均为 0.12,尖端直径分别为 0.35mm、0.50mm、0.70mm 三种。为镍钛手用和机用锉,无切割性尖端。

(二) 机用不锈钢根管预备器械

1. G 型钻(Gates-Glidden drill,GG)

主要应用于根管预备的起始阶段,用于根管口的畅通和根管冠端 1/3 的预备。有两种长度,其规格 28mm 和 32mm。应用中,由于它头部短、自身导向性较小,因此发生穿孔的危险较低。但容易造成磨牙根分叉部位根管侧壁变薄甚至带状穿孔。由于其自身设计因素,断裂发生在细长的颈部而不会遗漏在根管中(图 9-12a)。

2. 长柄球钻(long neck round bur,LN)

由柄、颈和头部组成,杆部细长而光滑,其尖端为球形,类似普通球钻,但较小。LN 可以伸到髓底及根管中上部钻磨,用

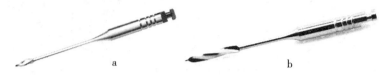

图 9-12 机用不锈钢器械

a. G 钻　b. P 钻

于寻找变异和重度钙化的根管口,常结合手术显微镜使用。

3. P 型钻(Peeso reamer)

主要是用于桩核预备,该器械无法顺应根管形态,容易侧向切削,造成穿孔(图 9-12b)。

二、机用旋转镍钛根管预备器械的发展

1988 年,Walia 发表了第一篇镍钛合金用于制造根管锉的研究论文,从此镍钛根管锉进入根管治疗学领域[10]。1993 年左右,第一支旋转镍钛根管锉问世。1997 年的美国牙髓病医师学会(American Association of Endodontists,AAE)针对镍钛根管锉进行了问卷调查,72% 的受访医生认为"镍钛根管锉将成为根管治疗的常规器械"。

1. LightSpeed

1988 年 Walia 等开始使用镍钛器械进行根管预备,LightSpeed 为最早设计的镍钛器械之一。它由很小的刃部和细长的无切割力的柄部组成,为机用镍钛器械,使用手机转速为1300~2000rpm。器械的尖端为 U 型设计,为非切割尖端。ISO编号为 $20^{\#}$-$100^{\#}$,包括 22 根器械,在 $20^{\#}$ 和 $65^{\#}$ 之间设计有半号,采用逐步后退技术完成根管预备,使用中每换一次器械,回退1mm,一般采用 $20^{\#}$~$35^{\#}$ 预备全长。

2. Quantec

是早期使用根向预备技术(Crown-down)进行根管预备的镍钛器械。为非 ISO 标准器械,有 0.02、0.03、0.04、0.05、0.06、0.08、

0.10 和 0.12 等锥度。使用转速为 150~300rpm。

3. ProFile 和 GT

1994 年由 Ben Johnson 设计、登士柏公司生产的 Series 29 面市。90 年代中期，瑞士的 Maillefer 公司被登士柏集团收购后，更名为 DentsplyMaillefer，开始生产 Series 29 的改良产品 ProFile，后者也成为早期旋转镍钛根管锉的代表。

ProFile 有很多与众不同的设计理念，包括大锥度设计（早期推出了 4% 和 6% 锥度）；无切削作用的引导尖端；注意牙本质碎屑向冠部排出的通道；采用了变化的沟槽（flute）深度设计，沟槽深度从锉尖向手柄部分逐渐增加，从而利于牙本质碎屑向冠部排出[11]，降低碎屑堵塞在根管内甚至被推出根尖孔的风险。

ProFile 的横断面导平面（radial lands）、负向切割角度、恒定的螺纹角度（helix angle）和恒定的螺纹间距（pitch）等设计特点，也成为后续设计者重点关注的改良点。ProFile 的横断面采用了 3-U 形和辐射状导面设计，最初是为了增加牙本质碎屑排出通道的空间，导平面的理念来源于电钻钻头的形态，为了使器械保持在根管中心位置，力图减少根管偏移。但是，导平面增加了与根管壁的接触面积，从而增加了根管预备中的摩擦力，不利于根管预备的进行。ProFile 在根管预备中以"刮"的方式即负向切割角度切削根管壁，器械不会卡入根管壁，降低了旋入效应（screw-in effect），增加使用安全性，但是切削效率低于正向切割角设计。后续镍钛锉的设计中往往在 ProFile 恒定的螺纹角度（helix angle）和恒定的螺纹间距（pitch）这两个参数上采用渐变角度和渐变宽度设计，以降低旋入效应，同时，利于牙本质碎屑的排出。

ProFile 的体外成形能力实验结果显示，预备效果良好。如果交替使用 4% 和 6% 锥度锉，成形效果更好[12]。对下颌磨牙近中根管预备效果的评价，ProFile 优于 K3 和 RaCe[13]。ProFile Vortex 是登士柏公司 2009 年研发的 ProFile 的升级产品。采用 M-Wire 镍钛丝制造，具有弹性更好和柔韧性更强的优点。另外，形态设计上取消了导平面;同时,螺纹角度采用了变角度设计,降低旋入效应。

1994年,登士柏公司推出Steve Buchanan设计的GT(Greater Taper)锉。与ProFile一样采用了3-U形横断面设计,亦称ProFile GT。但是,系列中的锥度高达6%、8%、10%和12%[14],而且螺纹间距是渐变设计,越靠近手柄端,螺纹间距越宽,可利于牙本质碎屑向冠部排出。2008年,新一代的GTX面市,主要不同在于采用M-wire镍钛丝制造,其他设计沿用了GT的设计。显微CT研究显示GT切屑根管壁面积与ProFile和LightSpeed相近[15]。成形能力方面,GT的根管偏移较少[16]。

4. RaCe和EndoSequence

RaCe(Reamer with Alternating Cutting Edges)于1999年,由瑞士FKG公司生产。其独创性的设计在于整个切割刃段由有螺纹区和无螺纹区交替组成,这种设计使得切割刃与根管壁的接触呈现接触点变化的形式[17],可减少器械旋入根管的趋势。

此外,RaCe的特点还有表面的电解抛光处理,用于去除车磨过程遗留在器械表面的不规则区,从而减少疲劳断裂裂纹的发生发展。从循环疲劳实验结果看,经过电解抛光的镍钛锉疲劳折断寿命显著提高,因此,临床使用转速可以提高到600rpm。但是,电解抛光使切割刃变钝,使用中需要加大根尖向用力。这种加大的根尖向用力在恒锥度的器械上,会增加旋入效应和扭矩[18]。

RaCe横断面为三角形,核心金属量减少有利于增加弹性,顺应根管原始走行。有报道,RaCe预备到40#时,根管偏移较小[19]。

EndoSequence(Brasseler USA,Savannah,GA,USA),切割刃段设计也具备交替的根管壁接触点的特点,利于降低扭矩,同时维持器械居于根管中心。横断面亦是三角形,也经过电解抛光,有助于抗疲劳折断,因此转速也可提高到600rpm。

5. HERO

HERO(high elasticity in rotation)由Micro Mega公司生产,

早期面市的是 HERO 642,随后是 HERO Shaper,两者设计上差别较小。横断面设计采用正向切割角设计,三个切割刃,没有导平面。为了减少旋入效应,螺纹间距从锉尖到手柄端逐渐增加。但是,对于恒定锥度设计的旋转镍钛锉,旋入效应仍然存在。

6. ProTaper

2001 年,ProTaper 由 DentsplyMaillefer 推出,设计者为 Cliff Ruddle、John West 和 Pierre Machtou。其独特的设计理念在于切削刃段变锥度设计(图 9-13)。首先,成形锉从尖端到杆部,锥度逐渐增大(Sx 从 3.5% 到 19%;S1 从 2% 到 11%;S2 从 4% 到 11.5%),这种形似埃菲尔铁塔的设计,有利于提高锉尖段弹性,而且器械在根管内的推进迅速有效,用于根管口和根管中上段成形,也可用于根尖初步预备。其次,完成锉从尖端到杆部,锥度逐渐减少(F1 从尖端 3mm 的 7% 锥度,降低到随后的 5.5%;F2 从 8% 降到 5.5%;F3 从 9% 降到 5%,随后又推出了 5% 锥度的 F4 和 4% 锥度的 F5),主要用于根尖预备。这种独创性的设计,推翻了过去所有恒锥度镍钛锉的设计理念,使得根管预备过程中,总是仅有部分切割刃与根管壁接触,从而减少了旋入

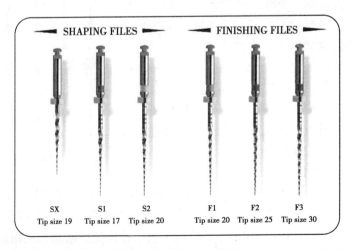

图 9-13　ProTaper 器械

效应[20]。

ProTaper 横断面为凸三角形,切割刃锋利,与 ProFile 相比,切削效率更大,减少了应力集中和器械分离的风险[21]。同时,为了有利于牙本质碎屑向冠部排出,采取了渐变螺纹角度和渐变凹槽宽度设计,与锋利的切割刃配合,还可预防器械旋入效应。此外,成形锉具有部分切削功能尖端,完成锉具有圆钝的非切削尖端。

ProTaper 的使用,提倡向侧壁"刷"的方式预备根管,可以抵抗旋入根管深部的力量[22]。其成形能力的报道,在树脂根管模型中,ProTaper 快于 GT、ProFile 和 Quantec[7],但是根管偏移较多;在下颌磨牙近中根管预备,ProTaper 根管偏移也多于 Alpha(BrasselerKomet,德国)[23];因此,有人建议 ProTaper 与锥度更小、弹性更好的根管锉联合使用,可降低根管偏移[24]。

7. Mtwo

由意大利 Malagnino 和 Martina 设计,VDW 公司生产。设计上的特点是切削刃由传统的 3 个减少到 2 个,所以核心面积减小,弹性增加,同时牙本质碎屑排出通道的空间增大。沟槽宽度从锉尖到杆部亦逐渐增大,进一步增加手柄端的碎屑排出空间,引导碎屑向冠部排出,同时降低旋入效应。采用单一工作长度预备。成形效果较好,但是根尖部分碎屑清除效果不佳[25](图 9-14)。

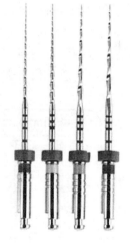

图 9-14　MTwo 器械

8. TF

2008 年 SybronEndo 公司推出 TF(Twisted Files)锉(图 9-15)。该锉在生产制造过程中采用了三项创新技术:即 R- 相热处理技术、扭制技术和特殊的表面处理工艺。首先把横断面为三角形的镍钛丝转变成 R 相,扭制出螺纹,再经过热处理和机械加工,保留螺纹的同时,使合金回复奥氏体相。此外,器械表面经过去氧化处理[26],使表面更加均质,可在 500~600rpm 下工作。对于 TF 的研究证明,由于热处理工艺减少晶格缺陷,使器械内部在生产过程中积累的内能以热的形式释放,从而缓解了晶格缺陷对马氏体界面移动的抑制作用,可以显著提高镍钛锉的弯曲性能[27],器械更易于进

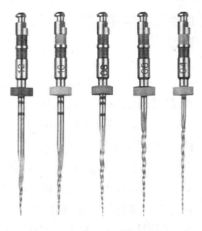

图 9-15　TF 器械

入弯曲根管,预备成形效果更好。同时,由于放弃了一直以来镍钛锉生产中的车磨制造切割刃螺纹的方式,转而采用扭制工艺,更大地减少了工作硬化和晶格缺陷的产生,保护了晶体结构,其疲劳寿命显著提高。但是,TF 对扭矩形变抗性下降,根管预备中易于解旋/螺纹紧密,成为制约其临床应用的瓶颈[28]。2011 年,SybronEndo 公司推出了 K3XF,保留 R- 相热处理技术的同时,仍然采用车磨技术制造切割刃螺纹,实验结果显示抗扭矩折断显著提高。

　　以 TF 为契机,镍钛根管锉的研发从关注外形设计,转移到关注镍钛合金微观结构的改良。几乎与 TF 研发的同时,出现了 M-wire 镍钛丝。与传统的超弹性奥氏体相镍钛丝不同,M-wire 经过了热机械处理,合金内部保留了一定量的硬化马氏体,这部分马氏体不会在随后的温度变化中再回复成奥氏体,因此称为固定马氏体。这种结构使 M-wire 具有更好的弹性和柔韧性,适用于制造镍钛根管锉[29]。前述的 GTX(2008 年问世)和 ProFile Vortex(2009 年问世)即是集合外形设计成果和 M-wire 微观结构改良的新型器械。此外,Vortex Blue(登士柏)也由 M-wire 制造,其独特的表面蓝色来源于专利性的氧化钛表面,用以提高表

面硬度,增加切割效率和抗磨损能力[30]。

9. HyFlex CM 锉

2010 年,可控形状记忆镍钛丝(CM-wire,controlled memory wire)面市(图 9-16)。该种镍钛丝也经过热处理,

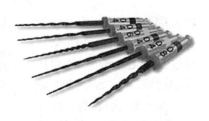

图 9-16 HyFlex CM 器械

具有在室温和体温下不显示形状记忆功能的特点。因此,CM-wire 制造的 Hyflex CM(ColteneWhaledent,瑞士,2011 年面世)旋转镍钛根管锉在临床使用中,可以预弯成一定角度,而且弹性优越,柔韧性好[31]。HyFlex CM 控制记忆性镍钛锉非常柔软,且在室温和口内环境中不具有形态记忆,在根管内能够完全遵循根管的解剖形态,大大降低了台阶出现、根尖偏移和侧穿的风险。通过根管弯曲部位的时候不会"回弹",尤其适合于弯曲、细小的根管。

10. ProTaper Next 锉

ProTaper Next 登士柏是最近问世的新型镍钛根管锉。具有三个特点:基于 ProTaper 的变锥度、M-wire 制造、偏轴心旋转。Taper Next 系列包括 5 支锉,X1~X5,均为变锥度设计,尖端型号和尖端锥度分别是 17# 和 4%,25# 和 6%,30# 和 7%,40# 和 6%,50# 和 6%。此外,锉的质量中心和旋转中心不一致,形成偏轴心旋转,即切割刃呈现波浪形蠕动。由于横断面为四方形,使得器械总是有两个切割刃与根管壁接触,另两个切割刃不与根管壁接触,可以减少切割刃卡入根管壁的危险[32],减少旋入风险,降低扭矩;另外,增大了牙本质碎屑排出空间,利于牙本质碎屑向冠部排出。此外,这种运动模式,使得器械沿根管壁四壁运动,有利于均匀切削根管壁。

三、机用往复运动镍钛根管预备器械

2008 年,YaredG 学者首次使用 ProTaper F2 单支锉以往复

运动形式进行了根管预备的初步研究[33]。2011 年,两款以往复运动形式进行根管预备的单支镍钛锉 WaveOne(登士柏,瑞士)和 Reciproc(VDW,德国)面市。往复运动镍钛锉是指以逆时针和顺时针交替的形式进行根管预备的根管锉,其运动形式完全不同于机用镍钛旋转系统。机用镍钛往复运动形式来源于手用预备平衡力法,由 Roane JB 等[34]学者于 1985 年研发,适用于弯曲根管的预备,可减少锉在根管内受到的拉伸应力和压缩应力,从而降低锉受到的周期疲劳。从临床使用和物理力学角度分析,横截面为对称三角形的 K 型锉在预备过程中切割角度保持不变,且切割刃具有双向切割力,因此 Roane JB 等学者认为使用平衡力法进行根管预备时最好选用 K 型锉。与之相似,往复运动镍钛锉根管预备包括顺时针和逆时针转动。逆时针转动时,镍钛锉的切割刃对牙本质壁产生切割力及深入根管下方的力量,而顺时针运动可缓解其在根管内受到的扭转应力以及向根管下方旋入的力量。以往复运动形式进行根管预备的镍钛锉具有对称的横截面形态,在顺时针和逆时针两个方向都具有切割力,同时逆时针转动角度大于顺时针转动角度,从而实现根管锉更有效地连续向根管根尖区深入[33,35,36]。

　　Reciproc 和 WaveOne 均由三支锉组成,但器械型号不完全相同,Reciproc 型号为 25#、0.08 锥度,40#、0.06 锥度和 50#、0.05 锥度(图 9-17)。WaveOne 由 21#、0.06 锥度,25#、0.08 锥度,40#、0.08 锥度三支锉组成(图 9-18),Reciproc 50#、0.05 锥度锉可用于预备粗大根管,而 WaveOne 由 21#、0.06 锥度锉可用于细小根管的预备。二者运动角度也不相同,Reciproc 是以逆时针 150° 与顺时针 30° 交替的形式运动,WaveOne 运动角度为逆时针 170° 和顺时针 50°。Reciproc 横截面为 S 形,具有 2 个切割凹槽,与根管壁接触面积较小。WaveOne 尖端横截面为改良三角形,中间柄部为凸三角形,具有 3 个切割凹槽,与根管壁接触面积较大。Reciproc 抗周期疲劳性优于 WaveOne,而 WaveOne 抗扭转强度性能优于 Reciproc[37,38,39]。

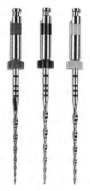

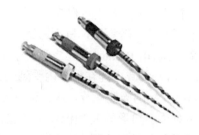

图 9-17　Reciproc 器械　　　　图 9-18　WaveOne 器械

由单支锉完成根管预备的 Reciproc 和 WaveOne 受到的周期疲劳和扭转疲劳较大,且研究表明人类牙髓组织中存在朊病毒[40],牙体硬组织和有机物碎屑可黏附于根管锉表面和微裂隙中,常规的消毒灭菌法及超声清洗均无法完全将其去除干净[41,42],反复使用则可能引起交叉污染。为降低器械折断风险和避免交叉污染的发生,厂家将其设计为一次性使用的镍钛锉,在锉的手柄上有一塑料圆环,高温高压灭菌处理后发生形变而无法再次插入马达内,防止重复使用。

四、其他根管预备器械及展望

根管预备器械历经半个多世纪的发展,出现了多种多样的设计理念,无论从形状设计、合金微观结构改良、生产工艺改良、抑或根管预备旋转方式的创新等,均对现代根管治疗学的发展做出了贡献。除旋转器械和往复运动器械外,还有自调节镍钛根管锉(Self-adjustingFile,SAF,ReDent-Nova,以色列),SAF锉颠覆了以往任何旋转镍钛根管锉的设计理念,采用网状镍钛丝、中空设计,其中空结构能适应扁形根管形态,使根管壁表面受到均匀切削,有利于保持根管系统的原有形态。同时,SAF带有冲洗系统,冲洗液通过中空的器械进入根管深处,达到机械预备与化学预备同期进行的效果,更有利于去除玷污层碎屑。但是 SAF 锉的设计特殊,器械易于发生部分分离,而且根管预备成形效果的优越性也尚无一致结论。

目前,镍钛旋转根管锉已成为国际主流的根管预备器械。从镍钛旋转根管器械近三十年的发展历程中,具有标志性的产品和事件为:

1994 年 ProFile 的推出大锥度设计、无切削功能的引导尖端及牙本质碎屑向冠部排出道的设计均成为后续镍钛锉的设计雏形。同时,其横断面的导平面设计、负向切割角设计,以及螺纹角度和螺纹间距设计也成为日后的改良基础。后来的 RaCe、EndoSequence 等均取消导平面,采取正向切割角,以及渐变螺纹角度和渐变螺纹间距设计。但是,这些力图减少旋入效应的尝试均差强人意。与此同时,HERO,Quantec 等镍钛锉试图通过切割刃减少到 2 个,来降低内核金属量,从而提高牙本质碎屑排出通道空间,减少旋入效应,效果亦不显著。2001 年 ProTaper 推出,独创性的切割刃变锥度设计,有效地解决了旋入效应,同时成形锉尖端直径小、弹性好,利于保持根尖部根管原始走行,器械中上段切削有力,利于快速敞开根管中上段,提高预备效率,完成锉尖端 3mm 大锥度设计,可以更好的清理根尖部根管。

2008 年,TF 面市,专利性的 R- 相热处理技术,配合扭制工艺制造出第一支扭制镍钛根管锉。对于 TF 的研究证明,通过改良合金内在微观结构,可以改良镍钛根管锉的机械性能和根管预备成形能力,从而改良其临床性能。以此为契机,镍钛根管锉的研发从关注外形设计,转移到关注镍钛合金微观结构的改良。其他有代表性的微观结构改良的镍钛锉还有 K3XF、GTX、ProFile Vortex、Hyflex CM、TYP CM 等。

2011 年,基于镍钛合金微观结构改良的 M-wire 镍钛合金丝,结合往复运动旋转预备方式的提出,两种往复运动单支锉系统——WaveOne 和 Reciproc 面市。根管预备时间显著降低,根管预备向更快捷的目标继续迈进。

　　2010 年 SAF 面市,其突破常规的中空网状设计,是否能解决不规则根管的均匀切屑,各方意见不一。2013 年 ProTaper Next 问世,独创的偏轴心旋转运动,其临床表现亦有待进一步临床验证。

　　随着对根管系统解剖结构复杂性的认识不断加深,同时镍钛合金的金相学、断裂力学,以及加工工艺的蓬勃发展,根管预备器械未来的发展将更加多样化,更有利于我们在临床上的选择和应用。

参考文献

1. American Dental Association Council on Dental Materials, Instruments and Equipment. Revised ANSI/ADA specification no.28 for root canal files and reamers, type-K, and no. Chicago. J Am Dent Assoc Press. 2002

2. Lautenschlager EP, Jacobs JJ, marshall GW, Heuer MA. Brittle and ductile torsional failures of endodontic instruments. J Endod. 1977, 3: 175

3. El Deeb ME, Boraas JC. The effect of different files on the preparation shape of curved canals. IntEndod J. 1985, 18: 1

4. James V. Anderson, John F. Corcoran, Robert G. Craig, Cutting Ability of Square Versus Rhombus Crosssectional Endodontic Files J Endod. 1985, 11: 212-7

5. Sero BG, Nicholls JI, Harrington GW: Torsional properties of twisted and machined endodontic files. J Endod, 1990, 16: 355

6. Youssef Ha'ikel, Rend Serfaty, Thin-Thin C. Lwin, Claude Allemann, Measurement of the Cutting Efficiency of Endodontic Instruments: A New Concept. JEndod. 1996, 22: 651-6

7. SepicA, Pantedra E, Neaverth E, Anderson R. A comparison of Flex - R files and K- type files for enlargement of severely curved molar root canals. J Endod. 1989, 15: 240 - 245

8. Michael J. Allen, Gerald N. Glickman, Jason A. Griggs, Comparative Analysis of Endodontic Pathfinders. JEndod 2007, 33: 723-726

9. Dennis A. Leseberg, Steve Montgomery The Effects of Canal Master, Flex-R, and K-Flex Instrumentation on Root Canal Configuration. J Endod. 1991, 17: 59-65

10. Walia H, Brantley WA, Gerstein H. An initial investigation of the bending and torsional properties of nitinol root canal files. J Endod. 1988, 14 (7): 346-351

11. Peters OA & Peters RI. Cleaning and shaping of the root canal system. In Hargreaves KM & Cohen S (Eds.), *Cohen's Pathways of the Pulp (10th edition)* (pp.295-348). St. Louis, Missouri: Mosby, Inc.; 2011

12. Bryant ST, Dummer PMH, Pitoni C, et al. Shaping ability of .04 and .06 taper ProFile rotary nickel titanium instruments in simulated root canals. IntEndod J. 1999, 32 (3): 155-164

13. Al-Sudani D & Al-Shahrani S. A comparison of the canal centering ability of ProFile, K3, and RaCeNickel-titanium rotary systems. J Endod. 2006, 32 (12): 1198-1201

14. Kramkowski TR & Bahcall J. An invitro comparison of torsional stress and cyclic fatigue resistance of ProFile GT and ProFile GT Series X rotary nickel-titanium files. J Endod. 2009, 35 (3): 404-407

15. Peters OA, Schönenberger K, Laib A. Effects of four NiTi preparation techniques on root canal geometry assessed by micro computed tomography. IntEndod J. 2001, 34 (3): 221-230

16. Yun HH & Kim SK. A comparison of the shaping abilities of 4 nickel-titanium rotary instruments in simulated root canals. Oral Surg Oral Med Oral Pathol Oral RadiolEndod. 2003, 95 (2): 228-233

17. Schäfer E & Vlassis M. Comparative investigation of two rotary nickel-titanium instruments: ProTaper versus RaCe. Part 2. Cleaning effectiveness and shaping ability in severely curved root canals of extracted teeth. IntEndod J. 2004, 37 (4): 239-248

18. Boessler C, Paque F, Peters OA. The effect of electropolishing on torque and force during simulated root canal preparation with ProTaper shaping files. J Endod. 2009, 35 (1): 102-106

19. Rangel S, Cremonese R, Bryant S, et al. Shaping ability of RaCe rotary nickel-titanium instruments in simulated root canals. J Endod. 2005, 31 (6): 460-463

20. Ruddle CJ. The ProTaper endodontic system: geometries, features, and guidelines for use. Dent Today. 2001, 20 (10): 60-67

21. Peters OA, Peters CI, Schönenberger K, et al. ProTaper rotary root canal preparation: effects of canal anatomy on final shape analysed by micro CT.

IntEndod J. 2003,36(2):86-92

22. Blum JY,Machtou P,Ruddle C,et al. Analysis of mechanical preparations in extracted teeth using ProTaper rotary instruments:value of the safety quotient. J Endod. 2003,29(9):567-575

23. Vaudt J,Bitter K,Neumann K,et al. Ex vivo study on root canal instrumentation of two rotary nickel-titanium systems in comparison to stainless steel hand instruments. IntEndod J. 2009,42(1):22-33

24. Javaheri HH &Javaheri GH.A comparison of three Ni-Ti rotary instruments in apical transportation. J Endod. 2007,33(3):284-286

25. Sonntag D. Die WurzelakanalpräparationmitdemMtwo-System in der Single-Length-Technik-ErsteErfahrungen. Endodontie. 2005,14:271-279

26. Gambarini G,Testarelli L,Galli M,et al. The effect of a new finishing process on the torsional resistance of twisted nickel-titanium rotary instruments. Minerva Stomatol. 2010,59(7-8):401-406

27. Hou XM,Yahata Y,Hayashi Y,et al. Phase transformation behavior and bending property of twisted nickel-titanium endodontic instruments. IntEndod J. 2011,44(3):253-258

28. Casper RB,Roberts HW,Roberts MD,et al. Comparison of autoclaving effects on torsional deformation and fracture resistance of three innovative endodontic file systems. J Endod. 2011,37(11):1572-1575

29. Alapati SB,Brantley WA,Iijima M,et al. Metallurgical characterization of a new nickel-titanium wire for rotary endodontic instruments. J Endod. 2009,35(11):1589-1593

30. Gao Y,Gutmann JL,Wilkinson K,et al. Evaluation of the impact of raw materials on the fatigue and mechanical properties of ProFile Vortex rotary instruments. J Endod. 2012,38(3):398-401

31. Zhao D,Shen Y,Peng B,et al. Micro-computed tomography evaluation of the preparation of mesiobuccal root canals in maxillary first molars with Hyflex CM,Twisted Files,and K3 instruments. J Endod. 2013,39(3):385-388

32. Hashem AA,Ghoneim AG,Lutfy RA,et al. Geometric analysis of root canals prepared by four rotary NiTi shaping systems. J Endod. 2012,38(7):996-1000

33. YaredG.Canal preparation using only one Ni-Ti rotary instrument: preliminary observations. Int Endod J. 2008,41(4):339-44

34. Roane JB, Sabala CL, Duncanson MG Jr. The "balancedforce" concept for instrumentation of curvedcanals. J Endod. 1985 May; 11 (5): 203-11

35. Varela-Patinõ P, Martin Biedma B, Rodrí guezNogueria J, et al. Fracture rate of nickel-titanium instruments using continous versus alternating rotation. Endodontic Practice Today 2008; 2: 193-7

36. Gambarini G, Rubini AG, Al Sudani D, et al. Influence of different angles of reciprocation on the cyclic fatigue of nickel-titanium endodontic instruments. J Endod. 2012, 38 (10): 1408-11

37. Pedullà E, Grande NM, Plotino G, et al. Cyclic fatigue resistance of two reciprocating nickel-titanium instruments after immersion in sodium hypochlorite. Int Endod J. 2012 Jul 3

38. Kim HC, Kwak SW, Cheung GS, et al. Cyclic Fatigue and Torsional Resistance of Two New Nickel-Titanium Instruments Used in Reciprocation Motion: Reciproc Versus WaveOne. J Endod. 2012, 38 (4): 541-4

39. Arias A, Perez-Higueras JJ, de la Macorra JC. Differences in cyclic fatigue resistance at apical and coronal levels of Reciproc and WaveOne new files. J Endod. 2012, 38 (9): 1244-8

40. Schneider K, Korkmaz Y, Addicks K, et al. Prion protein (PrP) in human teeth: an unprecedented pointer to PrP's function. J Endod. 2007, 33 (2): 110-3

41. Alapati SB, Brantley WA, Svec TA, et al. Scanning electron microscope observations of new and used nickel-titanium rotary files. J Endod. 2003, 29 (10): 667-9

42. Sonntag D, Peters OA. Effect of prion decontamination protocols on nickel-titanium rotary surfaces. J Endod. 2007, 33 (4): 442-6

第十章 不同根管封闭剂对根管治疗的影响

武汉大学口腔医学院　樊明文　李宇红

提要：本文内容包括不同根管封闭剂对根管治疗的影响、根管封闭剂临床特性对根管治疗的影响、总结和展望。

根管治疗术的疗效是指牙髓病、根尖周病通过根管治疗术后，在一定时间内成功、失败或其最后转归的评估。影响其疗效的关键是能否彻底消除和防止感染，而感染的控制取决于根管系统合理的清理和成形、严密的充填以及适当的冠部修复[1]。在根管清理和成形之后，严密充填根管系统对于阻止细菌再次感染根管和根尖周组织非常重要，有研究证明根管充填的质量对根管治疗的远期疗效有显著的影响。但 Schaffer 研究发现，无论采取何种充填方式，在根管治疗中单纯使用冷或热的牙胶尖而不伴随使用封闭剂者都会增加根尖微漏，影响根管治疗的疗效[2]，因此为了获得长久的根管充填效果，根管封闭剂是至关重要的。根管封闭剂作用在于粘接根管壁和核心材料之间的间隙，包埋根管内残留的细菌以及充填根管系统的不规则结构。

根管封闭剂的临床理化特性直接决定了根管封闭剂对根管治疗的影响。理想的根管封闭材料应具备如下性质：①颗粒细，易于调制，调制后具有黏性，密封性好；②有杀菌和抑菌作用；③对根尖周组织无刺激性，不会引起根尖周组织的炎症反应；④不引起根尖周组织的免疫反应，无致癌、致畸和致突变性；⑤ X 线阻射；⑥不使牙着色、不溶于组织液；⑦缓慢硬固，无收缩；⑧溶于有机溶剂，可从根管中取出；⑨容易输送入根管，具有良好的流动性；⑩有足够的操作时间等[3]。迄今为止尚未有根管封闭剂能达到上述全部要求。

根管封闭剂有很多种类,按其主要组成可以分为以下类型:氧化锌丁香油类、树脂类、硅树脂类、玻璃离子类、氢氧化钙类和新型的生物陶瓷类(iRoot SP)以及 MTA 类。不同的根管封闭剂具有不同的性质,这对最终根管治疗的成功率有重要影响。

一、不同根管封闭剂对根管治疗的影响

1. 氧化锌丁香油类　氧化锌丁香油类根管封闭剂是一种传统的根管封闭剂,常见品牌有 Pulp canal sealer、Endomethasone ivory、Roths、Tubli seal 等。这类封闭剂主要由氧化锌、松香和丁香酚组成,数小时后可硬固。为了提高其充填性能,常加入一些金属盐以提高其 X 线阻射性;加入松香和加拿大香脂增加其与牙本质的粘接性;加入微量多聚甲醛和杀菌剂使其具有抗菌作用;加入皮质激素抑制根管充填后的炎症反应。

许多研究针对其各方面的性能做了相关研究。在研究其封闭性时,发现氧化锌丁香油类封闭性表现出一定的微渗漏,可能对根管治疗的成功率产生一定影响。Wong JG 在研究 9 种树脂类封闭剂时,以氧化锌丁香油类封闭剂为对照,发现这 9 种树脂封闭剂的封闭性均优于氧化锌丁香油类[4]。Bouillaguet 以及徐琼等的研究也显示树脂类封闭剂的微渗漏明显小于氧化锌类封闭剂[5]。但 Cobankara 等研究结果显示氧化锌基质封闭剂与树脂类封闭剂微渗漏无差异。这些差异存在的原因可能是实验方法不同造成的。

此种封闭剂具有一定的抗菌性,Yazdan Shantiaee 等研究 ZOE、Apexit(一种氢氧化钙类根管封闭剂)和 AH-plus 的抗微生物作用时,发现 ZOE 有较温和的抗微生物作用,介于 Apexit 和 AH-plus 之间[6]。而 Alexandra Mussolino de QUEIROZ 比较氧化锌丁香油糊剂、含氧化锌的 Calen Paste Thickene、Sealapex 和 EndoREZ 对乳牙充填后的抗菌活性时,发现 ZOE 的抗菌活性是

最高的[7]。

在比较 AH26 和 ZOE 根管封闭剂充填根管后所导致的牙冠变色,发现 ZOE 所致的牙冠变色明显较 AH26 轻,更具有美观性[8]。

2. 树脂类 是目前临床已广泛使用的根管封闭剂,其中 AH26 和 AH plus 较为常见,其特点是硬固后体积稳定、溶解性低、封闭性好、有抗菌性、与牙本质有黏结性且 X 线阻射性强。AH26 的主要缺点是调制时释放甲醛并会使牙体染色。AH Plus 是 AH26 的改良品,固化时不释放甲醛,降低了材料的细胞毒性,同时其溶解性也降低为 AH26 的一半。

材料的溶解性和流动性对根管治疗的成功有着重要影响,这是因为溶解性与充填密合度和充填后的微渗漏有着重要关系,如果溶解性太大,牙胶尖与牙本质之间会产生缝隙,从而影响治疗的远期效果;而对于流动性而言,如果流动性太小,封闭剂不能完全充满根管系统,尤其是一些不规则的细小峡区和侧支根管;流动性太大,会增加其挤出根尖孔到达根尖周组织的可能性和量。Mcmichen 通过对 Roth801(氧化锌类)、Tubli-Seal EwT(改良的氧化锌类)、Apexit(氢氧化钙类)、AH Plus(环氧树脂类)、Endion(玻璃离子类)五种根管封闭剂的物理特性的研究发现,就溶解性而言 AH plus 最好,Tubli-seal EWT 次之,Endion 溶解最多;就流动性两言,从低到高依次是 Tubli-seal EWT、Apexit、Endion 和 Roth 801、AHplus。事实上,实验证明,AH Plus 的流动性大于国际标准化组织(ISO)的最小值[9]。

Schafer E 等在比较 AH plus,EndoREZ 和 RealSeal SE3 中根管封闭材料的理化性质(包括溶解性,硬固时间和 X 线阻射性)时,发现 AH plus 在各方面均拥有最佳的性能[10]。Melahat Gorduysus 等研究不同根管封闭剂的 X 线阻射性时,发现 AH plus 在标准组和根管封闭剂单独充填刺激根管时表现出了最高的 X 线阻射性,在与牙胶配合充填刺激根管时,Sealite(基质为氧化锌)表现出了最高的辐射阻射性[11]。

在根管治疗过程中,根管封闭剂可能会被推出根管系统,存在于根尖周部位与组织直接接触。因此,这就要求根管封闭剂具有良好的生物相容性,主要包括基因毒性和细胞毒性两个方面。ISO标准认为环氧化树脂类封闭剂没有细胞毒性,而其基因毒性是几种材料中最强的,并且随着剂量的增加对DNA损害也增加。如AH26在固化后开始释放甲醛,并在第2天时达到最高浓度[12]。

根管经过机械预备和化学冲洗后,其内的感染物质难以清理干净,即使经过根管消毒也不能完全消除根管系统内的微生物和毒素。因此,根管充填材料的抗菌性显得尤为重要。环氧化树脂类封闭剂的抗菌性通过释放甲醛产生。Yazdan Shantiaee等比较AH26、Apexit、纯ZOE,发现AH26的抗菌性显著高于其他材料[6]。Ozcan E等研究多种根管封闭材料的抗白色念珠菌性,也发现AH plus在新鲜配制后能表现出较强的抗菌性,且抗菌性在第1天和第7天无明显差异[13]。但Barros J等在研究AH plus和Pulp Canal Sealer EWT的抗菌性、物理化学性能和机械性能时发现,新鲜配制的AH plus表现出抗菌性,但是这种抗菌性在7天后就会明显减弱[14]。其他实验也证实,许多根管充填材料的抗菌性时随时间推移而减弱的。

3. 硅树脂类 RoekoSeal是硅树脂类封闭剂的代表,主要成分为硅氧烷。聚合时有轻微的体积膨胀、不溶性、不吸收,因此具有较好的封闭性;与牙本质无化学黏结,易取出,再治疗容易。Gutta Flow是一种常温可流动牙胶根管封闭剂,由硅树脂根管封闭剂(RoekoSeal)和直径约30μm的牙胶粉末组成。使用时将两者(约各占50%)混合,用充填枪注入根管后只需加入主牙胶尖即可。GuttaFlow根管封闭剂的流动性能好,能将侧支根管、峡部等充盈;不需要加热设施,常温下即可进行,避免了因加热而产生的牙周膜损伤。此外,这类封闭剂不含丁香油,对根尖周组织刺激小。Silva EJ等在比较8中根管封闭材料(AH Plus、Epiphany、Endomethasone N、EndoREZ、MTA Fillapex、Pulp Canal

Sealer EWT、RoekoSeal and Sealapex)经 5 周接触后对 3T3 成纤维细胞的细胞毒性,同样发现 RoekoSeal 未表现出任何细胞毒性,而其他材料均表现出细胞毒性,随着时间延长而逐渐降低[15]。

但是 Ozcan E 等研究多种根管封闭材料的抗菌性时,发现 GuttaFlow 与其他封闭剂不同,即使在新鲜配制也没有抗菌性[15]。Heyder M 等发现在研究比较 8 种根管封闭剂对根管内粪肠球菌、核梭杆菌、牙龈卟啉单胞菌的抗菌性时,发现 RoekoSeal 未显示出任何抗菌性[16],与上述实验结果相似。同样的,Ozcan E 研究 iRoot SP,MTA Fillapex 和 GuttaFlow 对白色念珠菌的抗菌性时,也发现 GuttaFlow 任何时间段均未表现出明显抗菌性[13]。

4. 玻璃离子类 玻璃离子水门汀(GIC)是硅酸铝玻璃粉与聚丙烯酸水溶液混合而成的高分子聚合物。它具有良好的理化性能、生物相容性、粘接性和一定的抗菌性。其中良好的粘接性是其最大的优点,因为它可以通过超微结构的连锁作用与牙本质表面粘接,玻璃离子的聚丙烯酸根离子可与羟磷灰石中的磷酸根离子发生置换反应,而且这一反应是不可逆的[17]。但玻璃离子良好的粘接性会受到根管冲洗剂的影响,Siriporn 等通过大量离体牙实验证明,35% 磷酸和 6% 柠檬酸具有良好去除玷污层性能的同时,也有利于玻璃离子的粘接[18]。玻璃离子的抗菌性则是通过释放氟离子来实现的,抗菌性的大小与释放氟离子的多少有关。

玻璃离子类材料的封闭性能与氧化锌丁香油封闭剂类似,但是其硬固后便难以从根管系统中取出,因此玻璃离子类封闭材料治疗失败后的再治疗会比较困难。

目前玻璃离子类封闭剂主要的产品是 Ketac-Endo。它是一种预先制备好的胶囊,较粘稠不易溶解,体积变化较小,Φrstavik 等对五种不同根管封闭剂充填后体积变化的研究发现,Ketac-Endo、Apexit、Ah-flux 和 Roed 的体积变化均在 2% 之内[19]。McCort 等发现在根充早期的 2 天中,Ketac-Endo 因大量氟离子的释放,具有一定的抗菌性,但此后抗菌性会随着 F⁻ 的减少而下降,这不利于根管治疗的充填,对根管治疗的远期疗效有影响[20]。新兴出现的玻璃离子类封闭剂产品还有 Endion 和 Kaplan,它们在粘接性能和抗菌性上较 Ketac-Endo 有一定程度的提高。

此外,近年来出现的 ZUT 根管充填材料,是由玻璃离子和抗菌性沸石组成。抗菌性沸石就是以抗菌性材料为中心,外面包绕沸石(一种呈多孔状结构的铝硅酸盐矿物,主要用于分子过滤和离子交换的催化剂)。中央的抗菌材料可为碱性金属离子如:银、铜、锌,也可为有机分子如一些抗菌药物。当根充完成后,中间的抗菌性材料就会缓慢地从沸石的孔中滤出,发挥抗菌作用,并能较长时期保持抗菌性和材料的结构稳定。但与此同时,也有些实验表明,ZUT 根管充填材料会引起根尖周组织坏死、血管充血、单核细胞炎性浸润。

5. 氢氧化钙类 氢氧化钙类根管封闭剂的主要成分是氢氧化钙,其显著的优点就是具有较好的抗菌性,可在根管内缓慢释放离子,形成高度碱性环境,导致细菌细胞膜损伤,蛋白质变性和 DNA 损伤,同时还能中和残留在根管壁上的细菌毒性物质。此外,该类封闭剂还可以促进牙本质和类牙槽骨的沉积,促进牙槽骨的生长、根尖周组织的愈合,所以现阶段氢氧化钙类封闭剂多用于乳牙根管充填、年轻恒牙的根尖诱导成形术、慢性根尖周炎、修复根管穿孔、抑制牙根吸收等,梁宇红、张刚等通过对 100 例慢性根尖周炎患者的疗效评估,证明氢氧化钙封闭剂对慢性根尖周炎具有很好的临床疗效[21]。但氢氧化钙的溶解性较大,Rehman 等的研究指出:由于剂型不同,氢氧化钙根管封闭剂离子释放浓度远远低于根管封药时的药物释放速度,所以材料长时间暴露于组织液中可被溶解,其长期的稳定性受到质疑。

氢氧化钙类根管封闭剂是临床上常用的根管封闭剂。但 Leonardo 等观察了四种不同的氢氧化钙封闭剂(Sealapex、CRCS、Apexit 和 Sealer6)对鼠腹膜的毒性,发现它对于细胞质浓度、细胞膜分裂、核分裂都有影响,其机制可能是影响了线粒体和内质网的外形及酶,改变了细胞赖以生存的呼吸链和蛋白合成[22]。

氢氧化钙类根管封闭剂常见的有 Vitapex、Sealapex、CRCS、DenKEZ 和 Apexit,但临床上使用较多的是 Vitapex,它是由氢氧化钙、碘仿和硅油组成。它因超充后能在 1 周到 2 个月被根尖组织吸收,对恒牙胚无损伤,加上有 X 线阻射的性质,使其在临床应用上能获得较好的成功率。杨萍等通过研究表明,Vitapex作为根管封闭剂时,无论采用单尖法或侧压法其根尖封闭性都显著优于氧化锌丁香油类根管封闭剂,尤其以侧压充填法更佳[23]。但 Lee 等发现 Vitapex 的 PH 值明显低于氢氧化钙水溶剂,使它的杀菌性能略有下降[24]。

此外,Ersahan 等研究证明,氢氧化钙类封闭剂中的 Sealapex的溶解性明显大于 iRoot SP、AHPlus 和 EndoRez,且高于 ADA 对于根管封闭剂溶解性的要求标准,不利于对于根尖 1/3 的封闭,而 iRoot SP、AHPlus 和 EndoRez 三者之间无显著性差异[25]。

氢氧化钙类根管封闭剂的抗菌性比树脂类根管封闭剂强,但其封闭剂溶解释放的 Ca^{2+} 和 OH^- 离子会损害根管封闭剂的密封功能。有临床试验表明,Sealapex 和 CRCS 充填根管后,都能检测以小碎块形式存在的 Ca^{2+} 和 OH^-,而这样的小颗粒分散在根尖周组织中,会引起异物反应,导致单核细胞、巨噬细胞的浸润。所以,目前临床上氢氧化钙类封闭剂不作为首选根管充填的封闭剂。

6. 生物陶瓷类 生物陶瓷类材料是一种能用作特定的生物或生理功能的陶瓷材料,因其具有良好的生物相容性、力学相容性、灭菌性和良好的物理、化学稳定性,而广泛应用于医学、生物化学等领域。生物陶瓷类根管封闭剂的主要产品是 iRoot SP,其是一种新型的根管封闭剂材料,主要用于根管的封闭和侧穿修复[26-29]。iRoot SP 的组成成分有氧化锆、硅酸钙、磷酸钙、氢氧化钙、填料和增稠剂,是一种预混合、可注射、水凝固汀糊剂材料,在有水环境下凝固和硬化,其具体凝固时间与根管内的水分含量有关,若根管过分干燥,凝固时间就会相对延长。

iRoot SP是由生物相容性好的和无毒性的材料混合而成的一种新型的生物陶瓷材料。其优点主要表现在以下几个方面:①稳定性和抑菌性:iRoot SP在组织液中不发生溶解,可维持长期的稳定性;在凝固及之后的一段时间内能够释放 OH⁻,保持较高的 pH,抑制细菌的生长;②良好的封闭性:这种封闭刚开始是机械性的,随后在羟基磷灰石和牙本质间产生化学黏结反应;③良好的生物相容性:其生物相容性与 MTA 相似;④独特的硬固性能:iRoot SP具有良好的亲水性,根管内和根尖周组织潮湿的环境能够促进其固化变硬;⑤良好的 X 线阻射性:有学者对 iRoot SP的 X 线阻射性、pH 值做了具体的研究,结果发现iRoot SP的 X 线阻射性虽然低于 AH Plus,但是高于国际标准化组织规定的最小值[30]。总之,其综合性能与 MTA 相似[31],但与MTA 相比,其具有更强的操作性,更短的凝固时间,对临床医生的要求更高。具体的操作就是把 iRoot SP预先混合后被放置在注射器里,通过合适的输送头输送至根管内,约有 30 分钟的操作时间,遇水开始凝固,4 小时后凝固反应完成,凝固以后体积不收缩亦不膨胀。

此外,有实验表明使用连续波热垂直加压充填技术充填根管时,iRoot SP的根尖封闭性能与 AHPlus 相似,使用根管封闭剂 iRoot SP封闭根管时,连续波热垂直加压充填技术和单核充填技术的根尖封闭能力相似。

iRoot SP是一种新型的根管封闭剂,国外的研究主要是评价其生物相容性、抗菌性、细胞毒性等理化性能,对根尖封闭能力的研究较少,国内尚未有文献报道。因此这种新型封闭剂的长期封闭效果和临床性能需要进一步的实验来证实。

7. MTA(mineral trioxide aggregate)类　MTA 是一种三氧化钙无机聚合物,其成分包括硅酸三钙、磷酸三钙、氧化三钙和氧化硅酸盐等,它是一种新型的用于牙髓治疗的牙科材料,加入碳酸氧铋后具有和牙胶相同的 X 线阻射性能。MTA 有灰色和白色两种细腻粉末,但目前市场上可见的都是白色粉末。

MTA 的主要有以下特性:①良好的封闭性:作为根尖倒充材料其封闭性优于银汞、IRM 和 Super EBA。Torabinejad 等用电镜研究观察到 MTA 比银汞、IRM 和 Super EBA 有更好的边缘适合性。这种封闭开始是机械性的,随后可能在磷灰石和牙本质之间有化学粘接反应。②良好的生物相容性:有研究表明 MTA 的细胞毒性远小于 IRM 和 Super EBA。MTA 虽然在抑制细菌的生长方面较氢氧化钙类材料弱,但诱导根尖硬组织形成的能力强于氢氧化钙[32]。③良好的稳定性和抗菌性:MTA 在组织液中不溶解,使其能在体内维持长期的稳定性。Fridland 等发现,MTA 中的不溶性二氧化硅基质在水性环境中可长期保持结构的稳定性[33]。④良好的亲水性:在湿润的环境下可硬固,微渗漏发生的概率低,Matt 等的研究表明,MTA 在用作根尖屏障材料时使用湿棉球可以使渗漏大大降低[34]。基于 MTA 诸多的优良特性,MTA 可用于根尖屏障、根尖倒充填、根管内充填、修补根管穿孔、活髓切断和盖髓等[35]。与此同时,MTA 也存在不足之处,与水调制后呈砂样不能形成黏稠以致临床操作性较差,还有一缺点其固化时间较长。

MTA 类根管封闭剂的主要产品是 MTA Fillapex。该类材料最大的优点就能高强度释放 Ca^{2+} 离子,促进牙骨质的再生,且使用简单和操作方便,拥有较长的操作时间和凝固时间。MTA Fillapex 根管封闭失败后的再治疗也较容易去除,具有良好的流动性,可以充填根管的分叉,Hui-min Zhou 等研究发现,其流动性好于 AH Plus、GuttaFlow、ThermaSeal、PCS sealer 和 BC sealer 等根管封闭剂材料[36]。此外,MTA Fillapex 也具有较好的稳定性,与 Endosequence BC sealer 相近。

二、根管封闭剂临床特性对根管治疗的影响

1. 操作性　操作性包括操作时间(working time)和凝固时

间(setting time)2个方面。

操作时间实际上是流动性的延展部分,与医师的临床技术密切相关,要求操作时间仅比充填后的凝固时间稍短。凝固时间通常是通过对直径为2mm圆柱形试件在平面上施加0.98N的力后,表面形态变化及耐压强度增加的测试所得到的,是产品临床表现的重要参数[37]。凝固时间对根管治疗的成功有着重要作用,太长或太短的凝固时间均不利。时间太长,材料在根管内长期不凝固,对根管的封闭性会产生不利影响,且有可能对根尖周产生刺激;时间太短不利于临床医师的操作。

2. 溶解性　溶解性是通过把20mm直径1.5mm厚的碟形试件放入50ml水中观察24小时,测量水的吸光度值和试件的重量的变化所得到的。Qrstavik通过研究指出3%的溶解是可以接受的[38]。Kontakiotis等研究就指出大部分根管充填都于2年后因糊剂的溶解而导致微渗漏增加。溶解性对充填密合度和充填后的微渗漏都有着至关重要的影响,如果溶解性太大,牙胶尖和牙本质之间会产生缝隙,从而影响根管治疗的远期效果。

3. 流动性　流动性测试是将0.05ml的试件置于2个玻璃板之间,加上1.176N力观察10分钟,直径越小厚度越厚者,其流动性越差。一般要求其直径最少达到20mm大小。流动性太小,封闭剂不能完全充满根管系统,尤其是一些不规则的细小峡区和侧支根管;流动性太大,会增加其挤出根尖孔到达根尖周组织的可能性和量。虽然目前所使用的根管封闭剂的生物相容性都大大提高,但是还是应尽量减少超出根尖的量。需要指出的是,临床上有时会有部分根管封闭剂超出根尖,形成泪珠状影像,也是可以接受的。

4. X线阻射性　X线阻射是根管封闭剂必须具备的特性,这种特性是我们检验根管预备、根管充填效果的必要性质。虽然X线阻射性有助于临床医师判断根管充填的范围和密度以便评估根管治疗的疗效,但需要指出的是很强X线阻射性能往往掩盖了我们对其间的气泡、裂隙等的观测。

5. 封闭能力 Grossman 认为根管充填的作用在于封闭根管,根管封闭越好,微渗漏越小,术后再感染的可能性就越小,预后也就越好[39]。单独依靠牙胶尖很难获得良好的根管封闭性,根管封闭剂是至关重要的。根管封闭能力的大小直接影响根管治疗的疗效,是选择根管封闭剂的重要参考因素。

6. 生物相容性 根管封闭剂与人体组织相接触,良好的生物相容性是必须的。主要有细胞毒性和基因毒性两个方面。ISO 标准认为不同种类的封闭剂之间的细胞毒性具有显著性差异:环氧化树脂类封闭剂没有细胞毒性;氧化锌丁香油类封闭剂有较高的细胞毒性,并随着作用时间的延长而降低;氢氧化钙类封闭剂也有较高的细胞毒性,但不随着作用时间的延长而降低。但是于基因毒性而言,氢氧化钙类封闭剂未发现有基因毒性;环氧化树脂类封闭剂是几种材料中基因毒性最强的,并且随着剂量的增加对 DNA 损害也增加。

7. 抗菌抑菌性 根管内的细菌是难以完全去除的,所以根管封闭剂良好的抗菌性会增加根管治疗的成功率。许多封闭剂的抗菌性可能与它们的化学特性有关。氢氧化钙类封闭剂通过释放出 OH^- 达到抑菌的效果。玻璃离子类封闭剂通过释放 F^- 来提高其抑菌性。环氧化树脂类封闭剂释放甲醛。

三、总结和展望

根管系统非常复杂,存在副根管、侧支根管、根管峡区、根尖分歧等各种不规则的区域[40]。临床上主要采用根管封闭剂加根管充填材料的方式来严密封闭根管系统。根管封闭剂主要是用来封闭根管系统的不规则区域,连接根管充填材料和根管壁,而根管封闭剂不同的临床特性决定了其根管封闭能力的大小,也间接决定了对根管治疗疗效的差异性影响,所以我们应该通过综合评定根管封闭剂的各种临床特性来考量一个根管封闭剂的好坏,而不是某种特性。

虽然目前应用于临床的根管封闭剂各式各样,新兴研究的封闭剂材料也层出不穷,但还没有一种封闭剂能达到理想根管封闭剂的标准。我们在希望有更好封闭性能的封闭剂出现的同时,也希望我们的临床医生在了解不同根管封闭剂的临床特性后,在面对根管治疗的各种适应证时,能做到根管封闭剂与根管充填材料的最佳结合,根管封闭剂与根管适应证最佳结合,以期达到最好的临床疗效。

参考文献

1. Peters OA. Current challenges and concepts in the preparation of root canal systems:a review. J Endod. 2004,30(8):559-567

2. Schaffer E. Effect of three different sealers on the sealing ability of both thermafil obturators and cold laterally compacted gutta-percha. J Endod. 2002,28(7):638-642

3. Ray H,Seiltzer L. A new glass lonomer root canal sealer. J Endod. 1991,17 (12):598-603

4. Wong JG,Caputo AA,Li P,et al. Microleakage of adhesive resinous materials in root canals. J Conserv Dent. 2013,16(3):213-218

5. Bouillaguet S,Shaw L,Barthelemy J,et al. Long-term sealing ability of Pulp Canal Sealer,AH-Plus,GuttaFlow and Epiphany. Int Endod J. 2008,41(3): 219-226

6. Yazdan Shantiaee,Omid Dianat,Anoosheh Janani,et al. In Vitro Evaluation of the Antibacterial Activity of Three Root Canal Sealers. Iranian Endodontic Journal. 2010,5(1):1-5

7. Alexandra Mussolino de QUEIROZ,Paulo NELSON-FILHO,Léa Assed Bezerra da SILVA,et al. Antibacterial Activity of Root Canal Filling Materials for Primary Teeth:Zinc Oxide and Eugenol Cement,Calen Paste Thickened with Zinc Oxide,Sealapex and EndoREZ. Braz Dent J. 2009,20 (4):290-296

8. Maryam Zare Jahromi,Amir Arsalan Navabi,Mahsa Ekhtiari. Comparing Coronal Discoloration Between AH26 and ZOE Sealers. IEJ Iranian Endodontic Journal. 2011,6(4):146-149

9. McMichen FR,Pearson G,Rahbaran S,et al. A comparative study of selected physical properties of five root-canal sealers. Int Endod J. 2003,36(9):629-635

10. Schäfer E, Bering N, Bürklein S. Selected physicochemical properties of AH Plus, EndoREZ and RealSeal SE root canal sealers. Odontology. 2013, [Epub ahead of print]

11. Gorduysus M, Avcu N. Evaluation of the radiopacity of different root canal sealers. Oral Surg Oral Med Oral Pathol Oral Radiol Endod. 2009, 108(3): 135-140

12. 查光玉, 张加理. 根管封闭剂的临床理化特性. 口腔医学. 2007, 27(7): 380-383

13. Ozcan E, Yula E, Arslanoğlu Z, et al. Antifungal activity of several root canal sealers against Candida albicans. Acta Odontol Scand. 2013, 71(6): 1481-1485

14. Barros J, Silva MG, Rodrigues MA, et al. Antibacterial, physicochemical and mechanical properties of endodontic sealers containing quaternary ammonium polyethylenimine nanoparticles. Int Endod J. 2013, [Epub ahead of print]

15. Silva EJ, Santos CC, Zaia AA. Long-term cytotoxic effects of contemporary root canal sealers. J Appl Oral Sci. 2013, 21(1): 43-47

16. Heyder M, Kranz S, Völpel A, et al. Antibacterial effect of different root canal sealers on three bacterial species. Dent Mater. 2013, 29(5): 542-549

17. Martine Guigand, Pascal Pellen-Mussi, Anne Le Goff. Evaluation of the Cytocompatibity of Three Endodontic Materials. J Endod. 1999, 25(6): 419-423

18. Chung HA, Titley K, Torneck CD. Adhesion of Glass-Ionomer Cement Sealers to Bovine Dentin Conditioned with Intracanal Medications. J Endod. 2001, 27(2): 85-88

19. Orstavik D, Nordahl I, Tibballs JE. Dimensional change following setting of root canal sealer materials. Den Mater. 2001, 7(6): 512-519

20. Timpawat S, Harnirattisai C, Senawongs P. Adhesion of a Glass-Ionomer Root Canal Sealer to the Root Canal Wall. J Endod. 2001, 27(3): 168-171

21. 梁宇红, 张刚, 王嘉德. 氢氧化钙封闭剂治疗慢性根尖周病临床疗效评价. 中华口腔医学杂志. 2007, 42(11)

22. Renato de Toledo Leonardo, Alberto Consolaro, Iracilda. Evaluation of Cell Culture Cytotoxicity of Five Root Canal Sealers. J Endod. 2000, 26(6): 328-330

23. 杨萍, 耿发云, 彭勇等. Vitapex 根充糊剂的封闭性研究. 口腔医学.

2004,24(1)

24. Lee KH Ahn Ys,Lee KW. Alkalinity change in root dentin following calcium hydroxide dressing.1997

25. Ersahan S,Aydin C.Solubility and apical sealing characteristics of a new calcium silicate—based root canal sealer in comparison to calcium hydroxide—methaerylate resin—and epoxy resin—based sealers. Acta Odontol Scand. 2012,22 [Epub ahead of print]

26. Hess D,Solomon E,Spears R,et al. Retreatability of a bioceramic root canal sealing material.J Endod. 2011,37(11):1547-1549

27. Loushine BA,Bryan TE,Looney SW,et al. Setting properties and cytotoxicity evaluation of a premixed bioceramic root canal sealer. J Endod. 2011,37(5):673-677

28. Damas BA,Wheater MA,Bringas JS,et al. Cytotoxicity comparison of mineral trioxide Aggregates and EndoSequence bioceramic root repair materials. J Endod. 2011,37(3):372-375

29. Leal F,De-Deus G,Brandao C,et al. Comparison of the root-end seal provided by Bioeeramic repair cements and White MTA. Int Endod. 2011, 44(7):662-668

30. Candeiro GT,Correia FC,Duarte MA,et al. Evaluation of radiopacity,pH, release ofcalciumions,and flow of a bioceramic root canal sealer. J Endod. 2012,38(6):842-845

31. Ma J,Shen Y,Stojicic S. Biocompatibility of two novel root repair materials. J Endod. 2011,37(6):793-798

32. Torabinejad M,Hong CU,Pitt Ford TR,et al. Cytotoxicity of four root end filling materials. J Endod. 1995,21(10):489-492

33. Fridland M,Rosado R. Mineral trioxide aggregate(MTA) solubility and porosity with different water-to-powder ratios. J Endod. 2003,29(12):814-817

34. Matt GD,Thorpe JR,Strother JM,et al. Comparative study of white and gray mineral trioxide aggregate(MTA) simulating a one- or two-step apical barrier technique. J Endod. 2004,30(12):876-879

35. Torabinejad M,Chivian N. Clinical applications ofmineral trioxide aggregate. J Endod. 1999, (25):197-205

36. Hui-min Zhou,Ya Shen,Wei Zheng,et al. Physical Properties of 5 Root Canal Sealers. JOE. 2013, (39):10

37. Solano F, Hartwell G, Appelstein C. Comparison of Apical Leakage Between Immediate Versus Delayed Post Space Preparation Using AH Plus Sealer. J Endod. 2005, 31 (10): 752-754

38. Qrstavik D. Weight loss of endodontic sealer, cementsand pastes in water. Scand JDent Res. 1983, 91 (5): 316-319

39. Grossman LI. Pioneersinendodontics. J Endod. 1987, 13 (8): 409

40. 周学东. 成人根管系统形态与根管治疗难度评估. 中国实用口腔科杂志. 2008, 1 (1) 5-9

第十一章　儿童口腔科临床与研究进展

北京大学口腔医学院　葛立宏

提要：本文内容包括儿童牙外伤的临床与研究、儿童咬合诱导的临床与研究、儿童龋病临床与研究、儿童牙髓根尖周病临床与研究和全身麻醉下儿童牙齿治疗与研究的新进展。

近年来，儿童口腔科无论是临床技术还是基础研究都有明显的发展，促进了儿童口腔医学的进步。本章主要介绍儿童牙外伤、儿童错𬌗畸形的咬合诱导、儿童龋病、儿童牙髓与根尖周病以及全麻下儿童牙齿治疗技术方面的临床与研究进展。

一、儿童牙外伤的临床与研究新进展

牙外伤是儿童时期常见的口腔疾病，指牙齿受到急剧创伤，特别是打击或撞击所引起的牙体硬组织、牙髓组织和牙周支持组织损伤。儿童心智发育不成熟、活动性较强，比成人更易发生牙外伤。儿童牙外伤具有明显性别、牙位分布特征，男孩比女孩多见，多发生在上颌中切牙或上颌乳中切牙[1,2]。由于牙外伤对患儿的生长发育和心理健康都存在很大影响，因此研究儿童牙外伤的流行病学和诊治具有重要意义，本文就儿童牙外伤的研究新进展作以综述。

(一) 乳牙外伤

乳牙外伤总的治疗原则是对继承恒牙的影响降到最低，其诊治主要参考"国际牙外伤学会（International Association of Dental Traumatology，IADT）"的指导方针。乳牙外伤最常见的处理方式是检查和随访，占 63.9%[1]。当然，根据外伤的类型、严重程度、乳牙牙根与继承恒牙牙胚关系的密切程度、距离替牙

235

的时间、患儿的配合程度等,处理乳牙外伤的方法有所不同[1-3],例如:挫入乳牙是否保留取决于挫入程度和牙根与恒牙胚的关系。当外伤力量主要为牙轴向力量,那么由于牙齿的唇侧弯曲解剖结构,牙齿会轴向和唇向移位,牙根偏向唇侧骨板;但当外伤力量主要为牙舌向力量,常见于患儿口内有异物(如安抚奶嘴、玩具)时,牙根舌向移位,可能会损伤压迫继承恒牙胚,严重时需拔除乳牙。挫入乳牙的牙根多为唇向移位,大多数能在外伤后 1~6 个月自行萌出。有研究对挫入乳牙进行随访,发现 78% 完全萌出、15% 部分萌出、7% 未萌出。

对于乳牙全脱出一般不推荐再植,乳牙再植可能影响继承恒牙胚的发育,再植乳牙术后可能会因感染、松动或牙根吸收而拔除。并且,乳牙再植有一定的经济成本,需要定期复查而增加了射线照射量,临床对乳牙全脱位一般不进行再植。目前对乳牙全脱位再植的研究主要是零散的病例报告,其中也不乏乳牙再植成功的病例[3]。年纪小、乳牙牙根发育不完全、脱出乳牙污染小、迅速回植、定期复查等因素有助于乳牙成功再植。

乳牙较少发生牙折,最近研究主要为对复杂或者罕见病例的报道。乳牙外伤可能影响继承恒牙的萌出和发育,最常见的发育异常表现为釉质出现边界清楚的斑块[4]。乳牙因外伤造成的早失可影响患儿的美观、生活质量、进食、言语,导致间隙丧失、继承恒牙萌出和发育障碍、形成不良口腔习惯[5]。

(二) 恒牙外伤

儿童恒牙外伤的诊治也主要参考IATD的最新牙外伤指南。有学者对儿童恒牙外伤的治疗方法进行了统计[6,7],釉质折断占 8~12 岁儿童恒牙外伤的 73.7%,其中大部分不需要修复治疗,儿童外伤恒牙有 38.8% 需要治疗,治疗方法主要为树脂修复和根管治疗[7]。学者们报道了不同方法治疗儿童恒牙外伤的病例[7-9],如保留复杂性冠根折牙齿采用的治疗方法,有断冠粘接术、冠延长术后修复治疗、手术推出牙根、正畸牵引、牙齿旋转180°再植和拔除等。手术推出牙根[10]也是一种可以成功治疗复杂性冠根折的方法,是通过手术器械和牙挺,使牙根到达新的位置,断端暴露于龈上的方法,此时若根折线斜向腭侧,唇侧的牙龈更靠近根尖,可以将牙根旋转 180°。与正畸牵引相比,这种方法能更好地探查根折的情况,明确剩余牙根的长度,就诊次数少,花费小,治疗周期为 3~6 个月。有报道手术推出牙根法治疗的牙齿 5 年存活率高达 80%[10]。

牙齿全脱出的再植是一个研究热点。牙齿全脱出是最严重的牙齿损伤,导致牙周膜撕脱,牙髓血供丧失,牙骨质损伤。再植时间和离体牙保存是影响再植术的主要因素。理想的离体牙储存介质要能保护细胞的活性、黏附性、良好的成骨能力以及在事故现场容易获取。目前常用的储存介质有 HBSS、Via Span、牛奶、唾液、生理盐水等。有研究显示,在体外,脱脂的巴氏消毒牛奶比 HBSS 能更有效地维持牙周膜细胞的活性和成骨能力。有巴西学者[9]研究豆奶和椰子汁作为储存介质的效果,在短期储存条件下(30 分钟),保质期长的脱脂牛奶的牙周膜细胞毒性强于豆奶和椰汁;在长期储存条件下(24 小时),豆奶和椰汁的细胞毒性弱于保质期长的脱脂牛奶和 HBSS,可见,豆奶和椰汁能较好保持细胞的活性。牙周膜细胞不仅与牙周组织再生有关,也与牙槽骨改建、牙根吸收有关,有中国学者研究发现储存介质通过 RANKL 信号通路增强牙周膜细胞的破骨细胞分化潜能,诱导牙周膜细胞分化为破骨细胞的能力可能成为评估储存介质的一个新的指标。

儿童外伤不仅造成患儿的痛苦,也成为家长的长期心理负担。有研究[6,9]显示在小孩牙外伤后,80% 的家长会觉得不安,而这种影响会持续一年,外伤牙数量与家长担心程度成正比,家长对外伤治疗的满意度和孩子的口腔健康相关的生活质量会影响家长健康相关生活质量。

二、儿童咬合诱导的临床与研究新进展

儿童错𬌗畸形的咬合诱导,是指通过间隙保持、乳牙部分

磨除法、间隙管理、牙齿微小移动、上下颌关系调整和口腔不良习惯破除等治疗手段,防止错𬌕畸形发生或对已发生的错𬌕畸形进行早期治疗等,诱导建立正常恒牙咬合关系的措施。其最终目的是达到儿童颅面牙合功能与美观的协调与平衡[11]。咬合诱导又可称为早期干预、阻断性矫治、I期矫治等,目前已成为当代儿童口腔医学与正畸学共同的重要组成部分[11]。另一方面,伴随着我国极高的儿童青少年错𬌕畸形发生率(乳牙期51.84%,替牙期71.21%,恒牙初期72.92%),为错𬌕畸形患儿提供及时、专业、有效的指导、干预和治疗,已成为我国儿童口腔科与正畸科医生重要的课题与责任。本文将就近几年,国际国内对于儿童错𬌕畸形咬合诱导的最新认识与进展进行回顾讨论,以期为广大临床医师与研究人员对于咬合诱导的认知提供参考。

(一)儿童错𬌕畸形咬合诱导的最新认识

针对儿童错𬌕畸形的干预时机的讨论由来已久。对于是否有必要进行乳牙和替牙期的早期干预,至今学者们都存在争议。通过对近年各研究报道的认真分析发现:①几乎所有类型的错𬌕畸形均能从早期的阻断性治疗中获益,但干预的效果与错𬌕的类型有很大关系[11-14]。例如,对于反𬌕的干预效果就会优于安氏Ⅱ类错𬌕的治疗效果;②目前不同研究结果的争论,其本身受到治疗方式、患儿年龄的跨度、观察指标与手段等多种因素的影响[13,15];③即使对于双期治疗的患儿,早期干预能减少更为严重的错𬌕畸形在恒牙列时期的发生,并使得后续的第2期治疗更为简单[13];④早期干预,能明显降低牙齿外伤的风险[7,15],并能及时纠正各类口腔不良习惯;⑤当早期干预手段被应用于公共卫生体系中时(如在社区中免费为所有有适应证的儿童进行早期矫治干预),其将显示出极大的益处[15-17]。文献显示[15],在观察约3年后,干预组中需接受正畸治疗儿童比例可降至13%,而对照组中则有高达88%的儿童仍需接受正畸治疗;从以上的分析结果可以看出,积极为乳牙和替牙期患儿提供早期错𬌗畸形的干预是有益的。

同样的观点也获得了国际主流正畸专业人士的认可。美国正畸医师协会(American Association of Orthodontists)建议：儿童的第一次正畸专业检查，不能晚于7岁。协会指出，当儿童出现前牙反错𬌗、后牙反错𬌗、牙列拥挤、开错𬌗、前牙前突、深覆𬌗、低咬合、牙齿间隙、口腔不良习惯(吮指等)、替牙障碍、咀嚼障碍、口呼吸、关节弹响或活动障碍、发音障碍、咬唇或咬颊、面部不对称、紧咬牙或夜磨牙时，都应该及时咨询专业医生，并获得及时早期干预和帮助。同时协会认为，儿童错𬌗畸形的早期矫治，能帮助儿童：①获得颌骨的协调生长；②降低前牙前突而造成的牙外伤的风险；③纠正口腔不良习惯；④改善面型；⑤引导恒牙在更适宜的位置萌出排列；⑥构建更为协调的牙齿、唇部和面部关系。

另一方面，对于什么是对患者更为有益的评判标准，我们也有需要进行新的思考。在传统的临床研究中，各国学者多主要集中关注治疗效果、治疗效率及治疗成本的比较[15,17-19]。在此评判标准下，某些错𬌗类型，如中重度的Ⅱ类错𬌗、严重的骨性Ⅲ类错𬌗等，确实存在晚期治疗效率高于早期干预的现象。但错𬌗畸形的发生，会直接影响患儿牙列及颌面部的美观协调，以及咀嚼发音等功能的正常。这些方面，都会在不同程度上影响患儿生存质量及心理、人格的健康发展。因此，对于处于生理心理重要发育阶段的儿童来说，单一的临床客观指标评判，显然是不全面的。已经有越来越多的中外学者建议，临床医生应当适度放弃正畸治疗的效率，通过及时的早期干预，为患儿换取功能的恢复和生存质量的提高，以利于其健康心理及健全人格的形成。因此，积极开展儿童错𬌗畸形的咬合诱导，是明显利大于弊的，并且在目前我国儿童错𬌗畸形高发的现状下，也是必须的。

(二)儿童错𬌗畸形咬合诱导的特点及原则

儿童正处于其生长发育的高峰阶段，对其开展的干预治

疗,有其生理方面的优势。同时,由于发育阶段的不稳定性,相关治疗手段也有着其特点及原则,现归纳总结如下:

1. 咬合诱导不同于恒牙列期的全面矫治,不追求完美的咬合关系,只注重牙列、面部骨骼的正常关系,以避免错𬌗加重及不可逆的软硬组织破坏的发生。

2. 咬合诱导应当有清楚的治疗目的和明确的诊疗计划。

3. 进行咬合诱导的医师,应当经过严格的专业培训,熟练并认真使用照片、石膏模型、曲面体层片、头颅侧位片资料,掌握牙量、骨量和头影测量等分析技术。

4. 咬合诱导的手段宜简易,治疗时间宜短,有效治疗时间应控制在 18 个月内。

5. 咬合诱导的治疗结果并非最终结果,其𬌗发育的稳定性需要长期观察,注重保持器的佩戴,同时对于可能的第 2 期矫治要有充分的认识。

6. 在咬合诱导开展之前,必须取得患儿及其家长的理解和配合。医师需对患儿和家长进行充分的专业指导宣教,了解他们的需求和担忧,否则任何治疗都将无法有效开展。

(三) 口腔不良习惯、呼吸系统疾病和全身疾病对儿童错𬌗畸形的影响

口腔不良习惯、呼吸系统疾病和某些全身疾病都是儿童错𬌗畸形发病的重要原因,不同的病因会造成不同类型的错𬌗畸形。近几年,关于这些疾病对儿童错𬌗畸形的影响,及其针对性的治疗研究,越来越受到国内外临床医师和研究人员的重视。

常见的口腔不良习惯包括伸舌、口呼吸、吮指、安慰奶嘴使用不当、吮颊、咬唇和咬物等。口腔不良习惯对于错𬌗的影响与其频率及持续时间有关,一般持续时间每天大于 6 小时的不良习惯会造成错𬌗畸形。

在口腔不良习惯中,最为常见的是吮指和安慰奶嘴使用不当,易导致患儿开𬌗、后牙反𬌗和前牙深覆盖。有文献报道[11,19]

显示,如在儿童 6 岁前纠正吮指和使用安慰奶嘴的习惯,则会有 70.1% 的开𬌗和 12.2% 后牙反𬌗及 27.1% 的前牙深覆盖能自行纠正。有趣的是,吮指习惯和停母乳时间及停用安慰奶嘴的时间又有着相关性。当儿童早于 12 个月时停母乳或在 14 个月时停用安慰奶嘴,都会大幅增加儿童吮指习惯的发生。这一有趣的现象再次向我们提示,吮吸在婴幼儿生长发育初期有着特定的生理和心理意义。儿童的口腔不良习惯的发生,往往有其内在的心理需求因素。在进行不良习惯的纠正时,不能只专注于形式上的矫正过程,还应该多分析其心理原因。将适当的心理评估过程加入到口腔不良习惯的纠正治疗过程中,是有必要的,也将是我们口腔临床医生今后需要注意和加强的领域。

另一种常见的口腔不良习惯是吐舌。吐舌是个体发育过程中从婴儿吞咽到成人吞咽的必经阶段。但如果在 4 岁后仍保留婴儿吞咽习惯,则会导致开𬌗等错𬌗畸形。

过敏性鼻炎、肥胖和过敏体质,这些局部呼吸系统和全身疾病,会造成口呼吸、阻塞性睡眠呼吸暂停等问题的发生。如状况长期得不到改善,将导致患儿发生低舌位、肌平衡的改变,进而导致深覆盖、开唇露齿、后牙反𬌗等错𬌗畸形的发生及颌面部发育的异常。另据报道[15],在曾接受过抗癌治疗的儿童中,尤其是在 3 岁前就开始接受治疗的儿童,其第一恒磨牙异位萌出的发病率会显著升高。因此,对于特定儿童群体的重点关注,帮助其及时找到和去除病因,尽早发现和治疗错𬌗畸形,将是我们工作中的又一要点。

口腔不良习惯需要在乳牙和替牙列时就进行早期的干预治疗。如不良习惯保持到儿童、青少年时期甚至成人时,牙齿矫治将变得非常困难。即使矫治成功,长期保持也会成为难题。在治疗不良习惯时,首先应寻找并去除患儿生理或心理上的病因。同时,配合不同类型的矫治器治疗。传统的口腔不良习惯的矫治器针对不同形式的不良习惯而设计,如:矫治口呼吸的前庭盾、矫治吮指的手指套、矫治伸舌的舌刺和舌挡、矫治咬唇的唇挡等。

(四) 两种新型矫治器的介绍

随着当代矫治技术的发展,目前已设计出多种可在乳牙、替牙期进行综合性咬合诱导的活动矫治器,其在矫治的同时,还有纠正和预防口腔不良习惯的作用[11]。以下对两款使用较为广泛的该类矫治器进行简介。

1. 牙齿萌出诱导矫治器(Eruption Guidance Appliance,EGA) EGA 的设计原理是用来引导萌出中的牙齿在牙周韧带纤维发育完成前进入正确的位置。其主要适用于处于萌出活跃期的患儿。Keski-Nisula 等经过长期纵向观察研究发现,EGA 应用于咬合诱导时,能有效治疗深覆𬌗、深覆盖、开𬌗、下切牙咬腭部牙龈、牙列拥挤和Ⅱ类错𬌗,能增加下颌骨和面中部的长度,并有扩弓的作用。但其对上颌骨无显著改变。同时,其长期稳定性也得到认可。

EGA 使用简单,仅需患儿每天夜间佩戴。如在初戴时出现佩戴困难,则需在白天加戴 1 小时,直至夜间佩戴无问题为止。因此,其对患儿的依从性要求较传统的功能矫治器和活动矫治器要低,也更易为患儿所接受,从另一个角度提高了治疗的成功率。所要注意的是医生需向家长及患儿做好治疗前解释工作,坚持佩戴。

同时,EGA 医师应具备牙颌生长发育及正畸相关专业知识,需必要的培训。其操作简便,复诊时仅需较小的调整、较少的椅旁时间和定期复查,因此非常适合于儿童口腔科医生开展咬合诱导的工作。

2. 肌功能训练矫治器(myofunctional trainer) 肌功能训练矫治器的设计原理是通过分离下唇与牙弓,阻止舌和下唇吞咽过程中的位置异常,进而消除口腔功能异常、建立肌平衡、纠正上颌前突。同时促进翼外肌的功能,前移下颌骨。其能有效治疗吮指、咬唇、异常吞咽、咬颊、口呼吸、夜磨牙等不良习惯,减少前牙覆盖。

简易、经济同样是肌功能训练矫治器的优点。其仅需患儿白天佩戴1小时,夜间全程佩戴。但同时,研究人员也强调,虽然矫治器简化了临床的操作,但医师仍需认真选取适应证,并接受必要的培训。

总之,儿童期的错𬌗畸形需进行及时和专业的干预治疗。在开展各类干预治疗时,临床医生要明确自己的责任,把握好适应证和治疗原则,并认真分析错𬌗发生的病因,鼓励并帮助患儿和家长寻找最为合适的治疗方案,为每位患者寻求最大的治疗收益。

三、儿童龋病临床与研究进展

龋病是儿童口腔门诊中最常见的疾病。近年来儿童龋病病因学、诊断、治疗和预防研究都取得了不同程度新进展。

(一) 龋病病因学理论

目前的研究认为龋病是产酸菌酵解糖产生酸,从而使牙齿硬组织脱矿的过程。Simon 等[20]学者研究发现釉质龋表面的菌斑微生物构成与牙本质龋和正常牙面的菌斑微生物构成有很大的不同,基因表达分析发现菌斑微生物中与酸耐受与糖酵解相关的基因仅在釉质龋阶段过表达,而与渗透压耐受和胶原水解酶、蛋白酶等分解牙本质相关的基因则在牙本质龋阶段显著过表达。由此作者认为龋病的发病机制是一个动态变化的过程,在牙本质龋阶段产酸菌与蛋白水解菌共同发挥作用。

致龋微生物与环境因素在龋病发生中的作用已得到广泛而卓有成效的研究,但龋病与遗传、基因的关系还有待进一步探索。Kulkarni 等[21]研究了味觉受体基因(sweet taste receptor,Tas1r2)和葡萄糖转运蛋白2(glucose transporter,GLUT2)基因多态性与龋病的关系,发现 Tas1r2 和 GLUT2 的基因型会影响人群的患龋风险。Shimizu 等[22]通过基因连锁分析发现5q12.1-5q13.3 这个基因片段与菲律宾家庭的低龋易感性相关联,然后利用 DNA 指纹技术在该片段中发现前列腺激素转录调节因子 1(prostate androgen-regulated transcript 1,PART1)、zinc finger SWIM-type containing 6(ZSWIM6)、细胞周期素 B1(cyclin B1,CCNB1)和基本转录因子 3(basic transcription factor 3,BTF3)等四个可疑基因,再通过转录分析发现唾液中有 BTF3 的表达且与患龋几率显著相关,从而确定 BTF3 基因可能具有一定的抗龋作用。

(二) 龋病的诊断和治疗

拉曼光谱技术是一种以拉曼散射效应为理论基础的光散射技术,是一种无损检测牙体组织成分的有效工具,在早期龋的检测中日益受到重视。Mohanty 等[23]通过离体牙早期釉质龋模型的研究发现磷酸基团(PO_4^{3-})的拉曼峰强度在正常釉质和脱矿釉质有显著变化,且与脱矿程度相关,其在位移 961cm^{-1} 的峰值最大,敏感度最高,或许可以作为临床上检测早期龋的有效工具。

铒激光在口腔医学中的应用愈来愈广泛。高能量的铒激光可以用于窝洞预备,但由于其潜在的牙周、牙髓组织损伤风险,也许并不适用于龋病预防。Y.Liu 等[24]学者发现通过低能量铒激光($5.1J/cm^2$ 或 $2.0J/cm^2$)处理后的牙面,釉质的渗透性和溶解性降低,可以使其防脱矿能力增加 38%,有希望用于临床上防止釉质脱矿。

渗透树脂治疗早期釉质龋是近年来应用于临床的微创治疗新方法。渗透树脂是低黏度树脂,可快速渗透到脱矿釉质中,通过填补釉质表面孔隙,阻止酸渗入釉质深层,终止龋病进展。Soviero 等[25]学者进行了首次渗透树脂治疗乳磨牙早期邻面龋的体内研究,发现在口腔环境下,渗透树脂可渗透到龋损深度的 70%~80%,龋损范围的 54%~60%,这与之前体外研究的结果类似;同时涂布时间延长到 3 分钟和 5 分钟与涂布时间 1 分钟相比,并不显著增加治疗效果。Neuhaus 等[26]学者的研究发现龋损的活动状态和酸蚀剂种类均会影响渗透树脂的治疗效果,龋损处于活动期或用 15% 盐酸进行预处理,经渗透树脂治疗后,渗透面积及深度分别要优于龋损处于静止期或用 35% 磷酸进行预处理。

对于深龋近髓的情况,是否应完全去除龋坏牙本质一直存有争议。在一项为期 18 个月的临床随机对照试验中[27],共纳入 299 颗无症状深龋近髓的恒磨牙。实验组去腐后保留髓壁部分软化牙本质,一次性充填,对照组采用二次去腐法,结果实验组的成功率为 99%,对照组的成功率为 86%,表明去腐时保留部分软化牙本质对牙髓活力没有影响,二次去腐没有必要。在另一项临床随机对照试验中,研究者把 60 颗无症状深龋近髓的恒后牙随机分为 3 组,部分去腐后,分别用氢氧化钙(Dycal)垫底、氧化锌丁香酚水门汀充填,玻璃离子水门汀充填和蜡垫底、氧化锌丁香酚水门汀充填,3~4 个月后,3 组均观察到牙本质硬化、牙本质小管阻塞和细菌含量降低,说明氢氧化钙与玻璃离子水门汀的使用并无明显益处。

(三) 龋病预防

含氟牙膏在龋病预防中的作用已得到广泛肯定。含氟牙膏的标准氟浓度为 1000~1500ppm,但考虑到高氟浓度有导致学龄前儿童(2~5 岁)发生氟牙症的风险,适用于学龄前儿童的低氟浓度(<600ppm)牙膏得到广泛应用。然而 Santos 等学者通过系统回顾和 Meta 分析发现低氟浓度牙膏显著增加了乳牙列的患龋风险,同时并没有显著降低上前牙患氟牙症的风险,从而得出不支持学龄前儿童使用低氟浓度牙膏的结论。

Kraivaphan 等学者发现在氟浓度为 1450ppm 的含氟牙膏中加入 1.5% 的精氨酸和不可溶钙化合物(磷酸氢钙或碳酸钙),能大大提高牙膏的防龋效果。

Favretto 等学者研究了加入三偏磷酸钠(STMP)的含氟漱口水对抑制釉质脱矿的作用,发现含有 $100\mu gF/ml$ 和 0.4%STMP 的漱口水的防脱矿作用要好于只含有 $225\mu gF/ml$ 的漱口水,同时低浓度的 STMP 没有副作用且降低了漱口水的氟浓度,对儿童更加安全。

四、儿童牙髓根尖周病临床与研究进展

近年来,儿童乳牙、年轻恒牙牙髓根尖周病治疗技术进展关于材料、器械、方法及临床病例选择等方面研究较多,不同系统的根管治疗器械对根管治疗的影响方面也有文献报道[28~33]。由于篇幅有限,本节主要介绍活髓保存剂和牙髓再血管化的研究进展。

(一) 活髓保存剂

对于乳牙和年轻恒牙的局限性牙髓炎或者外伤露髓的年轻恒牙,活髓切断是一种常规的治疗手段并且成功率较高,以前的活髓切断术的盖髓材料都是氢氧化钙制剂,随着 MTA 应用的引入,临床上活髓切断时 MTA 盖髓已经成为常规。MTA 具有较好的封闭性和生物相容性,应用于活切成功率较高,另外还有一些文献研究其对于牙髓干细胞分化的作用。Min-Seock Seo 的研究结果[34]表明 MTA 可以促进牙髓干细胞的成牙源性分化,并且这种诱导能力对于未分化的干细胞的作用比已经分化的细胞作用更强。Sakurako Matsumoto 的研究[35]也支持这一结论,并且研究结果显示 MTA 促进成牙本质分化可能和其释放的钙离子有关。

虽然成功率较高,MTA 也有存在一些问题,首当其冲的就是其容易使牙冠变色,很多 MTA 盖髓后的患牙都观察到了牙冠变暗甚至变灰,白色 MTA 也不例外。Daniel Felman 的研究[36]显示白色 MTA 材料也会引起牙冠变色,变色的部位主要是在牙颈部,其原因可能和血液的渗透有关。另外,MTA 盖髓失败后根管难以打通也是临床上较为复杂的问题。因此,一些学者寻找其他可用于盖髓的材料,能达到相同的效果并且没有MTA 的缺点。Alicja Nowicka[37]发现 Biodentin 生物相容性较好,应用于直接盖髓时能达到同 MTA 类似的效果,但其封闭性尚不如 MTA。Maram Obeid 在动物实验中应用骨髓间充质干

细胞直接盖髓,发现其可以促进硬组织形成,能达到类似 MTA 的效果,但均未发现比 MTA 临床效果更好的盖髓材料。另外激光和高频波应用与活髓切断,作为止血剂也有较好的效果。Keisuke Handa 的实验中在直接盖髓时应用高频波处理牙髓断面,发现其可以减少出血、减轻炎症反应、增加修复性牙本质的产生。

(二) 牙髓再血管化

近年来,对于年轻恒牙牙髓炎及根尖周炎,再血管化成为一种新的治疗手段逐渐普及,相较于常规的根尖诱导成形,它可以使得牙根继续发育根尖孔闭合,可以减少根折的风险。但目前对于再血管化的研究都是以病例报道的形式出现,尚未有相关的临床随机对照试验。

Emi Shimizu 报道了一例年轻恒前牙外伤后再血管化治疗,在 26 个月的长期观察中,临床上没有任何症状,影像学上观察到牙根增长根管壁增厚,并且没有根尖病变,在临床和影像学上都获得了成功。但是组织学上根管内新生的组织都是骨样、牙骨质样的组织和纤维结缔组织,没有观察到牙髓组织的生成。Jo ao Eduardo Gomes-Filho 的动物实验也观察到了类似的结果,并且在他的实验中,应用富血小板血浆(PRP)和骨髓间充质干细胞(BMA)介导牙髓再生,发现其对于再血管化的效果并没有显著的提升。Gabriela Martin 使用 PRP 再血管化治疗后,发现根管内新生组织是矿化组织和纤维样组织,同样没有观察到牙髓样组织和成牙本质细胞。但是,在 Wang Yuanyuan 等的动物实验中,应用牙髓干细胞及明胶海绵支架介导比格犬年轻恒牙牙髓再生,组织切片发现了牙髓样及成牙本质样结构。在今后的研究中,应用细胞和支架技术达到真正的牙髓再生可能是新的方向。

除外年轻恒牙,一些学者也尝试用对一些根尖孔闭合的患牙进行再血管化治疗。Khimiya Paryani 的两个病例报告中,针对根尖周炎的成熟恒牙,进行了再血管化治疗,并且根管内置入胶原膜作为支架,结果都观察到了根尖周炎的愈合。Wim G.M. Laureys 的研究里结果也表明根尖孔的直径并不是影响再血管化成功的关键因素,根尖孔直径小于 1mm 的牙也可以进行再血管化治疗。这或许对成熟恒牙的根管治疗提出一个新的治疗手段。

虽然对于年轻恒牙再血管化的治疗很普遍,但也有学者提出其临床效果不可预测。Ali Nosrat 的病例报告中,根尖周炎的年轻恒牙再血管化治疗后复查 31 个月,根尖病变愈合,根尖狭窄形成,但是牙冠变色,根尖长度没有增加并且根管内没有新生的组织形成。作者认为再血管化的治疗结果不可预测,且新生组织对于牙根的发育不是必需的。不过对于一些发育异常的年轻恒牙,常规的根管治疗牙胶充填无法完成,再血管化也是一个不错的选择。Jie Yang 报道了一例Ⅱ型牙内陷的年轻恒牙,常规的根管治疗无法完成,运用再血管化技术观察到了较好的效果。

牙髓再血管化的关键是去除根管内的感染,保持一个无菌的环境,因此根管封药的杀菌性尤其重要。目前大部分病例中采用的根管封药都是三联抗生素糊剂,有小部分病例报道中应用氢氧化钙作为根管封药,也有不错的效果。也有学者建议使用 2% 氯己定凝胶作为根管封药。Warley Luciano Fonseca Tavares 实验结果表明氯己定根管封药可以阻止炎症因子的表达增加,Adriana de Jesus Soares 的一篇再血管化病例报道中,应用 2% 氯己定作为根管封药,同样取得了成功,因此,他认为 2% 的氯己定凝胶作为根管消毒剂也同样能达到较好的效果。但是在 Ronald Ordinola-Zapata 研究中,他比较了 2% 氯己定凝胶、氢氧化钙和三联抗生素糊剂对于感染牙本质模型上细菌的杀灭效果,发现相较于氯己定和氢氧化钙,三联抗生素糊剂的杀菌效果最好。另外也有文献报道低温等离子体(cold plasma)对于根管中的粪肠球菌有很强的杀灭作用,可作为新的根管消毒剂。

牙髓再血管化的操作步骤中,对剩余根管内及根尖周干细胞的保护也是很重要的一点,因此根管内封药的细胞毒性也值得注意。Sorapong Chuensombat 比较了三联抗生素中的单一成分以及联合用药时的细胞毒性,发现除了甲硝唑,所有的药物都有一定的细胞毒性,并且毒性随着浓度和时间的增加而增加。联合用药时相较于单个的抗生素其毒性更大,在 0.39mg/ml 浓度时三联抗生素毒性最小,并且有较好的抑菌效果,建议根管内封药浓度不能过高。同时,过高浓度的次氯酸钠也会对残余干细胞造成损害,Alan S. Law 的一篇综述里建议根管冲洗时使用低浓度的次氯酸钠和 17%EDTA 交替,尽可能地保护参与干细胞的细胞性能。

五、全身麻醉下儿童牙齿治疗进展

本文总结了有关全身麻醉下儿童牙齿治疗近 5 年间的文献,结合既往的热点问题,归纳如下:关于牙科全麻技术和管理改进的讨论;术后反应的相关因素;术后的口腔系统护理和疾病再次发生的预防;以及残疾儿童的全麻下牙齿治疗。

(一) 牙科全麻(DGA)管理的研究

加拿大学者提出[38],应该根据在等待期间疾病的诊断和进展的速度来为接受 DGA 的患儿安排治疗优先顺序。每一个优先级都以一个特定的诊断号及其最长的等待时间来定义。他回顾了 2005 年 6 月~2008 年 12 月 378 名接受 DGA 的患儿(10 个月 ~17 岁)病历,评估在等待期间牙齿疾病的进展和累积增加的治疗需要(cumulative burden)。在整个样本中,无论患儿全身健康与否,无论性别,疾病的治疗需要和等待时间都有显著的相关性,这种相关性在有进展性龋坏的患儿群体中更为明显,说明我们需要建立一套合理的评估系统,根据疾病的进展情况设置治疗的优先级,使 DGA 发挥更大的效益。术前检查是 DGA 的一项重要内容。当术前检查异常时,往往会改变治疗计划。美国学者回顾了 2005~2008 年一间机构中转诊来进行 DGA 术前评估的 648 名 6 岁以下患儿(9 个月~6 岁,平均 3.9 岁)的既往史和术前评估结果。如根据术前评估结果,改变了对治疗和护理方案则记为"偏差"。发现这些患儿中 63% 有既往病史、38% 有既往手术史。最终 14% 改变了原定的治疗和护理方案,最常见(29%)的是增加了对感染性心内膜炎的预防。患儿有过凝血异常和心脏异常病史最容易导致治疗和护理方案的调整。说明 DGA 的术前检查很重要,进行 DGA 的牙科医师应非常重视这一内容。另外,DGA 中有一类特殊患者需要医生特别注意,即环境烟草暴露的儿童。2005 年 WHO 估计 57.2% 的患儿在家中暴露于烟草环境。既往文献表明,暴露于烟草的患儿在 DGA 术后更容易出现气道和肺部的并发症。美国学者报告了一个 4 岁女孩的病例,患儿从出生到术前,其父母都在家中吸烟。患儿因全口龋坏需要接受 DGA 下牙齿治疗,病史中显示,患儿曾在上呼吸道感染后出现了支气管炎,但目前不需用药。DGA 过程中,患儿出现了呼吸道并发症,治疗无法进行。美国学者设计了一项研究[39],观察烟草暴露的儿童(19 个月 ~12 岁)在 DGA 中麻醉及复苏过程中出现呼吸道不良事件的可能性是否会升高。由经过统一培训的牙医、麻醉师实施标准化的麻醉流程对 99 名患儿进行了 DGA 下牙齿治疗,术后进入标准的护理程序,在麻醉期间和复苏期记录 6 种呼吸道不良事件:咳嗽、喉痉挛、支气管痉挛、呼吸暂停、分泌亢进以及气道阻塞。结果提示,烟草暴露组患儿与非暴露组患儿的呼吸道不良事件的发生差异无统计学意义,但暴露组患儿在龋坏和治疗时间与非暴露组患儿可比的情况下,复苏的时间明显延长。说明烟草暴露会提高麻醉及术后护理的难度,需要引起医师特别注意,建议在 DGA 术前对患儿进行彻底评估和病史的询问,避免烟草暴露患儿接受 DGA 后出现呼吸道并发症。

术前焦虑也是 DGA 患儿的常见问题。约旦学者进行了一项横断面研究[40],评估接受 DGA 的健康患儿术前焦虑的程度以及术前焦虑的影响因素,以及其家长在陪伴治疗过程中的紧

张情绪及态度。以国际情绪评分量表（Global Mood Score）评估
118名接受DGA的患儿在麻醉前和麻醉中不同阶段的情绪,全
程有家长陪伴。以多变量分析判断变量(年龄、性别、转诊原因、
过去的DGA经历、陪伴的家长、家长的紧张程度)对于患儿的
焦虑程度的影响。以问卷评估家长的紧张程度以及对于陪伴孩
子的态度。结果显示,在麻醉诱导阶段,儿童焦虑程度显著升
高。过去的DGA经历与焦虑程度密切相关。家长的紧张程度、
陪伴人、年龄、性别与儿童的焦虑程度无关。同时在麻醉诱导阶
段,家长的紧张程度也达到峰值,母亲比父亲更加紧张,且小于
5岁的儿童,家长更容易紧张。提示为获得患儿及家长更好的
配合,在术前经对其进行充分的解释和教育,缓解其在麻醉诱导
阶段的焦虑程度。除了解释和教育,还可以通过术前用药降低
患者的焦虑程度。英国学者对179名5~10岁(平均6.53岁)接
受DGA下治疗的患儿进行随机对照双盲实验,实验组儿童术前
经黏膜给予0.2mg/kg咪达唑仑(咪达唑仑置于患儿颊部),对照
组给予安慰剂。以焦虑量表记录术前和术后48小时的牙科焦
虑水平、麻醉诱导时的行为,以Rutter Scale量表在术前和术后
1周由家长为患儿的心理问题评分。DGA术后1、3、6个月复诊。
结果显示,总样本中患儿的牙科焦虑状态没有改变,但焦虑程度
最高的一类患儿在接受咪达唑仑后焦虑程度有下降。诱导和术
后复诊时的行为两组没有差异。说明对于极度焦虑的患儿,术
前经黏膜给予0.2mg/kg咪达唑仑可能会降低其焦虑程度,可以
考虑临床应用。

(二) DGA术后反应的相关因素

以往关于DGA术后反应的文献已有许多。巴西学者在对
DGA术后反应是否与特定的治疗有关的研究中印证了前任的
结论,证明预成冠修复和保持器佩戴与术后即刻不适有关,但与
后续的术后不适无关。此外还提出,术后复苏期间睡眠时间越
长,复苏后的即刻不适越少。以往没有特别针对DGA术后恶心
呕吐(PONV)的深入探讨。近来日本学者提出[41],临床上发现

有精神缺陷的患儿比健康患儿更容易出现术后恶心呕吐。因此他通过研究 231 名接受 DGA 的精神缺陷的患儿,提出了术后出现恶心呕吐的危险因素。假设的 10 个危险因素为年龄、体重、性别、DGA 时间、异丙酚的使用、七氟醚的使用、笑气的使用、新斯的明的使用、出血的操作、补液量。231 名患儿中 13 名出现了术后恶心呕吐,多元分析显示,异丙酚的应用会降低 PONV 的发病率,年龄增加会降低 PONV 的发病率,男性患儿的 PONV 发病率低于女性患儿,但这些危险因素的确定还需进一步证实。以往报道,拔牙术后菌血症(bacteremia following dental extractions,BDE)的发生可能与口腔卫生状态、牙齿拔除数量和麻醉方法有关。葡萄牙学者[42]在 210 名接受常规治疗和 DGA 下治疗的患者中统计了 BDE 的发生率、持续时间以及病因。收集基线、拔牙术后 30 秒、15 分钟、1 个小时后的血液样本,用常规方法对血液中的微生物进行分离培养鉴定。发现拔牙术后 30 秒、15 分钟、1 个小时 BDE 的发生率分别为 71%、45% 和 12%。多因素分析结果显示,麻醉方式(局部麻醉或全麻)是与 BDE 相关的唯一因素,全麻患儿 BDE 的发生率显著高于局部麻醉。提醒 DGA 医师注意,对于有全身疾病的患儿,避免一过性菌血症造成的不良后果。

(三) DGA 术后的口腔卫生护理和疾病再次发生的预防

DGA 后的术后定期复诊和家庭口腔卫生护理对于预防疾病再次发生甚至再次接受 DGA 是极其重要的。因此近 5 年来也有多篇文献探讨 DGA 后的复诊和口腔卫生护理的问题。

美国学者[43]对 39 名接受 DGA 的 2~5 岁儿童,在术前取菌斑和唾液的基线样本。术后 1 周和 3 个月时再次取样本,记录样本中变形链球菌(S. mutans)的水平。结果显示,在 3 个月内,DGA 下治疗使得唾液和菌斑样本中变形链球菌的水平较术前显著下降。但 3 个月时的唾液的变形链球菌浓度较术后 1 周明显上升。说明 DGA 下的综合治疗至少在 3 月内会使口腔内的变形链球菌水平明显下降,短期内 DGA 下的牙齿治疗会极大地改善患儿的口腔环境。但长期的口腔卫生情况却并不乐观。加拿大学者[44]回顾性了一间私人诊所中2005年1月~2007年12月间DGA下进行牙齿治疗的269名6岁以下的患儿,研究DGA后24个月内ECC的复发和影响因素。DGA后,仅62%患者12月内至少接受了一次复查,此时24%患儿有新发龋。DGA后13~24个月有36名患儿接受复查,此时53%的患儿有新发龋。说明短期内接受DGA的患儿的口腔卫生行为有改善,因此新发龋率(DGA后1~6个月)并未出现爆发。但是一段时间后(19~24个月)这种良好的口腔卫生难以保持,出现了龋病的复发。英国学者[45]进行的纵向回顾性研究结果显示,8.9%的患儿需要计划外再次DGA,且再次DGA时,拔除的牙齿中71.9%第一次DGA时还没有龋坏或没有萌出。是否规律复诊是与再次DGA高度相关的因素,不规律复诊者再次DGA的风险是规律复诊者的4倍。因此,为了降低ECC患者DGA后的再治疗需要,应给予这些患儿长期的综合、密切的龋病预防措施,同时提高复诊率。文献表明,社会经济因素对DGA术后的复诊率有影响。美国学者对100名接受DGA下牙齿治疗的患儿家庭进行一项有26个小项的调查,对患儿术后是否能按时复诊与儿童、家庭、诊所和环境因素(社会经济模型中的变量)的相关关系进行χ^2分析和多元回归分析。此研究中复诊率仅为47%。结果发现,有两个因素对复诊率有影响:①没有固定口腔医生及机构的患儿复诊率低;②ASA2或3级的患儿较ASA1级患儿复诊率低。在同一研究目的下,英国学者统计了1999~2007年间从同一间私人诊所转诊来DGA的287名患者(平均年龄9.4岁,20.7%在5岁以下),分析患者的性别、年龄、转诊至DGA的原因、拔牙个数、术后护理以及所在地区的贫困指数。发现经济贫困地区的患者不仅DGA的需求更大,其术后的复诊率也明显低于富裕地区(87个未按时复诊患者中72名来自贫困地区)。说明对这类预期复诊率低的高危患者,在DGA术后必须强调复诊的重要性。对于如何提高复诊率,医师们提出了很多措施,比如 Kentucky 大学的住院医设立了一个项目,考察 10 美金的经济激励是否可以促进家长在 DGA 术后带孩子复诊接受术后复查。69 名 2007 年 10 月 ~2008 年 3 月接受 DGA 下牙齿治疗的患儿,如果术后 1 周及时复诊,将得到 10 美金的奖励。历史对照是 2006 年 10 月 ~2007 年 4 月间接受 DGA 的患儿 100 名,计算其复诊率作为基线。历史对照的基线为 66% 的患儿复诊,而研究对象中 65% 的患儿按时复诊,因此,在这个人群中的研究说明 10 美金的激励并不能激励家长及时复诊。如何提高复诊率,还需要制订更有效的宣教策略。除规律复诊外,家庭口腔卫生护理也是预防疾病再次爆发的一个重要方面。南非学者对 68 名接受 DGA 下治疗的患儿进行电话回访,根据患儿家长报告的口腔护理方法,评价家长的口腔健康知识和疾病预防措施。其中 86% 的家长对龋病的病因有清晰的认识。44% 的患儿家长对给孩子刷牙比较认真,但 51% 患儿 DGA 后进食甜食的频率没有改变。63% 的患儿全麻术后一周按时接受了复查,只有 22% 的患儿按时接受了 3 个月的复查。说明家长虽然对口腔健康行为会保护牙齿这一观念是认可的,但并不会完全将这一观念付诸于实践,这也是导致疾病再次爆发的重要原因之一。

(四)残疾儿童的全麻下牙齿治疗

有身体和智力或精神缺陷的患儿往往伴随有严重的口腔问题:包括口腔卫生差、没有完善治疗的龋坏和缺失牙。这些儿童对牙齿操作容易产生恐惧,往往需要全麻下治疗牙齿。

巴西学者回顾了 1996~2009 年间 428 名 0~19 岁需要牙齿治疗的残疾儿童,按身体残疾和智力残疾分组,分析用药种类、诊断、治疗项目和预后发现:①身体残疾的儿童年龄较智力残疾患儿大,需要的麻醉剂量较智力残疾患儿大;②最常见的治疗项目是充填术(63%)和牙齿拔除术(47%),治疗的种类与残疾类别无关;③智力残疾的儿童需要全麻下牙齿治疗的可能性是身体残疾儿童 3 倍。美国学者对 2005~2008 年间 15 岁以下儿童进行分析，按慢性疾病的程度（以无慢性病、暂时的慢性疾病、终生的慢性疾病及复杂的全身慢性疾病分组）研究患儿接受 DGA 下牙齿治疗的需求，建立多元 logistic 回归模型。结果发现：① 6 岁以下儿童，患慢性疾病组与无慢性疾病儿童相比全麻的需求无显著区别，但这一年龄段患终生慢性疾病的儿童需要接受 DGA 下牙齿的治疗的可能性与相同人口特征的暂时慢性疾病的儿童相比为 2 倍；② 6~14 岁儿童患慢性疾病组与无慢性疾病儿童相比为风险 3 倍，这部分患儿 DGA 的需求与慢性疾病的严重程度直接关系；③农村地区的儿童和以前接受过全麻的儿童更倾向于需要接受 DGA 下治疗。这些文献说明，残疾儿童这一特殊人群对于 DGA 的需求大，且这种需求与疾病的程度有关：智力残疾儿童、长期慢性病的儿童可能需要被给予更大的关注。

参考文献

1. Bücher K, Neumann C, Hickel R, et al. Traumatic dental injuries at a German University Clinic 2004-2008. Dent Traumatol. 2013, 29 (2): 127-133

2. Atabek D, Alaçam A, Aydintuğ I, et al. A retrospective study of traumatic dental injuries. Dent Traumatol. 2014, 30 (2): 154-161

3. Friedlander LT, Chandler NP, Drummond BK. Avulsion and replantation of a primary incisor tooth. Dent Traumatol. 2013, 29 (6): 494-497

4. Skaare AB, Maseng Aas AL, Wang NJ. Enamel defects in permanent incisors after trauma to primary predecessors: inter-observer agreement based on photographs. Dent Traumatol. 2013, 29 (2): 79-83

5. Holan G, Needleman HL. Premature loss of primary anterior teeth due to trauma-potential short- and long-term sequelae. Dent Traumatol. 2014, 30(2): 100-106

6. Schuch HS, Goettems ML, Correa MB, et al. Prevalence and treatment demand after traumatic dental injury in South Brazilian schoolchildren. Dent Traumatol. 2013, 29 (4): 297-302

7. Schatz JP, Hakeberg M, Ostini E, et al. Prevalence of traumatic injuries

to permanent dentition and its association with overjet in a Swiss child population. Dent Traumatol. 2013,29(2):110-114

8. Käch M,Krastl G,Zitzmann NU,et al. Birth order-a risk factor for dental trauma？Dent Traumatol. 2014,30(2):118-121

9. Damé-Teixeira N,Alves LS,Susin C,et al. Traumatic dental injury among 12-year-old South Brazilian schoolchildren:prevalence,severity,and risk indicators. Dent Traumatol. 2013,29(1):52-58

10. Elkhadem A,Mickan S,Richards D. Adverse events of surgical extrusion in treatment for crown-root and cervical root fractures:a systematic review of case series/reports. Dent Traumatol. 2014,30(1):1-14

11. Primozic J,Richmond S,Kau CH,et al. Three-dimensional evaluation of early crossbite correction:a longitudinal study. Eur J Orthod. 2013,35(1): 7-13

12. Wilson MA,Mccomb R,Wu K,et al. Early mixed dentition treatment of bilateral impaction of permanent mandibular first molars. Pediatr Dent. 2013,35(5):E134-E136

13. Franchi L,Pavoni C,Faltin KJ,et al. Long-term skeletal and dental effects and treatment timing for functional appliances in Class Ⅱ malocclusion. Angle Orthod. 2013,83(2):334-340

14. Sugawara J,Aymach Z,Hin H,et al. One-phase vs 2-phase treatment for developing Class Ⅲ malocclusion:a comparison of identical twins. Am J Orthod Dentofacial Orthop. 2012,141(1):e11-e22

15. Pietila I,Pietila T,Svedstrom-Oristo AL,et al. Comparison of treatment costs and outcome in public orthodontic services in Finland. Eur J Orthod. 2013,35(1):22-28

16. Cannavale R,Matarese G,Isola G,et al. Early treatment of an ectopic premolar to prevent molar-premolar transposition. Am J Orthod Dentofacial Orthop. 2013,143(4):559-569

17. Baccetti T,Franchi L,Giuntini V,et al. Early vs late orthodontic treatment of deepbite:a prospective clinical trial in growing subjects. Am J Orthod Dentofacial Orthop. 2012,142(1):75-82

18. Grippaudo C,Pantanali F,Paolantonio EG,et al. Orthodontic treatment timing in growing patients. Eur J Paediatr Dent. 2013,14(3):231-236

19. helan A,Franchi L,Baccetti T,et al. Longitudinal growth changes in subjects with open-bite tendency:a retrospective study. Am J Orthod

Dentofacial Orthop. 2014,145(1):28-35

20. Simon-Soro A, Belda-Ferre P, Cabrera-Rubio R, et al. A tissue-dependent hypothesis of dental caries. Caries Res. 2013,47(6):591-600

21. Kulkarni GV, Chng T, Eny KM, et al. Association of GLUT2 and TAS1R2 genotypes with risk for dental caries. Caries Res. 2013,47(3):219-225

22. Shimizu T, Deeley K, Briseno-Ruiz J, et al. Fine-mapping of 5q12.1-13.3 unveils new genetic contributors to caries. Caries Res. 2013,47(4):273-283

23. Mohanty B, Dadlani D, Mahoney D, et al. Characterizing and identifying incipient carious lesions in dental enamel using micro-Raman spectroscopy. Caries Res. 2013,47(1):27-33

24. Liu Y, Hsu CY, Teo CM, et al. Subablative Er:YAG laser effect on enamel demineralization. Caries Res. 2013,47(1):63-68

25. Soviero VM, Paris S, Leal SC, et al. Ex vivo evaluation of caries infiltration after different application times in primary molars. Caries Res. 2013,47(2):110-116

26. Neuhaus KW, Schlafer S, Lussi A, et al. Infiltration of natural caries lesions in relation to their activity status and acid pretreatment in vitro. Caries Res. 2013,47(3):203-210

27. Maltz M, Jardim JJ, Mestrinho HD, et al. Partial removal of carious dentine: a multicenter randomized controlled trial and 18-month follow-up results. Caries Res. 2013,47(2):103-109

28. Rui Liu, Anjali Kaiwar, Hagay Shemesh, et al. Incidence of Apical Root Cracks and Apical Dentinal Detachments after Canal Preparation with Hand and Rotary Files at Different Instrumentation Lengths. J Endod. 2013,(39):129-132

29. Helio P Lopes, Thaiane Gambarra Soares, Carlos N. Flias, et al. Comparison of the Mechanical Properties of Rotary Instruments Made of Conventional Nickel-Titanium Wire, M-Wire, or Nickel-Titanium Alloy in R-Phase. J Endod. 2013, (39):516-520

30. Marcus Vinicius de Melo Ribeiro, Yara Terezinha Silva-Sovsa, Marco Aurélio Versiani, et al. Comparison of the Cleaning Efficacy of Self-Adjusting File and Rotary Systems in the Apical Third of Oval-shaped Canals. J Endod. 2013, (39):398-401

31. Jim E, Ruckman, Brian Whitten, Christine M. Sedgley, et al. Comparison of

the Self-Adjusting File with Rotary and Hand Instrumentation in Long-oval-shaped Root Canals. J Endod. 2013, (39):92-95

32. Rui Liu, Ben Xiang Hou, Paul R. Wesselink, et al. The Incidence of Root Microcracks Caused by 3 Different Single-file Systems versus the ProTaper System. J Endod. 2013, (39):1054-1056

33. Ellemieke S Hin, Min-Kai Wu, Paul R. Wesselink, et al .Effects of Self-Adjusting File, Mtwo, and ProTaper on the Root Canal Wall. J Endod. 2013, (39):262-264

34. Min-Seock Seo, Kyung-Gyun Hwang, Jaeseon Lee, et al. The Effect of Mineral Trioxide Aggregate on Odontogenic Differentiation in Dental Pulp Stem Cells. J Endod. 2013, (39):242-248

35. Sakurako Matsumoto, Makoto Hayashi, Yusuke Suzuki, et al. Calcium Ions Released from Mineral Trioxide Aggregate Convert the Differentiation Pathway of C2C12 Cells into Osteoblast Lineage. J Endod. 2013, (39):68-75

36. Daniel Felman, Peter Parashos. Coronal Tooth Discoloration and White Mineral Trioxide Aggregate. J Endod. 2013, (39):484-487

37. Alicja Nowicka Biodentine, Mariusz Lipski, Miroslan Parafiniuk, et al. Response of Human Dental Pulp Capped with Biodentine and Mineral Trioxide Aggregate. J Endod. 2013, (39):743-747

38. Chung SS, Casas MJ, Kenny DJ, et al.Clinical relevance of access targets for elective dental treatment under general anesthesia in pediatrics. J Can Dent Assoc. 2010, (76):a116

39. Thikkurissy S, Crawford B, Groner J, et al.Effect of passive smoke exposure on general anesthesia for pediatric dental patients. Anesth Prog. 2012, 59(4):143-146

40. AI-Jundi SH, Mahmood AJ. Factors affecting preoperative anxiety in children undergoing general anaesthesia for dental rehabilitation. Eur Arch Paediatr Dent. 2010, 11(1):32-37

41. Yumura J, Nkata E, Miyata M, et al.Risk factors for nausea and vomiting after day care general anesthesia in mentally challenged patients undergoing dental treatment. Bull Tokyo Dent Coll. 2011, 52(2):113-118

42. Barbosa M, Carmona IT, Amaral B, et al.General anesthesia increases the risk of bacteremia following dental extractions. Oral Surg Oral Med Oral Pathol Oral Radiol Endod. 2010, 110(6):706-712

43. Litsas G.Effect of full mouth rehabilitation on the amount of Streptococcus mutans in children with Early Childhood Caries. Eur J Paediatr Dent. 2010, 11(1):35-38

44. Amin MS, Bedard D, Gamble J.Early childhood caries:recurrence after comprehensive dental treatment under general anaesthesia. Eur Arch Paediatr Dent. 2010, 11(6):269-273

45. Kakaounaki E, Tahmassebi JF, Fayle SA. Repeat general anaesthesia, a 6-year follow up. Int J Paediatr Dent. 2011, 21(2):126-131

第十二章 红色复合体与牙周炎

四川大学华西口腔医学院 吴亚菲

提要:本文内容包括牙周微生物复合体;红色复合体中的牙周可疑致病菌。

一、牙周微生物复合体

牙周炎是细菌导致的牙支持组织的炎症性破坏性疾病。近年来,随着牙周病病因学研究的深入,对于牙周疾病病因的认识也不断更新。20世纪中期,人们认为,牙菌斑量的增加是导致牙周病发生的原因,牙菌斑中所有细菌都被认为具有同样的致病力,即非特异性菌斑学说。20世纪60年代,对菌斑的显微镜检查结果显示,牙周健康和牙周疾病位点的细菌是不同的。20世纪70年代以后,随着牙周微生物分离、培养及鉴定技术的发展,越来越多的细菌被发现与牙周病的关系比其他一些细菌更为密切,为牙周病与某些特异细菌之间的关系提供了令人信服的证据,由此形成了特异性菌斑学说与非特异菌斑学说的争议。20世纪90年代,微生物鉴定的分子生物学技术的发展使得牙周环境中更多的细菌得以发现,促进人们对牙周病病因学认识的不断深入。

口腔是人体重要的微生物储库之一,目前的研究表明,口腔中存在数以万计的细菌,其中可培养的细菌种类达800多种,通过分析不同牙周状态群体龈下细菌微生态的组成,目前学者们普遍认为:多种微生物复合形成的牙菌斑生物膜是牙周炎发生的始动因素,与牙周病相关的微生物主要为革兰氏阴性的兼性厌氧菌和专性厌氧菌。1998年,美国著名口腔微生物学家Socransky的研究团队对185名受试者的13 261个龈下菌斑样本采用全基因 DNA 探针和棋盘 DNA——DNA 杂交技术进行分析,比较不同牙周状态群体龈下菌斑样本中常见细菌的类别和水平。观察到龈下细菌的聚集具有一定的规律,并根据这些微生物的定植和分布状态及与牙周状况的关系,提出了牙周微生物复合体(microbial complex)的概念[1]。他将研究中发现的 40 余种常见的龈下细菌分为 6 个主要的微生物复合体,分别以红、橙、黄、绿、紫、蓝表示(图 12-1),其中红色和橙色复合体之间有密切联系,两者相互依存,并且随着橙色复合体细菌定植的增加,红色复合体细菌定植的位点亦增多。

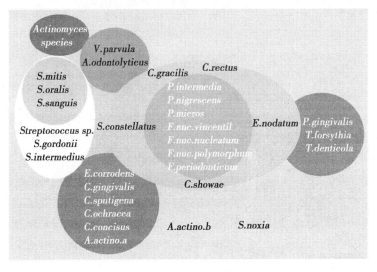

图 12-1　牙周龈下菌斑生物膜的 6 个主要微生物复合体模式图[1]

(一) 红色复合体(第一复合体)

红色复合体内的细菌是与牙周炎紧密相关的菌群,包括牙龈卟啉单胞菌(Porphyromonas gingivalis,P.gingivalis)、福赛斯坦纳菌(Tannerella forsythus,T.forsythia)和齿垢密螺旋体(Treponema denticola,T.denticola)。红色复合体细菌数量的增加与牙周袋探诊深度和牙龈探诊出血的增加密切相关(图 12-2)。红色复合体的细菌常共同存在,分布于整个龈下菌斑生物膜中以及与牙周袋上皮相邻的结构松散的最外层。Gmur 等发现,在成人不同深度牙周袋的龈下菌斑样本中,T.forsythia 与 P.gingivalis 具有显著相关性,且在没有 T.forsythia 存在的菌斑样本中 P.gingivalis 是检测不到的[2]。这两种细菌在深牙周袋内更易于检出。Kigure等的研究证实,在大于4mm的牙周袋中 T.denticola 和 P.gingivalis占主导地位,在 4~6mm 的牙周袋中,T.denticola 常位于菌斑的表层,而 P.gingivalis 则在表层下方。在大于 6mm 的牙周袋中,这些菌种大量共存[3]。值得一提的是,牙周治疗如龈下刮治及根面平整对减少红色复合体的细菌具有显著的效果。

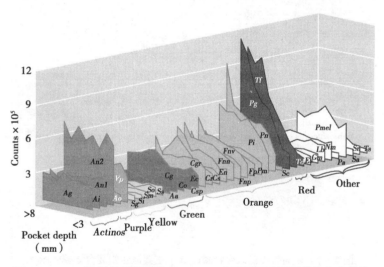

图 12-2　588 位慢性牙周炎患者 14 577 个不同深度牙周袋位点在基线时龈下菌斑样本中 40 种菌种的平均菌落计数（×10^5）[1]

(二) 橙色复合体(第二复合体)

是与牙周炎紧密相关的核心细菌群,包括具核梭杆菌属(Fusobacterium spp.)、普氏菌属(Prevotella spp.)、微小消化链球菌(Peptostreptococcus micros)、弯曲菌属(Campylobacter spp.)、优杆菌

属（Eubacterium spp.）和星群链球菌（Streptococcus constellatus）。研究表明橙色复合体内的菌种之间存在紧密联系，Ali 等的研究显示在成人深牙周袋的龈下菌斑样本中常可检测到中间普氏菌和具核梭杆菌共同存在[4]。Von Troil-Linden 等发现，在进展性牙周炎患者唾液样本中中间普氏菌、直形弯曲菌和微小消化链球菌显著高于非牙周炎患者。并且牙周治疗后这些菌种数量显著下降，牙周临床指标显著改善[5]。橙色复合体的微生物一方面可释放自身合成的小分子片段来"营养"菌斑中的其他微生物；同时，还能通过细菌表面结构与早期定植的细菌以及后期定植的红色复合体相结合，因此被认为在龈下菌斑生物膜的成熟过程中发挥了重要的桥梁作用。

（三）黄色复合体（第三复合体）

由链球菌属组成，包括：血链球菌（Streptococcus sansguis）、口腔链球菌（Streptococcus oralis）、轻链球菌（Streptococcus mitis）、格登链球菌（Streptococcus gordonii）、中间链球菌（Streptococcus intemedius）等。

（四）绿色复合体（第四复合体）

包括 3 种二氧化碳噬纤维菌属（Capnocytophaga spp.），简明弯曲菌（Campylobacter concisus）、齿蚀艾肯氏菌（Eikenella corrodens）和伴放线聚集杆菌（A. actinomycetemcomitans）。

（五）紫色复合体（第五复合体）

包括溶齿放线菌（Actinomyces odontolyticus）和小韦荣菌（Veillonella parvula），这两种细菌相互之间具有紧密联系。

（六）蓝色复合体（第六复合体）

主要为放线菌属。

这六种牙周微生物复合体在龈下菌斑中的分布情况见图12-3。

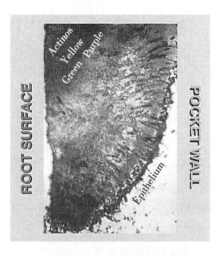

图 12-3　牙周微生物复合体在龈下
菌斑生物膜中的分布模式图[1]

二、红色复合体中的牙周可疑致病菌

(一) 牙龈卟啉单胞菌

1. 生物学特性　牙龈卟啉单胞菌是革兰阴性、厌氧、无动力的不解糖杆菌,菌细胞多为球形或短杆状,在血平板上可形成特征性的黑色菌落。P.gingivalis 的生长要除去严格的厌氧条件和一些特殊的生长因子,如氯化血红素、维生素 K1 等,因此在正常口腔中的主要定植生境是龈沟。P.gingivalis 在唾液及其他口腔部位偶尔检测到,被认为可能是源于唾液及龈沟液的流动导致的易位。在健康牙周部位,P.gingivalis 较少见,也未见明显的致病性。

2. 相关致病因子　P.gingivalis 作为一种机会致病菌,具有脂多糖、荚膜多糖、菌毛、牙龈蛋白酶等一系列致病因子,使得 P.gingivalis 能够侵袭宿主细胞,并逃避宿主的免疫系统,在牙周炎的发生和发展过程中发挥着重要作用。

1) 脂多糖:和其他革兰氏阴性菌一样,P.gingivalis 外表被脂多糖覆盖,使其能够被宿主识别并引发细胞内信号传导。其中 Toll 样受体(Toll like receptors,TLRs)和 CD14 是脂多糖常见的信号传导受体,能够辨别共生种属与致病菌种。P.gingivalis 脂多糖可促进炎症反应与骨吸收,促进单核细胞中的促炎细胞因子,如 IL-1α、IL-1β、IL-6、IL-8 及 TNF-α 等的分泌[6]。然而,对于 P.gingivalis 脂多糖在诱发炎症反应中的作用仍存在争议。与其他革兰氏阴性菌相比,有学者认为其自身刺激宿主产生细胞因子的能力较弱,也有学者认为它能够拮抗其他病原体,减弱其刺激宿主细胞产生细胞因子的能力。

2) 菌毛:是 P.gingivalis 菌体表面卷曲的丝状蛋白附属器,是 P.gingivalis 主要毒力因子之一,几乎参与了 P.gingivalis 与其他微生物和宿主黏附接触的所有过程。研究显示:*P.gingivalis* 的菌毛可与早期定植的黏放线菌、戈氏链球菌和轻链球菌等相黏附结合,并参与其生物膜的形成。菌毛还可刺激致炎细胞因子的产生,导致骨吸收和其他炎症反应。P.gingivalis 菌毛包括由 *fimA* 基因编码的主要菌毛(major fimbriae)和 *mfa* 编码的次要菌毛(minor fimbriae)。这些菌毛结构为丝状的多聚蛋白复合体,覆盖在细菌表面并从外膜延伸出来。近年来根据 P.gingivalis 菌毛的组成亚单位菌毛素编码的基因 fimA 核苷酸序列的差异,将其分为 6 型(I~V 和 Ib fimA 型)。流行病学调查及动物学实验研究结果显示,P.gingivalis 菌毛 *fimA* 基因的差异与其致病性的差异密切相关。I 型菌毛为 P.gingivalis 的主要菌毛,在细菌的扩散及侵袭中发挥重要作用,而 P.gingivalis 的次要菌毛——II型菌毛,相对具有更强的促炎作用。II型 *fimA* 基因型 P.gingivalis 促进牙龈成纤维细胞表达单核细胞趋化蛋白 -1、IL-8 的能力最强,且能快速侵入上皮细胞,降解细胞焦点黏附成分,影响牙周组织的创伤修复和组织再生。在牙周炎实验模型中,菌毛的一个特殊的作用是诱导骨质破坏,因此,被有菌毛的 P.gingivalis 感染的大鼠牙周炎模型比无菌毛 P.gingivalis 感染组骨损失情况更加严重。而针对 P.gingivalis 菌毛的免疫应答具有防止骨质丧失的作用。

P.gingivalis 菌毛可以通过 TLR2 或 TLR4 进行信号传导。菌毛激活的 TLR2 通路与之多激活的信号通路不同。菌毛可以直接诱导 2 个不同的信号通路,一个调节促炎因子产物,如 IL-6 和 TNF-α 等;另一个通路调节细胞黏附分子的表达,如细胞间黏附分子 -1 等。主要菌毛还能激活 TLR2 信号通路,从而在"由内而外"的信号通路中与补体受体 3(CR3)相互作用。这种作用加强了补体 CR3 的能力,使 P.gingivalis 在巨噬细胞中内在化,从而整体上降低了细菌清除率。

3)牙龈素:最初称为胰酶样蛋白酶,是目前最受学者们关注,研究最深入的蛋白酶。它存在于 P.gingivalis 外膜、膜泡或胞外的一组蛋白酶,属于半胱氨酸蛋白酶。与牙周病关系最为密切的牙龈素主要有两种:一种是牙龈素 R(Rgp),即精氨酸 -牙龈素,Rgp 以结构不完全相同的 RgpA 和 RgpB 两种形式存在;另一种是牙龈素 K(Kgp),即赖氨酸 - 牙龈素[7]。RgpA 的结构包括催化结构域和血凝集素 / 黏附结构域,而 RgpB 仅有催化结构域,结构与 RgpA 相似。RgpA、RgpB 和 Kgp 分别由 rgpA、rgpB 和 kgp3 个基因编码。位于 rgpA 和 kgpC 末端区域的血凝集素基因 hagA 编码血凝集素 / 黏附结构域,对降解血红蛋白、摄取血红素尤其重要,而 rgpB 基因缺乏该序列。

牙龈素帮助细菌生长,P.gingivalis 是不酵解糖的产黑菌,完全依靠 Rgp、Kgp 蛋白酶从环境蛋白中获得氨基酸、肽以及亚铁血红素,从而提供自身生长所需的能量。牙龈素尤其是 Kgp 可降解血红蛋白、触珠蛋白以及转铁蛋白等,因而在 P.gingivalis 摄取铁和血红素、形成色素的过程中有重要的作用。P.gingivalis 作为一种厌氧菌,其在牙周袋的环境中定植并生存需要蛋白酶的作用来克服环境中的氧化压力。Rgp 和 Kgp 具有结合、吸收、聚集血红蛋白的能力,使 P.gingivalis 表面形成一个结合着血红素的表面层,而血红素中的铁离子可以结合氧和它的毒性衍生物,并且抑制嗜中性粒细胞产生活性氧类,从而维持 P.gingivalis 所处的厌氧环境,形成抗氧化作用的屏障[8]。牙龈素有助于

P.gingivalis 在牙周组织的黏附定植。电镜观察表明野生型母株和 *kgp* 基因突变株的细胞表明上均有菌毛,而 *rgpA*、*rgpB* 基因双突变株菌毛却非常少,表明在菌毛形成的过程中,Rgp 蛋白酶的作用更大,并且菌毛的成熟过程也受到 Rgp、Kgp 蛋白酶的调节[9]。Rgp、Kgp 蛋白酶的蛋白水解活动促进各种 P.gingivalis 细胞表面蛋白的发育和成熟,如 FimA 以及红细胞凝集素,从而间接调节 P.gingivalis 的黏附,对于 P.gingivalis 在牙龈裂隙中定植和扩散以及侵袭牙周膜具有重要作用[10]。

牙龈素在宿主中可通过大量的蛋白水解活动起到侵袭破坏宿主组织的作用,能降解牙周连接组织的主要成分,如Ⅰ、Ⅱ型胶原。还能通过激活激肽释放酶 - 缓激肽系统和血凝集通路,促进缓激肽和凝血酶的生成,增加血管的通透性,促进并维持牙周组织的炎症状态[11]。牙龈素可使 P.gingivalis 逃避宿主的免疫防御机制。Rgp 和 Kgp 可以降解和灭活多种免疫球蛋白和细胞因子,如 TNF-α 与 IL-6,还可破坏中性粒细胞的杀菌活性,降解 C3 和 C3 来源的调理素,使其避免被吞噬细胞所攻击[12](表 12-1)。

表 12-1　牙龈卟啉单胞菌主要的毒力因子和相关致病机制

主要毒力因子	相关致病机制
内毒素、牙龈素、胶原酶、纤溶酶、其他蛋白酶、磷脂酶 A、血凝素、菌毛、荚膜、外膜囊泡、植物凝集素、吲哚、有机酸等代谢终末产物、降解免疫球蛋白、成纤维细胞抑制因子	1. 通过黏附、共聚作用定植在龈下微环境中,并进一步侵入牙周结缔组织深部 2. 抵抗宿主先天性和获得性免疫防御反应,干扰宿主细胞正常的细胞周期和生理功能 3. 通过自身分泌毒力因子或促进宿主细胞分泌前炎症介质和趋化因子,引起牙周组织水解破坏 4. 通过血液循环直接到达远端器官,或通过免疫炎症反应,直接或间接促进其他系统性疾病的发展

3. 牙龈卟啉单胞菌与牙周炎 P.gingivalis 在慢性牙周炎、侵袭性牙周炎、牙周脓肿、牙髓感染等口腔疾病的发生发展过程中发挥着重要作用。在不同的国家、地区以及不同的种族中,牙龈卟啉单胞菌在慢性牙周炎患者中的检出率为 28%~97.4%,在侵袭性牙周炎患者中的检出率为 46.5%~100%。牙龈卟啉单胞菌的检出率与牙周探诊深度、临床附着丧失和牙龈指数等牙周临床指数呈正相关关系。

P.gingivalis 与牙周炎相关性的研究,证实了该菌是慢性牙周炎的主要可以致病菌。其致病作用证据为:①P.gingivalis 在慢性牙周炎的检出率和检出数量明显高于健康组和牙龈炎组,在活动性并在位点增多;②P.gingivalis 可迅速黏附和侵入多种宿主细胞,包括牙龈上皮细胞、牙龈成纤维细胞、血管内皮细胞等,侵入的细菌不仅能在宿主细胞内繁殖和存活,躲避宿主免疫防御系统的攻击,还可以通过调节细胞自吞噬循环通路来逃离原驻细胞,侵入邻近未感染细胞,造成感染的扩散;③成人牙周炎患者血清及龈沟液中,发现升高的与该菌相应的特异抗体水平;④在自然发生或丝线结扎以诱导牙周疾病的动物实验中,该菌成功诱导了牙周炎动物模型;⑤该菌具有多种毒性因子,其致病力均被大量研究证实。

(二)福赛斯坦纳菌

1. 生物学特性 最初由 Forsyth 牙科中心的 Tanner 等从活动性重度牙周炎患者口腔中分离出来的新菌种,为革兰氏阴性、无芽孢、无动力、不解糖、厌氧的杆菌。其生长缓慢,营养要求很高,通常在标准厌氧培养基上不能分离,其培养的困难性导致目前对这种细菌的研究还很缺乏。

2. 相关致病因子 研究显示,T.forsythia 可产生大量的毒性产物和蛋白酶,如:具有胰酶样活性、可降解多苯甲酰 -DL-精氨酸 -β- 萘酰胺(BANA)的肽酶;由 PrtH 基因编码的分子量为 478kDa 的蛋白酶;有 siaHI 基因编码的唾液酸酶等其中唾液酸酶是 Ishikura 等从 T.forsythia ATCC43037 中克隆获得的[13]。另有研究发现,从病变位点牙周组织中分离的拟杆菌属与健康位点分离的细菌相比,能够产生更多的唾液酸酶。唾液酸酶不仅与 T.forsythia 破坏宿主牙周组织相关,还可能参与到 T.forsythia 代谢 N- 乙酰胞壁酸的过程。Hughes 等通过扫描 T.forsythia ATCC43037 的基因库,发现了编码 α-D- 葡糖苷酶和 N- 乙酰 -β- 氨基葡糖苷酶基因。这些基因编码的糖苷酶与 P.gingivalis 的某些酶具有相似性,都能够破坏牙周袋基底膜的完整性[14]。

研究表明,T.forsythia 能产生信封蛋白 BfLP,BfLP 能够刺激牙龈成纤维细胞分泌 IL-6 和 TNF-α;活化成纤维细胞和 THP-1 细胞的 NF-κB 信号通路;并且激活 caspase-8 启动的凋亡过程,提示:信封脂蛋白 BfLP 可能是其促进牙周组织破坏的始动因子[15]。

T.forsythia 致大鼠皮下脓肿模型的研究发现,T.forsythia 不仅具有导致脓肿破坏的能力,还与 P.gingivalis 具有协同作用,两者的混合菌液所导致的感染和病损程度显著增高;并且这种协同作用与 P.gingivalis 的 RgP 和 KgP 的蛋白水解活性相关,两细菌表面蛋白之间通过碳水化合物 - 蛋白质凝集素样机制介导两者间的相互结合,从而导致两菌在牙周袋和感染根管内的正相关定植关系。深入的研究显示:T.forsythia 的致脓肿作用可能与 bspA 基因编码的 BspA 蛋白有关。BspA 蛋白为一种 T.forsythia 菌体表面的富亮氨酸重复蛋白,它不仅涉及了细菌对宿主纤连蛋白和层黏连蛋白的黏附,还具有很强的免疫原性[16]。

3. 福赛斯坦纳菌与牙周炎 T.forsythia 常分离自牙周炎患者病变活动位点的龈下菌斑,随着牙周袋深度的增加,其数量明显增多,并且在探诊出血位点 T.forsythia 的水平也显著升高[5]。研究还发现,T.forsythia 常与 P.gingivalis、T.denticola 或 F.nucleatum 同时检出。Tanner 等的最新研究再次证实了 T.forsythia 在舌和龈下的分布情况与牙周炎发生发展存在相关关系。Lee 等对 17 例局限性侵袭性牙周炎和 22 例广泛性侵袭性牙周炎患者的龈下菌斑进行检测,发现 T.forsythia 阳性检出率高达95.4%,并且在病变位点的检出率明显高于健康位点[17]。Klein 等的研究也认为牙周炎患者健康位点和病变位点的检出率是有明显差异的,健康位点为 0,而病变位点则在 70% 以上,由此认为在健康部位 T.forsythia 不存在或者细菌数量较少。

近期的研究显示,T.forsythia 是牙周炎最重要的微生物危险因素,与牙周附着丧失显著相关。有学者认为龈下菌斑中 T.forsythia 的检出是附着丧失和牙槽骨破坏严重程度的危险指标,在牙周炎的整个发展过程中,T.forsythia 的持续存在使附着丧失的高危险信号;另有学者发现每次检测 T.forsythia 均为阳性的个体发生附着丧失的危险性比其他个体高 8.16 倍。

(三)齿垢密螺旋体

口腔螺旋体是口腔常居微生物之一,主要存在于菌斑的外表面,与龈沟和袋上皮接触,可入侵牙周组织,在一定条件下具有致病性。早在 350 年前,荷兰著名微生物学家 Van Leeuwenhoek 就第一次通过自制显微镜,在来源于牙面的软垢中观察到了这种螺旋状的微生物。

1. 生物学特性　T.denticola 为专性厌氧微生物,呈典型的密螺旋形结构,单细胞生物,长 5~10μm,直径 0.1~0.5μm,细胞末端圆钝,有两根轴丝分别深入细胞两端。运动活泼,可成颠簸状迅速移动,幼龄细胞可沿其轴旋转。T.denticola 主要结构为菌体、鞭毛、外膜、细胞周间隙等。

2. 相关致病因子

1)鞭毛:T.denticola 平均有 2 根鞭毛,分别位于螺旋体细胞两端,并在菌体中间重叠,与细菌的螺旋形态和运动性密切相关。鞭毛是螺旋体的运动器官,为了产生细胞末端回转力,鞭毛轴丝在狭小的细胞周间隙中发生顺时针或逆时针旋转,并同时保持了其紧密的束状结构。细胞内的液体流动力和机械约束力是限制器在细胞周间隙中横向运动的原因。

2)外膜:通过电子显微镜观察 T.denticola 时,其外膜与革兰氏阴性菌的菌体表面非常相似,化学分析显示,T.denticola

与其他革兰氏阳性菌的脂磷壁酸相似,缺乏革兰氏阴性菌脂多糖的经典组成成分:3-脱氧-D-甘露醇辛酮酸糖、庚糖以及β-羟基脂肪酸,外膜中的脂肪酸含量也显著低于脂多糖,但T.denticola外膜脂质在功能上与脂多糖具有类似功能[18]。

T.denticola外膜中存在一系列主要外膜表面蛋白(main surface protein, MSP),是T.denticola重要的抗原物质,参与了宿主与病原体相互作用的第一阶段。这些外膜蛋白能与牙周组织上皮细胞和细胞外基质结合,是其在龈下黏附定植的重要结构。MSP还具有成孔作用,能使上皮细胞表面的脂质双分子层形成大的非选择性膜通道,导致上皮细胞极性改变。T.denticola的一种分子量为70kDa多极肽片段还能够与纤连蛋白和血纤维蛋白溶酶原结合,促进其与宿主细胞的黏附[19,20]。

3)酶类:除外膜蛋白之外,T.denticola还可产生多种与外膜有关的蛋白酶,其中一种最为重要的酶为脯氨酰-苯基丙氨酸特异性蛋白酶,为一种糜蛋白酶样蛋白酶。该酶蛋白具有广泛的生物学活性,可黏附于上皮细胞并促进其迁移、分层;可降解宿主细胞蛋白酶抑制因子、纤维连接蛋白、IV型胶原、IgA、IgG等,造成细胞外基质的崩解、组织结构和功能的紊乱,为T.denticola侵入组织提供条件。T.denticola另一种重要的蛋白酶为半胱氨酸脱硫水化酶,是一种存在于细胞质中的分子量为46kDa的蛋白,能够利用宿主的磺酰类分子合成并释放丙酮酸盐、NH_3、H_2S等,有利于T.denticola的生长。它还可溶解红细胞,将血红蛋白氧化为高铁血红蛋白而失去活性;通过分解半胱氨酸生成H_2S等细胞毒性物质,导致细胞膜稳定性降低、细胞损伤甚至死亡。半胱氨酸脱硫水化酶还可通过降解谷胱甘肽等产生多种对牙周组织具有毒性作用的代谢终末产物,参与牙周结缔组织的水解破坏。

T.denticola拥有大量的致病酶类,酶水解破坏牙周组织和细胞间质后,促使T.denticola在炎症组织的生长繁殖和扩散,导致牙周病呈持续慢性病程。

T.denticola 能引起机体的免疫反应,并能减弱免疫细胞的防御功能。T.denticola 外膜表面具有某些抗原物质,牙周炎患者血清中 T.denticola 的抗体滴度增加,以 IgM 较明显;T.denticola 的可溶性超声提取物能抑制淋巴细胞的增殖。T.denticola 可激活中性粒细胞释放弹性蛋白酶和凝胶酶。将 T.denticola 与 IL-1β 前体混合培养,IL-1β 前体被水解为 18kD 和 19kD 两个片段,从而引起胸腺细胞增殖[21]。将 T.denticola 减毒处理后注入大鼠皮下可引起皮肤脓肿。大量研究提示 T.denticola 在触发和促进炎症爆发中有一定的作用,可能与牙周炎活动性相关。

3. 齿垢密螺旋体与牙周炎　T.denticola 是重要的牙周可疑致病菌之一,与牙周病的发生发展密切相关,在慢性牙周炎的牙周袋中,T.denticola 经常与 P.gingivalis、T.forsythia 共同被检测出来。口腔可培养出的 5 种密螺旋体中,只有 T.denticola 在牙周病变部位可稳定检出。早在 19 世纪末,学者们就发现急性坏死性溃疡性牙龈炎患者病灶部位活检组织中有大量增殖的螺旋体。1982 年,Armitage GC 等第一次将螺旋体与牙周炎系统性联系在了一起,研究显示,龈下菌斑中螺旋体的检出率与菌斑指数、龈沟液量、牙周探诊深度、探诊出血、牙周附着丧失具有显著的正相关性。Forsyth 牙科中心通过分析 184 名牙周健康者和 591 名慢性牙周炎患者的龈下菌斑样本,详细描述了 T.denticola 数量与牙周袋深度的关系。Riviere 等的研究发现,牙周炎患者口腔 1422 个健康部位仅有 5 个部位检出 T.denticola,在健康人中 T.denticola 几乎不能检出;检出 T.denticola 的这五个部位在纵向观察 6 个月后均发展成为牙龈炎。T.denticola 的分布和检出量随着牙周炎症的加重显著增加,牙周治疗可显著降低 T.denticola 的数量[22]。

三、总结

龈下菌斑中特异细菌的存在是牙周炎的主要微生物病因,在牙周不同状态下,即牙周健康、牙龈炎、各型牙周炎时,牙周微生物种群的组成均存在较大差异。牙周炎龈下菌斑中许多菌种的的数量高于健康者,特别是红色和橙色复合体中的细菌,两种复合体之间常为相互依存关系,随着橙色复合体细菌定植的增加,红色复合体的细菌定植数量也随之增加。红色复合体中的一种菌种可能为另外的菌种提供所需的生长因子,发生强烈的共聚作用,从而导致牙周炎的发生。了解牙周炎龈下菌种之间的关系有助于理解菌斑复合体的生态关系及制定控制菌斑的对策,对牙周病的诊断和治疗具有指导意义。

参考文献

1. Socransky S. S., A. D. Haffajee. *Periodontal microbial ecology.* Periodontol 2000, 2005, 38: 135-187

2. Gmur, R., J.R. Strub, B. Guggenheim, *Prevalence of Bacteroides forsythus and Bacteroides gingivalis in subgingival plaque of prosthodontically treated patients on short recall.* J Periodontal Res, 1989, 24(2): 113-120

3. Kigure, T., A. Saito, K. Seida, et al. *Distribution of Porphyromonas gingivalis and Treponema denticola in human subgingival plaque at different periodontal pocket depths examined by immunohistochemical methods.* J Periodontal Res, 1995, 30(5): 332-341

4. Ali, R.W., A. C. Johannessen, G. Dahlen, et al. *Comparison of the subgingival microbiota of periodontally healthy and diseased adults in northern Cameroon.* J Clin Periodontol, 1997, 24(11): 830-835

5. von Troil-Linden, B., H. Torkko, S. Alaluusua, et al. *Salivary levels of suspected periodontal pathogens in relation to periodontal status and treatment.* J Dent Res, 1995, 74(11): 1789-1795

6. Hamedi, M., G. N. Belibasakis, A. T. Gruchley, et al. *Porphyromonas gingivalis culture supernatants differentially regulate interleukin-1beta and interleukin-18 in human monocytic cells.* Cytokine, 2009, 45(2): 99-104

7. Pathirana, R.D., N. M. O'Brien-Simpson, G. C. Grammar, et al. *Kgp and RgpB, but not RgpA, are important for Porphyromonas gingivalis virulence in the murine periodontitis model.* Infect Immun, 2007, 75(3): 1436-1442

8. Frazer, L.T., N. M. O'Brien-Simpson, N. Slakeski, et al. *Vaccination with recombinant adhesins from the RgpA-Kgp proteinase-adhesin complex protects*

against *Porphyromonas gingivalis infection*. Vaccine,2006,24(42-43): 6542-6554

9. Umeda,J.E.,C. Missailidis,P. L. Longo,et al. *Adhesion and invasion to epithelial cells by fimA genotypes of Porphyromonas gingivalis*. Oral Microbiol Immunol,2006,21(6):415-419

10. Takii,R.,T. Kadowaki,A. Baba,et al. *A functional virulence complex composed of gingipains,adhesins,and lipopolysaccharide shows high affinity to host cells and matrix proteins and escapes recognition by host immune systems*. Infect Immun,2005,73(2):883-893

11. Andrian,E.,D. Grenier,M. Rouabhia. *In vitro models of tissue penetration and destruction by Porphyromonas gingivalis*. Infect Immun,2004,72(8): 4689-4698

12. Bodet,C.,F. Chandad,D. Grenier. *Modulation of cytokine production by Porphyromonas gingivalis in a macrophage and epithelial cell co-culture model*. Microbes Infect,2005,7(3):448-456

13. Ishikura,H.,S. Arakawa,T. Nakajima,et al. *Cloning of the Tannerella forsythensis (Bacteroides forsythus) siaHI gene and purification of the sialidase enzyme*. J Med Microbiol,2003,52(Pt 12):1101-1107

14. Hughes,C.V.,G. Malki,C. Y. Loo,et al. *Cloning and expression of alpha-D-glucosidase and N-acetyl-beta-glucosaminidase from the periodontal pathogen,Tannerella forsythensis (Bacteroides forsythus)*. Oral Microbiol Immunol,2003,18(5):309-312

15. Hasebe,A.,A. Yoshimura,T. Inoto,et al. *Biological activities of Bacteroides forsythus lipoproteins and their possible pathological roles in periodontal disease*. Infect Immun,2004,72(3):1318-1325

16. Sharma A. *Virulence mechanisms of Tannerella forsythia*. Periodontol 2000, 2010,54(1):106-116

17. Lee,J.W.,B. K. Choi,Y. J. Yoo,et al. *Distribution of periodontal pathogens in Korean aggressive periodontitis*. J Periodontol,2003,74(9):1329-1335

18. Veith,P.D.,SG. Dashper,N. M. O'Brien-Simpson,et al. *Major proteins and antigens of Treponema denticola*. Biochim Biophys Acta,2009,1794(10): 1421-1432

19. Silva,T.A.,G. P. Garlet,S. Y. Rukada,et al. *Chemokines in oral inflammatory diseases:apical periodontitis and periodontal disease*. J Dent Res,2007,86 (4):306-319

20. Izard,J.,C. E. Hsieh,R. J. Limberger,et al. *Native cellular architecture of Treponema denticola revealed by cryo-electron tomography.* J Struct Biol, 2008,163(1):10-17

21. Ferreira,S.B.,Jr.,A. P. Trombone,C. E. Repeke,et al. *An interleukin-1beta (IL-1beta) single-nucleotide polymorphism at position 3954 and red complex periodontopathogens independently and additively modulate the levels of IL-1beta in diseased periodontal tissues.* Infect Immun,2008,76(8):3725-3734

22. Riviere,G.R.,T.A. DeRouen. *Association of oral spirochetes from periodontally healthy sites with development of gingivitis.* J Periodontol,1998,69(4):496-501

第十三章 口腔种植的新进展

福建医科大学口腔医学院 陈江

提要:本文内容包括精准种植修复的探讨、复杂情况下口腔种植的探讨、骨增量技术的研究进展、美学区种植的研究进展。

一、精准种植修复的探讨

近年来由于种植修复的新技术,新理念,新材料的不断涌现,为种植修复获得精准和美学的效果提供了可能[1]。"精准种植修复"这一理念越来越被临床医师重视。在种植修复的整个过程中,涉及"精准种植修复"的内容包括以下四个方面:①术前精确地诊断:对其进行全面细致的检查,排除手术及修复的禁忌证,对于适合做种植修复治疗的患者,应进一步做全景片、CT扫描等精确的影像学检查;②精确的种植修复导航系统:计算机辅助设计手术和制造外科模板,使得临床医师在种植手术和术后修复中能获得很高的精准度成为可能,包括制订手术计划、计算机辅助制造外科模板、外科模板引导种植手术;③种植手术中翻瓣与否的选择:随着计算机导航系统进入牙科系统,给不翻瓣种植术带来了许多优点,创伤小,愈合快,术后疼痛和感染发生少,软组织形态保存完好,手术时间短等,但具体的翻瓣选择还需根据临床手术导板和病人口内情况而定;④种植体基台与种植体的精确匹配:随着材料和技术的进步,如 CAD/CAM 技术的发展,基台与种植体的匹配将越来越精确。每个过程在种植修复中环环相扣,要获得最终的种植修复体精准效果,每一步都必须保证精准。此外,加强牙科种植这一多学科合作的团队中种植医师、修复医师、技工、影像医师以及患者的交流,有利于获得精准种植修复。

(一) 精确的术前检查

自从 Brånemark 教授骨结合理论的提出,口腔种植学逐渐发展成为口腔医学中的一个重要的分支学科。其发展至今经历四十余年,短短四十年内,人们的种植理念不断更新,从最初的外科主导的种植,到后来的修复主导的种植,至目前为止,患者和种植医师都趋向美学种植。然而,要使种植体获得功能和美学的效果,需要正确的诊断、严密的术前计划、精确的术中操作等,这一系列的环节都必须十分精确,否则就不能获得良好的预期效果。

牙列缺损或缺失的患者要求种植治疗,临床医师首先应该对其进行全面细致的检查,排除手术及修复的禁忌证。对于适合做种植修复治疗的患者,应进一步做检查。常规检查包括触诊、取模、根尖片、全景片、侧位片、CT 扫描等。其中 CT 扫描最为精确。

Marivin Jabero[2-3]等人对影像检查技术的精确性的探讨,比较二维放射技术(根尖片、咬合片和曲面体层片)、传统 CT 技术、计算机软件与 CT 相结合技术,得出软件与 CT 相结合技术能使临床医师在术前获得精确的诊断信息。运用软件将 CT 扫面的数据转换成为三维图像,全面了解种植区的骨质骨量、外形、重要结构的走行等,为后期精确种植修复奠定了基础。Mupparapu[4]等人也对种植术前影像检查的重要性进行了论述,认为获得精确的术前影像信息至关重要,同时指出运用 CT 与 Simplant 软件相结合,对 CT 图像三维重建,有利于种植手术计划的制订以及术前模拟外科手术,从而提高手术的精确度。

从上述文献中可以得出,CT 结合计算机软件技术,对种植区及其周边重要结构的三维重建,提高了种植修复的精确性。

(二) 计算机导航系统在牙科种植的应用

随着计算机技术的发展,其运用深入到人们生活的各个领域。在牙科种植中,人们运用计算机辅助设计手术和制造外科模板(或者义齿等)。正是这种模式使得临床医师在种植手术和术后修复中能获得很高的精准度成为可能。计算机辅助导航技术包括:制订手术计划、计算机辅助制造外科模板、外科模板引导种植手术。以下就这三个方面进行论述。

患者行 CT 检查,通过软件将 CT 图像三维重建后,利用这个重建的三维图像,制订一套适合患者的种植方案。Casap[5-8]等人利用计算机导航系统,对一例因牙源性黏液瘤导致右侧下颌骨第一前磨牙至第一磨牙处牙槽嵴缺损的患者进行种植修复,通过计算机虚拟外科手术,制订最佳种植位点、种植体轴向、角度等,从而达到精确种植的目的。术后曲面体层片显示三个种植体轴向一致,未损伤下牙槽神经,最终修复体带入无困难。Rosenfeld[9-12]等人也认为使用计算机软件能确保种植手术的精准,并且能精确地预测修复体的效果。国内吴逸群等人在这方面也有研究,他们建立种植术前规划系统,并初步应用于口腔种植中,通过模拟外科,在多种手术入路中选择最佳方案,以达到对患者个性化最佳修复效果。

以上文献显示计算机虚拟外科手术,确定最佳手术方案能使种植手术精准,而虚拟的外科手术转化为现实手术需要一个转导过程,利用计算机辅助制造外科导板,是从虚拟外科手术到实际手术的重要过渡,也是确保种植修复精准的重要因素。Di Giacomo 等[13]人利用计算机辅助设计和制造外科导板,对 4名患者使用 6 个外科导板,植入 21 颗种植体。预期结果与实际结果在轴向的误差是 $7.25° \pm 2.67°$,种植体肩台处的误差是 $1.45 \pm 1.42mm$,种植体顶点处的误差是 $2.99 \pm 1.77mm$。三项数据中误差最大是在种植体顶点处,他认为这些误差的产生主要是因为导板支持不稳定,如没有骨支撑或者牙支撑。同时他认为这种外科导板可能要优于传统的外科导板,因为从 Besimo等[14]人报道的在种植体顶点处的 2.1mm 和袖口处 1.5mm 的误差来看,确实有明显的优势。Rosenfeld 等人认为计算机辅助设计和制造的速成模型和外科模板,其在各个方面都比传统方法制作的外科模板精准,同时他还认为外科导板采用骨支撑式会使得种植手术更精确、更标准。然而,制造出的模板在口内是否有足够的操作空间也是值得思考的问题,如果操作空间不够,必然会影响种植手术的精准性,Arataki[14]等人对种植治疗术前备洞模拟,发现对于长度为7~18mm的种植体,需要50~60mm的垂直距离,而且每个种植患者都需要进行术前模拟备洞,以发现术中可能出现的潜在干扰因素,从而及时排除干扰或者改变治疗计划,避免术中的不精准操作。

外科模板的精确制作只是精准种植修复的治疗过程中一个环节,要获得精准的效果,种植外科手术是关键。利用计算机辅助设计和制造的外科模板为种植手术获得精准效果提供了保证,也增强了种植手术的安全性,有利于减少手术时间。FC NG等人应用计算机辅助导航外科对5个患者进行治疗,在精准的外科导板的引导下,在种植手术中成功避开上颌窦、下颌神经管等重要解剖结构,大大加强了种植手术的安全性[15]。正是有安全的保证,使得种植医师和患者的压力得以减轻,有利于提高手术效率,增进医患合作。尽管如此,在如此精准的导板引导下,种植手术还是有可能出现误差。Casap等人对两个患者使用两种不同的计算机导航系统(IGI和LandmaX系统)进行黏液表皮样癌下颌骨方块切除手术,IGI系统与预期值的误差小于0.5mm,而LandmaX系统的误差为3~4mm。由于下颌骨的移动性,导致误差的存在,IGI系统的固定在牙上的传感装置能敏感地察觉微小运动,其性能优于LandmaX系统。因此,在种植中,IGI系统更好,尤其是在下颌骨植牙时。Tardieu[9-11]等人认为使用SAFE导航系统进行种植手术,可以获得很高的精准度。他引用Vrielinck[16]等人的研究结果,在精确控制的情况下,垂直向精确至0.2mm,水平向精确至0.1mm,轴向偏离仅有1°。从以上文献可以看出各种系统的精确度不一,哪种系统的精确度最高还有待研究,但是毫无疑问的是选择一种精确度高的导航系统对种植修复获得良好的效果是至关重要的。

(三) 种植手术是否要翻瓣

外科导板固定不稳定的问题,会导致外科手术的不精确。其固定方式有以下几种:黏膜支撑、牙支撑、骨支撑,其中以骨支撑固定最为稳定,但是要获得骨支撑,就必须翻瓣暴露骨质,从而使外科导板固定于骨质上。但这样会使得患者术后疼痛、肿胀。随着计算机导航系统进入牙科系统,许多临床医师都更喜欢不翻瓣种植术。它有以下优点:创伤小、愈合快、术后疼痛和感染发生少、软组织形态保存完好、手术时间短等。Rosenfeld[11]等人通过计算机导航系统的精确预期及引导,无需翻瓣暴露骨质,也可以精确种植。他认为黏膜或者牙支撑式外科导板只要制作精准,同样能获得良好的稳定性。同时,精确的外科术前检查可以在无需翻瓣的情况下精确的判断术区骨质情况,因此不翻瓣种植手术不再是传统意义上的"盲目"手术。Velde 等人通过体外试验证明,在三维定位种植体行不翻瓣种植手术的情况下,手术的精确性与操作的经验无直接关系,而与导航系统的精确性及软组织的模型测量的精确性相关。因此,只要导航系统足够精确,模型转移足够精准,测量足够正确,翻瓣与否并不是主要决定因素[17]。Casap 等人针对无牙颌患者实施计算机导航不翻瓣种植术前,在颌骨上预先种下几个骨钉,为外科导板提供足够的固位,从而保证种植术中引导板的精准性。通过计算机导航的不翻瓣种植手术,患者不仅能获得精准的种植,而且能减轻疼痛。Fortin[18]等人通过对翻瓣与不翻瓣两种手术术后患者的疼痛经历对比,得出不翻瓣手术患者所承受的痛苦要小。Casap 等人对一例患者用计算机导航不翻瓣拆除固定螺钉和种植手术,取得了精确的效果,他同时指出翻瓣手术会导致翻瓣区的骨质吸收,对精准种植修复,尤其是美学区的种植修复有较大影响。

尽管不翻瓣种植术有这么多的优点,但是它也有值得商榷的地方。Wittwer[19]等人对 20 名患者行计算机导航不翻瓣种植术,其结果是,在一些解剖条件好的患者中能获得精确的效果,而对于牙槽嵴吸收严重或者骨外形不良的患者而言,这种技术就显得更不精确,并且会导致并发症发生。Fortin[18]等人在文献中也有讨论不翻瓣种植的缺点:牙龈上皮细胞可能会污染种植体表面,从而干扰骨结合界面,影响种植体的稳定性。尽管这种假设尚未被证实,但应该值得注意。

(四) 种植体上部结构精确匹配

种植上部结构与种植体的精确匹配,是精准种植修复的重要组成方面。上层结构的精确制作与带入,对种植体在骨内的稳定性和美学效果都有重大意义。Calderini[20]等人利用一种简便的办法评估种植体和上部结构的匹配的精确度。通过该办法可以方便检测出种植体和上部修复体是否匹配精准。Drago[21]等人运用 CAD/CAM 技术对无牙颌病人修复的临床报道,比较传统的修复肩台和 CAD/CAM 技术制造的种植体肩台,得出后者更具精确性,认为 CAD/CAM 技术制造的种植体上部结构提高了种植修复的精准度。而 Vigolo[22]等人对 UCLA-type 黄金六角基台和 CAD/CAM 钛六角基台的比较,发现二者在内连接和外连接都没有明显的差别。Schneider[23]对一例即刻种植患者使用全瓷基台和全瓷氧化锆全瓷修复,种植体和基台精确匹配,牙龈外形塑型美观。Eisenmann[24]等人利用电蚀刻技术提高种植体和上层结构的密合性。通过以上文献可以看出,通过材料和技术的进步,种植体基台与种植体的精确匹配是完全可能的。

综上所述,以上四个过程是在种植修复中环环相扣,要获得最终的种植修复体精准效果,必须在每一步都保证精准。同时,牙科种植是一个多学科的团队合作,加强种植医师、修复医师、技工、影像医师以及患者的交流,有利于获得精准种植修复。从上述文献中,可以看出精确种植修复的最大一个特点就是计算机技术在牙科技术中的应用。通过计算机软件对 CT 图像的三维重建,重建的基础上模拟种植外科,从多种外科手术方案中选择一种最佳的个性化手术方案,利用计算机辅助设计和制造精确的外科导板,根据外科导板上预定的路径实施种植外科手术,使用计算机传感装置对种植外科手术进行监测,减小术中的误差,计算机辅助设计和制作的高精度种植体肩台,提高种植体和肩台之间的连接精度,所有的这些步骤的都有计算机技术的介入,从而保证了种植修复的精准性。

总之,随着新技术、新理念、新材料的出现,精准种植修复一定会发展到一个新高度。

二、复杂情况下口腔种植的探讨

口腔种植已成为牙列缺损或缺失的常规临床修复技术,但受到全身和颌骨局部情况的限制,本文拟探讨口腔颌面部放射治疗后、糖尿病、原发性骨质疏松三种复杂情况下的种植体植入。①口腔颌面部放射治疗:大部分学者认为放疗与种植的间隔时间不应少于 1 年,但随着技术的进步,不少学者认为可以提早种植,并得出一定的临床效果;②糖尿病[25]:糖尿病会延缓种植体周围骨组织改建,影响骨的整合,但大部分实验证明控制良好的糖尿病对种植成功率影响不大;③骨质疏松症:骨质疏松会减弱种植体的骨结合和功能,但只要严格掌握指征,种植体都可获得良好的骨结合,只是速度较正常稍慢。只要严格掌握以上三者的种植治疗指征,在适当的情况下患者仍然可以进行种植修复。总之,上述三种情况的种植治疗还需长期的临床观察,以确保其长期的临床效果。

口腔种植学是近年来迅速发展起来的一门独立学科,它将种植体植入颌骨内以支持义齿,无需损伤邻牙,可以取得良好的功能和美学效果,但种植修复的成功率受到全身情况和颌骨局部条件的影响。本章拟探讨口腔颌面部放射治疗后、糖尿病、原发性骨质疏松三种复杂情况下的种植体植入。

(一)口腔颌面部放射治疗患者的种植

对颅颌面部接受过放射治疗的患者,选择种植修复应十分慎重。照射野内的颌骨血管内膜往往破坏、血供减少,骨细胞破坏、骨生长障碍、骨的修复能力降低、骨质疏松,甚至出现放射性骨坏死。颌骨坏死最可能出现在放疗开始后 3~12 个月,发生坏死的高峰时期是 5~8 个月。由于下颌骨的特殊的血供来源和致密的骨质结构,坏死率下颌骨比上颌骨多 4~5 倍。

Bedwinek 总结 38 例 ORN 患者发现,下颌骨接受放疗剂量为 6000cGY 以下时未见骨坏死,6000cGY~7000cGY 时骨坏死发生率为 1.8%,7000cGY 时骨坏死发生率为 7%。Baker 的报道也表明,放疗剂量为 6500cGY 以下时,未见骨坏死,而 7500cGY 以上者骨坏死发生率为 22%。

放疗之后的血管再生通常要 9~12 个月。因此大部分学者认为放疗与种植的间隔时间不应少于 1 年,种植手术应在最后一次放疗 1 年以后再进行。临床上种植体大多是在放疗后 1 年后植入骨组织中的,Bodard AG[26] 等报道了 33 例患者于放疗后 54 个月植入,平均随访时间为 31.9 个月,种植体无一例出现松动。但亦有人认为间隔时间可缩短。Tolman[27] 等报道了两例患者,分别在放疗后 4 个月植入 5 枚种植体,24~30 个月后无一失败,虽然观察的时间过短,不足以说明种植体的远期成功率,但仍有所启示。

Niim[28] 在临床病例的回顾性观察中发现,有无高压氧辅助治疗的上颌种植体成功率为 80.0% 和 62.5%,二者相差显著。下颌分别为 96.4% 和 92.9%,相差不明显。

Granström G[29] 研究表明高压氧可以明显地促进种植体在放疗后骨组织中的骨结合。但同时指出不使用高压氧而单纯延长时间,同样可以提高骨结合率。

(二) 糖尿病患者的种植

糖尿病是一组内分泌及全身代谢紊乱综合征,是由于胰岛素受体或受体后缺陷致使靶细胞对胰岛素的敏感性降低所致。糖尿病影响口腔种植的作用机制尚不清楚,但胰岛素肯定会延缓种植体周围骨的改建。此外,糖尿病的病理变化如小血管病变、免疫低下、胶原分解等因素,可使软硬组织对局部致病因子的抵抗力下降,影响骨的整合。

Giglio[30]等在糖尿病大鼠动物模型上的研究表明血糖控制良好的糖尿病鼠较未经治疗的糖尿病鼠其骨结合率高,在 14 天时分别为 91% 和 55%,30 天时分别为 97% 和 56%。Fiorellini[31]等学者观察经过胰岛素治疗的糖尿病鼠,在植入种植体后的情形,发现在术后 28 天,血糖正常的大鼠较经血糖控制良好的糖尿病鼠骨结合率较高,两者分别为 51% 和 42.2%。

黄建生[32]等对 21 例糖尿病病情在一般控制情况(空腹血糖 <8.3mmol/L,餐后 2 小时血糖 <8.3mmol/L)种植患者随访 12~37 个月,存留率为 90.4%。1999 年 Balshi 及 Wolfinger[33]在 34 位血糖控制良好(空腹血糖 <7.2mmol/L,餐后 2 小时血糖 <7.2mmol/L)的糖尿病患者中植入 227 颗 Brånemark 种植体,手术前后使用抗生素,术后 0~15.5 月的观察,94.3% 出现骨结合。Morris[34]等追踪观察了 633 人接受 2887 颗种植体后 3 年的情况,结果 3 年后的存留率在糖尿病患者及无糖尿病患者,分别是 92.2% 和 93.2%。另外糖尿病患者中,手术前后使用抗生素的种植体存留率比没有使用的高,分别为 97.1% 和 86.6%。

Mellado-Valero A[35-36]等的最新报道表明与正常人相比,糖尿病病人种植体失败率明显较高,大多数发生在功能性负重后第 1 年内。

(三)骨质疏松症患者的种植

骨质疏松症(OP)是骨量减少、骨内微细结构破坏、骨脆性增加、骨折风险增高的系统性骨代谢疾病。

OP 可像影响全身其他骨骼一样影响颌骨,使颌骨骨量减少,骨小梁变细,从而减弱种植体的骨结合和功能[37]。临床研究也证明如此,颌骨与其他骨骼密切相关,且在 OP 时具有相似的反应性。Habets[38]等对 74 例重度剩余牙槽嵴吸收(RRR)的患者进行髂骨活检,均发现骨质减少。

在动物实验研究方面,Keller JC[39]等研究发现 OP 兔比正常对照组骨结合率低,8 周时两者分别为 49 ± 10% 和 24 ± 16%。但

Motohashi[40-41]指出,OVX组于术后56天时新生的编织骨便被成熟的板状骨取代,这与种植体在健康大鼠体内愈合的时间相一致,因而认为雌激素缺乏会降低种植体骨结合率,但对周围骨质成熟时间无影响。Martin[42]等用多孔钛种植体植入狗肱骨,OVX(去势)组种植体拔出力矩比对照组低31%。陈守平等研究表明植入OVX兔的种植体可获得良好的骨结合,只是速度较正常稍慢。

　　Friberg B[43]等的临床实验研究表明种植体植入骨质疏松患者,随访平均时间为3年零4个月,上下颌骨的成功率分别为97.0%和97.3%。最近Eder和Watzek[44]报道了1例严重OP合并慢性关节炎的女性患者,进行6个种植体行固定修复,均获得了骨结合,并成功随访4年。但值得指出的是,即使在这些患者牙种植获得了成功,并不能得出OP对种植体无影响的普遍性结论。

　　综上所述,以上三种情况在适当的情况下,仍然可以进行种植修复,但要严格掌握其指征。口腔颌面部放射治疗后,放疗的最大剂量不宜超过7000cGY[45],原发病治愈,全身反应消失和各项实验室检查指标正常,可尝试进行种植手术,且手术应在最后一次放射治疗结束后一年进行。种植手术应尽量简单,避免过多地分离骨膜,种植窝制备时,需要大量的水冲洗,充分冷却,要严密关闭创口,手术前后给予抗生素以防止感染。

　　糖尿病患者接受种植手术的基本条件应是无症状和血糖控制在150mg/dl(8.3mmol/L)以下且患者不吸烟,手术前后给予抗生素预防感染。建议术前评估患者糖化血红素(HbAlc)的值,可以得知患者最近2~3个月的血糖控制情形,一般糖化血红素低于7%,表示血糖控制良好。此外罹患糖尿病病期的长短以及是否伴有全身并发症均要进行考虑,可能是种植体失败的危险因素。血糖控制良好的糖尿病患者进行种植体植入后,种植体的存留率将低于无糖尿病患者,但仍然在可以接受的范围内。

　　参考世界卫生组织(WHO)的标准,结合我国男性,以种族、性别、地区的峰值骨量(均值为 M)为依据。骨矿含量 <M-2.0SD,伴有一处或多处骨折者,脊椎 X 线片纵向骨小梁不明显者为严重骨质疏松症,不考虑种植手术。另外骨质疏松患者种植术后配合雌激素、降钙素、生理剂量的地塞米松、仙灵骨葆、骨康散等可促进种植体的骨结合,提高种植牙的成功率[51]。

种植体植入放疗后骨组织、糖尿病、骨质疏松患者的临床报道还较少,观察时间也较短,但通过以上文献的回顾总结,可以肯定的是,以上三者不应成为种植体植入的绝对禁忌证。

三、骨增量技术的研究进展

随着口腔种植技术的发展及种植体的不断优化,口腔种植在临床中的应用得以快速的发展。种植体植入成败的关键及种植后的美学修复很大程度取决于缺牙区的骨质和骨量。骨增量技术的快速发展拓宽了口腔种植的适应证。临床上骨增量主要从三方面考虑:①拔牙后位点保存:能明显减少拔牙后的骨组织吸收,加速骨组织愈合;②手术方式:引导骨组织再生术、外置法、嵴劈开术等技术能有效的增加水平骨量,而引导骨组织再生术、外置法、牵张成骨术、骨切开术、上颌窦底提升技术等能有效地提高垂直骨高度;③骨移植材料:包括自体骨、同种异体骨、异种骨、牙源性骨移植材料、人工骨移植材料。其中前四者已用于临床,人工骨移植材料(各种支架、干细胞、磷酸钙等)还处于临床研究阶段。骨增量技术提高了种植体的口内存活率,为种植后的美学修复提供了更好的前提条件[47-48]。

随着口腔种植技术的发展及种植体的不断优化,口腔种植在临床中的应用得以快速的发展。种植体植入成败的关键及种植后的美学修复很大程度取决于缺牙区的骨质和骨量。而先天性牙槽骨缺损、外伤、颌骨肿瘤、牙周病、拔牙及长期废用性引起的骨吸收等因素常常会导致种植区的骨量不足。因此,如何处理种植区骨组织的缺损成为目前亟待解决的问题。骨增量技术的快速发展为这一难题提供了很多行而有效的解决办法,拓宽了口腔种植的适应证,提高了种植体的口内存活率,为种植后的美学修复提供了更好的前提条件。目前,临床上骨增量主要从三方面考虑:拔牙后的位点保存、手术、骨移植。本文从这三方面对骨增量技术的最新进展作一综述[49]。

(一) 拔牙位点的保存

拔牙位点的保存是一种预防措施[50],旨在减少拔牙后的牙槽嵴萎缩。研究表明[51],拔牙后牙槽骨虽然可以进行自体修复,但在这种修复同时也会伴随一定的生理性吸收。这种吸收在牙拔除后前 3 个月牙槽骨的颊面表现得更明显(约 0.8mm[52])。牙拔除 6 个月后,牙槽骨的垂直高度和水平宽度会分别减少11%~22%、29%~63%。目前,一些拔牙位点的保存技术和骨缺损修复材料已被应用于临床。研究证明,这些方法和材料能明显减少拔牙后的骨组织吸收,如微创拔牙[53],减少拔牙过程中引起的组织损伤,保留牙槽窝完整的骨壁;吸收性或不可吸收型生物膜的应用,封闭软组织创口,加速骨组织愈合;骨移植材料的单独应用或联合胶原蛋白膜的应用修复骨组织缺损。

(二) 手术方式

临床上,用于水平骨增量的外科技术主要包括:引导骨组织再生术(guided bone regeneration,GBR)、外置法(onlay grafts)、嵴劈开术(ridge splitting technique)[54-58]。用于垂直骨增量的外科技术主要包括:引导骨组织再生术、外置法、牵张成骨术[59](distraction osteogenesis,DO)、骨切开术(Osteotomy techniques)、上颌窦底提升技术(maxillary sinus floor elevation)。研究表明,对部分牙缺失的患者,缺牙区水平骨缺损,牙槽嵴顶宽度大于4mm 时,在种植体植入位置出现骨裂开时,同期行 GBR 手术是一种有效的方法。当牙槽嵴顶宽度小于 3.5mm,种植体植入难以达到初期稳定性,应选择二段式手术,一期行骨增量手术,二期植入种植体。在骨缺损小时行 GBR 或牙槽脊劈开术,骨缺损大时行骨块外置手术。缺牙区垂直骨缺损,骨缺损高度小于4mm 时,种植体植入与 GBR 手术可同期进行,否则,应选择二段式手术,一期行 Onlay 植骨或牵张成骨术,二期植入种植体。

1. 外置法 将移植材料置于骨缺陷的区域以增加骨宽度或高度。通常在移植区自体骨的表面用小钻头进行穿孔,为移植材料提供良好的血供,加快组织的愈合,然后将移植物用固位螺丝、钛板或种植体固定。块状骨的 Onlay[60]植骨具有很好的结构稳定性,可以作为支架为牙槽嵴的再生提供机械支持。Onlay 植骨术的骨组织可取自于自体的髂骨、下颌骨、肋骨、颅骨、腓骨[61],也可取自同种异体骨、异种骨或人工骨。临床上有 3 种植骨方式:改良外置法、经典外置法、柱型块状骨外置法。经典外置法是取合适的块状骨进行骨移植,固定螺丝或种植体进行固定,边缘采取颗粒材料充填;改良外置法选取的是薄片状皮质骨移植,在移植的皮质骨与自体骨组织之间填充颗粒状骨移植材料类似于 GBR 技术;柱型块状骨外置法常选取的是自体的柱型块状皮质骨进行移植,牙槽嵴顶种植体周围骨环的应用是这技术的改良法[62]。

2. 嵴劈开术和骨切开术 嵴劈开术是将牙槽嵴行纵向劈开以增加其颊舌向宽度,在劈开的牙槽嵴中间植入骨替代材料或种植体的术式。

骨切开术是将骨组织切开,在两段骨组织中间行骨移植。骨切开术的主要优势[63]在于保存了牙槽嵴的软组织,尤其是附着龈,甚至是牙龈乳头;缺点[64]在于有骨折的风险。三明治技术的手术方式类似于牵张成骨术都是先将骨块断开,然后断开的骨块被放置于最终的位置,两端骨块通过骨折固定材料或种植体固定起来。与牵张成骨术不同的是,骨块之间的缺口是由骨移植材料充填,而不是自体生成的骨组织,其成本和发病率明显低于牵张成骨术。

3. 引导骨组织再生术 引导骨组织再生术是以生物膜作为屏障[65],阻止软组织进入骨组织缺损区域,为骨组织生长提供一个相对封闭的生长环境,并且引导骨组织再生的一种术式。引导骨组织再生的概念[66]最早出现在 20 世纪 50 年代中期,最初的假设是,不同的细胞在组织中有不同的迁移率,在创口愈合时,迁移到创口的速度也不尽相同,通过一个机械屏障可以抑制一些细胞的入侵,如成纤维细胞。研究表明,生物膜可以阻止外侧上皮的迁移,促进内部新的结缔组织形成和骨组织再生。其中,生物膜的孔隙大小对阻止纤维组织生长,促进新生血管和骨形成尤为重要。孔隙大小为 50~100μm 时利于骨细胞的向内生长,超过 100μm 时利于血管丰富的结缔组织的快速渗透,大于 150μm 时利于骨单位形成。相比微孔膜,大孔膜更能促进骨组织再生,抑制软组织的入侵。膜内的骨组织再生通常是外围向中心生长的一个过程。主要步骤为血块凝集、血管向内生长、编织骨沉积、板层骨形成、骨组织重建。然而,在骨组织缺损严重的情况下,规则的骨形成只发生在缺损区边缘,中心区域只有疏松的结缔组织形成。因此,在这些情况下,需要植入骨替代材料作为支架引导和诱导骨组织再生[67-68]。

根据生物膜[69]在体内的吸收性,可分为不可吸收性生物膜和可吸收性生物膜[70-71]。基本特征包括:良好的生物相容性[72],组织整合性,临床操作性,细胞屏蔽性,适当的机械强度。不可吸收膜在体内不能自行降解,需行二次手术去除,具有较强的支撑力,可为膜下骨组织、结缔组织的生长,新骨的生成提供稳定的空间,但易发生生物膜暴露,引发二次感染。常用的有膨体聚四氟乙烯(expand polytetrafluoroethylene,e-PTFE)膜、[73-75]钛膜。可吸收性生物膜的出现降低了生物膜应用中暴露的几率,相对于不可吸收性生物膜具有更强的生物相容性,在体内可以自行降解,但稳定性较差,屏蔽时间较短[76-79]。临床上主要分为两大类:天然膜和合成膜。天然可吸收性生物膜主要由胶原蛋白膜或壳聚糖构成,而合成的可吸收性生物膜主要由脂肪族聚酯构成,如聚乳酸[80]和乳酸羟基乙酸共聚物。在以上生物膜被广泛运用于临床的同时,新的生物膜也在不断被开发出来以克服现存生物膜的一些缺点,如海藻酸膜、纳米纤维膜,以及羊膜等[81-84]。为了加速骨形成,研究者们近年来也尝试将生物膜,骨替代材料,生长因子联合起来修复骨组织缺损。体内和体外研究表明,在生物膜上负载血小板源生长因子,碱性成纤维细胞生长因子(FGF2),或 rhBMP-2 都可以明显促进新骨生成。

4. 上颌窦底提升技术　上颌后牙区由于上颌窦的存在和牙槽骨的吸收会导致牙槽骨高度不足[85]。上颌窦底提升技术是解决上颌后牙区垂直骨量不足常用的一种手术方法。1980年 Boyne and James[86]报道了通过上颌窦提升增加垂直骨高度以植入种植体的手术方法。1986 年,Tatum[87]首次提出通过侧壁开窗式进行窦底提升,在窦底黏膜之上植入骨移植材料后再植入种植体的种植方法。这种技术手术能在直视下进行,可以控制升高高度,有效保护窦黏膜,方便移植骨和精确定位。

目前,临床上常用的上颌窦底提升术为内提升术(internal sinus lift),又称闭合式窦底提升术(closed sinus lift technique)和侧壁开窗式(1ateral window technique)提升术。侧壁开窗式骨板的处理主要有磨除式、翻入式和揭盖式 3 种方式。根据残留骨组织的高度,上颌窦底提升和种植体的植入可同期进行,也可分两段式进行。通常,当窦底至牙槽嵴顶有≥5mm 完整牙槽骨,可以为种植体提供足够的机械支持时,可在上颌窦底提升后同期植入种植体,否则,应在上颌窦底提升,骨组织修复 4~6 个月后再行种植体植入。上颌窦底提升后,关于提升间隙中的骨移植问题一直存在争议,一些研究认为提升后骨组织会进行自我修复,无须植骨[88];另一些研究认为一定的骨移植可以明显增加垂直骨高度,长时间维持种植体的植入空间。移植骨主要有:自体骨、同种异体骨、组织工程化人工骨。除了以上方式,临床上对上颌窦底提升还有一些改良法,如上颌窦底提升时,扩孔至接近窦底时,用超声骨刀代替敲击的过程,或利用液压提升窦底黏膜[89],以此减少患者的恐惧和不适,同时降低软组织被撕裂的风险。

5. 牵张成骨术　牵张成骨术通常被用于牙槽嵴的垂直骨缺损[90],是在保留一定骨膜和软组织的情况下行骨切开,然后将牵张装置固定在断开的两端骨块上,在一定的恢复期后对骨组织以一定方向、频率、速度进行牵引,使增大的骨间隙中逐渐形成新骨,增加骨量[91]。牵引器主要分为 3 种:骨内牵引器、骨外牵引器、植体型牵引器。手术分 3 期进行:静止期、牵引期、巩固期。静止期是指骨切开术后与牵引前的时段,一般为 5~7 天以利于粘骨膜的愈合,减少创口裂开几率。少数情况延长到 15 天以利于断开骨块的血供恢复。牵引期是指牵引开始至牵引结束这个时段[92],每日加力 1~2 次,牵引约 0.71 ± 0.27mm,牵引时间根据所需的骨量决定,一般牵引后所增加的骨量应比所需骨量多 20%~25% 以防复发。巩固期是指牵引期的新生骨质成熟、钙化阶段。研究发现,使用不同的牵引器,所需的巩固期时间长短也不一样,巩固期平均时间为 12.22 ± 5.58 周。其中,骨内牵引器为 8.82 ± 2.67 周,骨外牵引器为 11.44 ± 2.55 周,植体型牵引器为 18.02 ± 3.50 周。研究表明,相对于其他增量技术,牵张成骨术在垂直向骨增量方面更有优势,特别是在上下颌前牙区。因为牵张成骨术在引导骨组织再生的同时,软组织也会随之生长,解决了移植区软组织不足的问题;吸收比传统的骨移植少;治疗时间短;切开的骨块中可以包含牙齿和种植体以易于错𬌗的矫正。其不足之处在于可能会感染、创口裂开、出血、神经损伤,邻牙损伤等。

(三)骨移植材料

骨移植材料现已被广泛应用于颌面外科骨缺损的修复[93],理想的骨移植材料应具有良好的生物性能和机械性能、来源丰富、无疾病传播风险、无免疫原性、能通用、易操作、成本低等优点。良好的生物性能主要包括[94]:良好的生物活性、成骨性、骨诱导性、骨传导性。生物活性指生物材料没有免疫原性,能与体内骨组织发生好的骨整合。成骨性表现为材料自身拥有活细胞,能分化形成骨组织。骨传导性[95]指生物材料能为新骨形成提供支架,细胞能在材料表面黏附、复制,形成骨基质,然后形成新骨。骨诱导性被定义为能刺激未分化的间充质干细胞或前成骨细胞向成骨细胞分化,最终引导新骨形成[96]。

1. 自体骨 自体骨是取自患者自身的骨组织[97],因其同时具有成骨性,骨诱导性和骨传导性,并且无免疫原性,因此被公认为骨移植材料的金标准[98-101]。自体骨移植可以保证受区最佳及最快的骨整合,移植后骨组织吸收少。缺点在于组织来源有限,需要二次手术取骨,自体取骨时会引起供区并发症如损伤、畸形、瘢痕以及手术相关风险如出血、炎症、感染和慢性疼痛[102]。

自体骨常取自髂嵴、下颌升支、颏联合和胫骨,而髂嵴因其手术的易操作性,骨的来源丰富(大约 $5cm^3$ 皮髓质骨),缺陷处易自我修复不易病理性骨折被认为是骨组织黄金供区[103]。

临床上,自体骨常与异种骨或合成骨混合使用。研究表明这种混合骨既可以解决自体骨来源有限的问题,又可以利用自体骨的成骨诱导性促进骨生成,显著缩短骨愈合所需的时间,还可以延长骨移植材料的吸收时间,保持骨缺损区域长时间的骨量充足。

2. 同种异体骨 同种异体骨是来自捐赠者或尸体的骨组织,解决了自体取骨引起的供区并发症及骨组织供应限度问题。然而,骨组织移植后所引起的免疫反应及病毒性疾病传染风险(艾滋病毒、乙肝和丙肝)却不能完全排除[104]。为了减少疾病传播的风险,人们对骨组织进行了一系列的处理,包括组织冻结、减少酶降解和宿主免疫反应[105];冷冻干燥、去除了组织中的水,因此也破坏了所有成骨的细胞;γ 射线消毒灭菌、电子束辐射和环氧乙烷处理等,去除了组织的骨诱导能力。临床上使用的同种异体骨通常被处理为冻干骨或脱钙基质骨(DBM),前者具有骨传导性,但缺少成骨性和骨诱导性,通常与自体骨联合使用。后者是经过酸提取皮质骨保留了本身的基质蛋白,如Ⅰ型胶原蛋白、骨诱导生长因子骨形成蛋白、纤维母细胞生长因子、胰岛素样生长因子、血小板源生长因子和转化生长因子 -β 等,所以既具有骨传导性又具有骨诱导性。同种异体骨现阶段研究重点在于保留骨组织良好生物性能和机械性能的同时进行无菌和抗原处理。

3. 异种骨 这些移植材料来自于动物或珊瑚。动物中,通常选用的是牛骨,通过处理完全去除组织中的有机部分。珊瑚羟基磷灰石,FDA 批准于 1992 年[106-107],是珊瑚外骨骼制作而成,其孔隙结构与松质骨相似。珊瑚羟基磷灰石已被证明能有效的修复干骺端的骨组织缺损。块状珊瑚羟基磷灰石在植入10 年仍可见 X 线阻射影。

4. 牙源性骨移植材料 牙源性骨移植材料(AutoBT)是一种新型的骨替代材料。它取自于患者未发生吸收的牙齿或第三磨牙,在经过改型和去矿化处理后,再植入到骨缺损部位。目前,AutoBT 在韩国和日本已被广泛应用于骨组织的缺损修复[108-110]。

牙齿是由无机物和有机物构成的混合物。牙齿的矿物质中包含五种生物磷酸钙:羟磷灰石、磷酸三钙(TCP)、磷酸八钙(OCP)、无定形磷酸钙(ACP)和脱水的磷酸氢钙[111-112]。在移植后,通过相互作用,这些磷酸钙能对现存的骨组织进行改建。牙齿和骨骼极其相似。从胚胎学上来说,牙齿、软骨、神经和颌面骨骼具有相同的起源,它们都来源于神经嵴。从化学组成上来说,釉质由 96% 的无机物和 4% 的水组成,牙本质由 65% 的无机物、35% 的有机物和水组成,牙骨质由 45%~50% 的无机物、50%~55% 的有机物和水组成,而牙槽骨也是由 65% 的无机物、35% 的有机物组成。在无机物方面,牙本质中羟磷灰石占总重量的 70%,而且这种羟磷灰石是以低晶的磷酸钙形式存在与骨组织一致,为后续的骨改建提供了机会[113]。在有机部分,牙本质和牙骨质中都包含了I型胶原蛋白、非胶原蛋白和各种生长因子,其中I型胶原蛋白占据约 90% 的有机组织[114]。I型胶原蛋白是三螺旋结构的胶原蛋白,在脊椎动物中含量最丰富。研究表明[115],含胶原的生物材料在骨组织中具有良好的生物相容性。生长因子主要有[116]骨形成蛋白、胰岛素样生长因子、血小板源生长因子、纤维母细胞生长因子和转化生长因子等。非胶原蛋白中唾液蛋白、糖蛋白、蛋白多糖,骨桥蛋白、骨钙素,核心结合因子等在骨代谢过程中都发挥着重要的作用。

自体的脱矿牙本质基质(ADDM)是一种具有良好生物相容性的骨替代材料。研究表明[117-118]它能诱发异位骨形成,不会引起宿主的免疫反应,在经过去矿化处理后它的促成骨作用不会受到影响,可以促进细胞增殖,诱导干细胞的成骨分化。

在临床研究中,AutoBT 已经被应用于上颌窦提升后的骨增量,引导骨组织再生、牙槽嵴增量术、骨劈开后的骨移植和拔牙位点的保存。组织学上观察发现,AutoBT 会逐渐被吸收,并且被新骨取代。并且 AutoBT 既可以以块状形式修复大面积骨缺损,也可以以粉末状形式应用于小范围骨缺损。因此,AutoBT 被视为一种安全有效的骨提到材料[120-122]。

5. 人工骨移植材料 人工骨因具有良好的生物相容性和机械强度,且来源广泛,具有广阔的应用前景,是目前研究的热点。大体包括:胶原基质、磷酸钙、硫酸钙、生物活性玻璃、组织工程化人工骨等。其中羟基磷灰石和磷酸三钙是目前研究和应用较多的人工合成骨替代材料[123-125]。

(1) 磷酸钙:注射钙糊剂,有高于松质骨 4~10 倍的抗压强度。磷酸钙水泥是机械抗压强度最高的骨移植材料,研究已经证明[126],95% 的磷酸钙在术后 26~86 周出现吸收。硫酸钙在 1892 年首次作为骨移植材料被应用,在 1996 年的时候通过 FDA 认证,硫酸钙的吸收发生在术后 4~8 周,是目前吸收最快的骨替代产品。

(2) 组织工程化人工骨:组织工程的概念 1993 年由 Langer R 和 Vacanti JP[127-128]提出,它被定义为一个交叉学科领域,是应用工程学和生命科学的原理发展生物组织以恢复、保持或改善组织功能的学科。从总体上讲,它可以被分为三个相互关联的部分:①生物基质载体 / 支架;②基质 / 支架中的细胞;③受区。

随着研究的深入,骨组织工程的构建获得了更多的理论基础,他们可能为骨组织缺损提供多种高效低风险的修复方式。

为了获得理想的组织工程骨,6个方面需要考虑[129]:①细胞外基质支架的选择;②干细胞在体外的分离、表征,细胞扩增及扩增后的表征,干细胞在细胞外基质支架的接种;③介导骨形成关键的分子和生长因子的确定;④促进组织血管化的分子和生长因子的确定;⑤组织工程骨类型的选择;⑥术式的选择。

1) 支架:支架,从仿生学的概念上说,是一种能模拟组织的真实情况,为细胞提供适合生存的三维环境的生物材料[130-132]。三维多孔支架,可以模拟天然骨结构,拥有与天然骨相似的机械和物理性能,支持在组织更新中所需的各种类型的细胞生长和新组织的内在化生长。一个理想的骨支架应该具有以下特性:为受区提供临时的机械支持;[133-135]支撑类骨质沉积;具有一个多孔结构,以便血管和骨组织的向内生长;促进骨细胞的向内迁移;支持和促进干细胞的成骨分化;能提高细胞活性,促进支架的骨整合;[136]支架降解速度与骨形成速度一致;降解时产生无毒降解产物;移植后不引起慢性炎症反应;消毒杀菌时不会失去生物活性;可提供或承载生物活性分子,如生长因子或药物,以一种受控制的方式加速骨愈合。

三维骨支架的来源丰富[137-146],特别是生物活性无机材料(羟基磷灰石,磷酸三钙,生物玻璃),可生物降解的高分子聚合物,天然或合成材料(胶原蛋白、纤维素、壳聚糖或聚酯、聚乙二醇,聚二氧六环酮)更被认为是潜在的合适的支架材料。生物活性无机材料,可以通过在其表面生成碳酸盐羟基磷灰石与周围骨组织形成坚固的连接,能显著增强成骨细胞活性,吸附蛋白质和生长因子,促进新骨形成。将这些材料相互组合或与高分子聚合物,天然或合成材料组合使用时,可以弥补彼此性能上的缺陷优化支架的性能如韧性、强度、弹性、孔隙度、生物相容性、生物降解性,尤其是可以控制骨传导性。

2) 干细胞[147-152]:干细胞是一类可以不断自我更新,拥有多向分化能力的细胞种族,它的分化方向取决于它所处的环境。干细胞在骨组织工程学中的应用已被证实是一种有效增强组织工程骨活性的方式,但哪种干细胞更适合骨组织更新一直以来还存在着争论。理想的促骨再生的干细胞应具备:①早期释放成骨和成血管相关的分子和生长因子;②能招募成骨细胞和成血管细胞;③积极生成骨基质,促血管化骨组织重建。

胚胎干细胞(embryonic stem cells,ESCs)根据定义,它的形成是从受精后开始直到的妊娠第 9 周。为了避免伦理上的问题,[153-154]ESCs 经常是从体外受精的胚胎中获得的。因为 ESCs 具有多向分化潜能性和很高的细胞增殖活性,它们可以作为骨组织更新中多细胞系的细胞来源,包括成骨细胞、血管细胞、破骨细胞、神经细胞。尽管这种干细胞有巨大的应用潜力,但它的来源具有不稳定因素。未分化 ESCs 的长期培养,可能会导致自发染色体变异,植入体内后可能形成畸胎瘤。此外,捐赠者与宿主细胞之间免疫学上的组织不相容也有待加以解决。

间充质干细胞[155-160](mesenchymal stem cells,MSCs)因其成骨分化后生成的骨组织与天然骨最为相似,并且来源丰富、分离简单、增殖率高、低温条件下可以生存,近来引起了研究者的广泛关注。根据环境,间充质干细胞能够分化成至少 3 个特定细胞系:成骨细胞系、成脂细胞系、神经源细胞系。这些间充质干细胞可以来源于多种组织如骨髓、外周血、脐带血、乳牙、牙髓、羊水、脂肪组织、脑、皮肤、心脏、肾脏和肝脏。研究表明在支架上负载间充质干细胞可以加速骨缺损修复和再生,究其原因主要为间充质干细胞能成骨分化,为骨形成直接提供细胞;通过释放成骨生长因子,增强材料的骨诱导性,刺激宿主前成骨细胞的迁移和分化。一方面,对骨组织工程来说 MSC 有很好的应用前景,但另一方面,MSC 也存在一些问题有待解决[161]。首先,有些研究表明,MSC 在扩增 24~40 代后会停滞生长。另外,细胞的成骨分化潜能和体内骨形成效率会随着供体年龄增加和系统性疾病明显减弱。这些因素大大限制细胞的实际数量和质量及其在临床中的应用。[162]目前,这些问题的解决方法也正处于积极的研究当中,如将 MSC 与成纤维细胞的生长因子(FGF-2)或细胞外基质蛋白共培养。

脂肪来源的干细胞[163-165]（Adipose-Derived Stem Cells，ADSCs）来源极其丰富，可通过密度梯度离心法和贴壁细胞体外培养扩增获得；具有多向分化潜能，在特定的条件下可以分化成骨、成软骨、神经、心肌细胞、内皮细胞等。ADSCs 的移植可以与种植手术同期进行。首先获取脂肪组织，然后分离细胞，将细胞接种到支架上，和随后的种植体植入可以在几个小时内完成，避免了细胞体外扩增所需的成本和时间。

牙源性干细胞[166-169]，是从牙髓（dental pulp-derived stem cells，DPDSCs）和脱离的乳牙（stem cells from human exfoliated deciduous teeth，SHEDs）中分离出来的干细胞，这两种干细胞具有相似的分化潜能。可以分化成成软骨细胞、成骨细胞、内皮细胞、脂肪细胞和神经细胞。牙源性干细胞可通过一个简单、微创的方法来获得，并储存起来以便日后使用，是一种很有潜力的干细胞来源。现在许多牙科专业人士正在接受训练从细胞提取到细胞储存后的复苏，以便更有效获取牙源性干细胞。此外，许多细胞库，包括 BioEDEN 和 Provia 已经创建牙源性干细胞库。BioEDEN，成立于 2006 年，是世界上第一个国际私人干细胞存储库，收集、评估、低温存储有活性的牙源性干细胞。

转基因干细胞是干细胞研究的又一新突破[170]，该方法是细胞和基因的联合治疗，通过基因转染干细胞完善细胞功能，促进骨再生的机制主要包括显著促进生长因子释放，以及通过转基因细胞招募宿主细胞到骨移植区，在数量上明显减少了对外源性细胞植入的需要。所选择转染的基因主要是具有骨诱导性的骨形成蛋白（BMP2，BMP7）和成骨分化所必须的转录因子（如 Cbfa1，Osterix）。

3）生物分子：[171-172]在支架中负载生物分子，也可以明显改善组织工程骨的性能。生物分子如转化生长因子、骨形成蛋白、胰岛素样生长因子、血小板源生长因子、血管上皮生长因子、瘦素等，这些因子可以通过与细胞表面的受体结合招募干细胞或前成骨细胞,诱导其成骨分化,促进骨基质成长和组织的血管化,控制成骨。结合不同的生长因子和其他生物分子可不同方式的优化骨组织工程。

TGF-β 家族的 BMP 作为可能的骨诱导因子,一直以来尤为受到关注。BMPs 参与调节骨形成和体内平衡的多个过程,如间充质干细胞和其他前成骨细胞的迁移、增殖和分化;血管生成;基质形成、成熟和矿化。具体作用取决于 BMP 的类型和局部的浓度[173-176]。到目前为止,在脊椎动物中已经有超过 15 种 BMP 被发现,其中,BMP-2 和 BMP-7 已被证明是有效的诱导体内骨形成的 BMP。利用 DNA 重组技术生产的 BMP-2、BMP-7 已获得欧洲药品管理局(EMA)和药品监督管理局(FDA)的临床使用许可,现已被广泛应用于临床如开放性骨折、关节融合、骨无菌性坏死和骨缺损。

表皮生长因子是重要的促血管生成因子,当与相应的受体结合时可以引起自身的磷酸化,选择性启动促有丝分裂原蛋白酶,从而促进内皮细胞的增殖,促进骨细胞的迁移、扩增、分化。同时,它还可以提高血管的渗透性,尤其是微血管,为细胞的生长提供营养,促进一个新的毛细血管网络建立。

成纤维细胞生长因子[177-178](FGF-2 或 bFGF)不仅是一种血管生成诱导因子,也是一种强有力有丝分裂原。FGF 和 FGFR 结合可以激活不同的信号系统,可以促进成纤维细胞、肌细胞、成骨细胞、软骨细胞的增殖,间充质干细胞的增殖和分化。在自然骨愈合的早期阶段 FGF-2 在血管生成和间充质细胞增殖中起着至关重要的作用。研究表明,在低浓度时,FGF-2 可以与 BMP-2 产生协同作用增强前成骨细胞的分化和骨形成,高浓度时抑制骨生成。

瘦素是分子量为 16KD 的蛋白[179],最开始被认识时是可以调节食物的吸收,后来研究发现,在骨形成时它可以由成骨细胞分泌,通过抑制破骨细胞的作用阻止骨吸收,促进骨矿化。

富含血小板血浆(PRP)来自于血液,是通过凝血酶和钙离子凝固自体血离心而得富含血小板的血制品。因为血小板能释放多种生长因子,因此 PRP 的使用在多方面有利于骨再生。

四、美学区种植的研究进展

近年来,随着工业制造技术的高速发展,相应的推动口腔种植加速进步。在口腔种植早期,医生和患者均把关注的焦点集中在种植体存活率及相关咬合功能的恢复。随着种植修复广泛的普及和很高的成功率,使医生和患者逐渐把关注的焦点转移到对种植修复美学效果的关注。本节拟对就影响美学区种植的影响因素、评价的方法及相应的处理手段进行讨论,以为临床操作提供一些理论支持。

美学区的定义是在大笑时可以看见的牙及牙槽嵴部分[180-185],实际上对患者具有美学重要性的牙及牙槽嵴部分都是美学区。美学种植修复的标准为与患者的口腔及面部结构相协调的修复,美学的种植体周围组织包括其健康状况、高度、组织量、色泽和形态等,必须与周围的健康牙列相协调,修复体应模拟缺失牙的外观,包括颜色、形态、质地、大小和光学特点。临床常规讨论美学区种植时多集中指上颌前牙区的种植,在这些区域的种植修复过程中,患者不仅要求恢复功能,同时对美观上的要求也相对要高很多。在美学区进行种植修复如何能够获得与口腔颌面不协调自然的美观效果,是口腔种植中的难点与重点,本节就影响美学区种植的影响因素、评价的方法及相应的处理手段进行讨论,以为临床操作提供一些理论支持。

(一)美学区种植的影响因素

美学区种植的影响因素[186-188]包括患者自身的期望值、牙龈形态、笑线位置、手术方式,以及牙冠的协调性及美观性,是否利用修复体进行牙龈诱导,修复体的材料都将影响美学区种植的效果。

根据美学区的定义,唇线的高低对美学区的大小有很大的影响。牙龈的可见范围,根据上唇下缘与上前牙的相对位置来决定。低唇线指微笑时轻微的显露牙齿,通常指仅显露上颌切牙切段 1/2。这类患者的美学效果主要与牙冠形态、色泽及邻牙的协调等有关。中唇线指微笑时显露上前牙与牙间的龈乳头,这类患者美学效果除了要考虑牙冠的美学因素外,还要考虑龈乳头的形状。高唇线指微笑时完全显露上前牙和牙龈。这类患者的美学效果除了与牙冠形态及龈乳头形态有关外,还需要注意整个美学区牙龈组织轮廓的协调对称。因此在考虑唇线对种植修复的影响时,都一致认为:低唇线患者种植时美学修复效果的难度较低,而高唇线患者其难度则大得多。

牙龈类型不同对种植修复的影响也不一样。[189-191] 厚龈型牙龈的特点是附着龈宽而厚,通常指牙龈厚度大于或等于 1.5mm,其优点在于术后不易发生牙龈萎缩,即便发生牙龈萎缩,也比较容易恢复,并能遮盖种植体和龈下金属结构的颜色。薄龈型牙龈的特点是软组织薄而脆弱,指牙龈厚度小于 1.5mm,优点在于有助于牙间乳头的成形,缺点在于容易发生牙龈萎缩和种植体暴露,牙龈退缩后出现临床上所谓的黑三角。

当牙齿缺失后都不同程度导致牙槽骨的吸收,临床上表现为牙槽嵴形态的改变,美学区的牙槽骨吸收对面型的影响尤其明显。对于正常或轻度吸收的牙槽嵴,种植体一般可以按天然牙的位置植入,直径与长度都比较合适的种植体,从而达到理想的美学效果。对于中度吸收的牙槽嵴,比如有一定程度的垂直吸收时,设计种植手术时,应该对剩余的骨量,面型所受的影响综合分析,在植入种植体时同期引导骨组织再生和骨移植技术对吸收的牙槽嵴进行处理。当牙槽嵴伴有骨的垂直和水平吸收时,多表现为牙槽嵴低平不规则。这种情况则多需要多种方法联合应用才能取得好的效果。比如骨增量技术:上置法植骨、游离植骨、带血管蒂的植骨等改善骨缺损的方法。在修复前则需要牙周、正畸正合等方法来改善整个口内情况,从而为美学种植修复奠定基础。

影响种植修复龈乳头的美学因素[192-193]可概括如下:牙龈

软组织的生物学特点、天然牙及临间接触区的形态、种植修复体邻面牙槽嵴顶高度、牙冠邻面接触点到牙槽嵴顶的距离、种植体平台边缘与邻牙牙根的距离，以及一些影响种植修复美学效果的常见影响因素，包括一般性疾病、药物治疗、吸烟、牙周疾病及患者的口腔卫生情况。这些因素都会影响种植义齿的龈乳头，造成龈乳头萎缩和炎症反应，影响美观效果。龈乳头的美学效果是目前种植修复满意的瓶颈，在种植修复时需要结合现有的条件和实际情况，采用各种临床方法，恢复龈乳头的外形。也有研究表明龈乳头主要受义齿与邻牙接触点至牙槽嵴顶的距离、种植体与邻牙的水平距离及颊舌侧龈乳头底部之间的距离、是否为即刻种植及是否应 GBR 对龈乳头高度没有影响，其他的影响因素如种植体的角度、唇侧骨组织厚度、基台高度等是否会影响龈乳头高度还有待研究。

美学区的种植修复受到缺牙区骨组织的形态、软组织的质量、缺牙间隙的大小、邻牙形态影响外，也受种植体的位置、角度、修复体的外形颜色，以及患者自身要求等许多因素影响。因此为获得满意的美学效果，要充分的考虑和处理每个影响因素。

（二）美学效果的评价标准[194-197]

种植义齿美学影响因素太多，所以临床没有统一的美学评价标准，以下为临床常用的美学评价标准：

1. 红色美学指数[198-201]（pink esthetic score，PES）　采用客观的评分方法对种植体周围组织进行选择性评估，评价系统包括 7 个评价指标，即近中龈乳头、远中龈乳头、软组织水平、软组织轮廓、牙槽骨缺损、软组织颜色和质地。评分时前牙以对侧同名牙为参考，前磨牙以邻牙为参考，龈乳头按缺如、不完整和完整进行评分，按差异大于 2mm、1~2mm 和小于 1mm 评分；软组织轮廓分别按不和谐、比较自然和谐和自然和谐评分；牙槽骨缺损按明显缺损、轻度缺损和无缺损评分；软组织颜色和质地分别按明显差异、中度差异和无差异评分。每个指标分别为按 0、1、

2 评分:0 分最差,2 分最好。总分 14 为最高。

2. 红白色美学指数(PES and white esthetic score,WES) 是一种综合的种植美学评价标准,其中 PES 用于评价软组织整体美学效果。WES 包括 5 个指标:牙冠形态、牙冠外形轮廓、牙冠颜色、牙冠质地和牙冠透明度,均通过与邻牙或相近的牙进行对比评价。也采用 2-1-0 评分系统,2 代表最好的结果,0 代表最差的结果。完美的美学效果表示为 PES 大于或等于 12 分且 WES 大于或等于 9 分;美学效果满意为 PES 为 8~11 分,WES 为 6~8 分;美学效果不满意的种植义齿为 PES 小于 8 分或者 WES 小于 6 分。

3. 种植冠美学指标[202-203](the implant crown aesthetic index) 对种植单冠及种植体周软组织美学效果进行了评价。这一指标是基于种植体牙冠和周围软组织的解剖形态、颜色,具体包括牙冠的近远中三维形态、牙冠切缘位置、牙冠凸度、牙冠颜色和透明度、牙冠表面形态、种植体周软组织唇面边缘位置、种植体轴面软组织位置、软组织唇面等高线,软组织颜色与表面形态等九个项目进行评价。0 分为美学效果非常理想,1~2 分为美学效果较好,3~4 分为美学效果普通,5 分及以上为美学效果差。牙龈乳头外形指数主要用来评价牙龈乳头外形大小的标准。以冠修复体和相邻天然牙唇侧牙龈曲线最高点的连线作为参考线,该线与天然牙与修复体接触点的垂直距离为指标,衡量牙龈乳头的大小。牙间乳头外形大小指数分为 5 个等级[204]:I 度为无牙间乳头;II 度为牙间乳头高度不足一半;III 度为牙间乳头高度超过一半但未达接触点;IV 度为牙间乳头完全充满邻间隙,软组织外形恰当;V 度为牙龈增生。按牙龈高度丧失的程度分为 3 类:I 类牙龈乳头丧失为龈乳头顶位于邻接区与邻间区釉牙骨质界之间,即邻间区釉牙骨质界未暴露;II 类牙龈乳头丧失为龈乳头顶位于或低于邻间区釉牙骨质界水平但高于邻牙颊侧釉牙骨质界水平;III 类牙龈乳头丧失为龈乳头顶位于或低于颊侧釉牙骨质界水平[205-208]。

主观满意度评价方法常见以下两种:患者美观满意度评价是针对牙种植修复,设计一个种植修复美学调查量表,其区间为 0~10,分满意、基本满意和不满意 3 个等级,其中 0~3 为不满意、3~7 为基本满意、7~10 为满意,由患者划线确定满意程度,调查患者对美学效果是否满意,要求选择符合自己情况的选项。视觉模拟评分法(visual analogue scale,VAS)通过收集美学种植体软组织的基线以随访时口内照片分析患者的主观满意度,由患者不认识的操作者向患者询问关于种植体周围软组织的满意程度,并在 100mm 长的 VAS 测量尺上做一评分标志,测量尺的最左边代表 0 分,即完全不满意,最右边代表 100 分,即完全满意。

(三) 美学区种植的改善美学效果的方法

因为缺失的原因很多,比如外伤、龋齿牙周病及正畸等许多因素造成的,除了骨缺损明显要分期植骨或种植时同时进行骨增量外,修复时除了常用美学基台外还可采用瓷基台和个性化基台。因此无论是外科处理、正畸技术还是修复方式都要采用不同方法相互配合,才能取得良好的美学效果[209]。

1. 外科技术 软组织处理方式对美学效果有很大影响,软组织手术切口与黏膜剥离的范围对牙龈及龈乳头的的保存和重建产生严重的影响。正确的选择切口是保存和重塑良好的种植体周围软组织形态的基础,有许多种手术切口可供选择,比如牙槽嵴定的 H 型、T 型切口。切口选择应该遵循的原则为:龈乳头[210]为牙间乳头指数 2 级以上时,尽量保存龈乳头形态;切口范围要能够避免种植体植入时将软组织带入种植窝内;有利于重建萎缩的龈乳头;便于软硬组织的移植;能无张力缝合手术切口。当有软组织缺损时,可通过自体游离龈移植、带蒂黏膜瓣转移和引导组织再生来获得美学效果。当种植体周围软组织形态不理想时,可通过牙龈乳头重建术和种植体周围附着龈重建来改善。其中龈乳头丧失后,应考虑牙周成形手术来重建龈乳头外形,手术方式包括:局部转瓣技术主要用于安放愈合基台的同时进行龈乳头重建;组织缺损较多时,可合并游离软组织移植进行龈乳头重建;还可以利用植骨等骨组织成形技术恢复龈乳头局部骨组织高度,因为骨组织高度是最终决定软组织及龈乳头外形的根本因素;也有采用暂时活动修复体,即在修复体不同位置给牙龈组织施加一定的压力,使其组织重建重塑,在桥体间形成龈乳头样形态。重建软组织愈合欠佳导致牙龈萎缩者,可采用软组织成型术,以及牙龈瓷弥补美观效果。

种植体在骨组织中正确的位置是获得长期软组织美学效果的前提条件,理想的位置是种植体肩台应位于邻牙釉牙骨质界根方的 1~2mm,距离两侧邻牙牙根至少 1.5~2.0mm,位于邻牙唇面外形高点舌侧 1.5~2.0mm,唇侧骨板至少有 1mm 的厚度,植入方向与牙𬌗力方向一致,以保持合理的受力及长期稳定性。常用的保存骨组织技术有即刻种植、微创种植(minimally invasive dental implant)、微创拔牙、拔牙位点保存技术、引导骨再生技术(guide bone regeneration,GBR)等。引导骨再生技术是通过生物膜屏障阻止干扰骨形成的牙龈结缔组织和上皮细胞进入骨缺损区,引导成骨细胞优势生长,实现缺损区骨组织修复再生,促进种植体周围骨缺损的修复及新骨形成。微创拔牙技术采用专用器械,直接切断牙周膜而避免或减少损伤牙槽骨,有利于保持唇侧骨壁和牙槽间隔的完整性,达到术后减少骨组织萎缩吸收的目的。即刻种植[211-213]是在拔牙术后就植入种植体能够取得满意的美学效果,主要原因是种植体即刻植入可降低缺牙区牙龈随其覆盖的牙槽骨吸收而退缩的可能性和幅度,临时修复体对牙龈组织形成早期支撑和诱导,减少了种植修复后唇侧牙龈龈缘的退缩。美学区即刻种植的主要风险是美学问题,尤其是软组织的的龈色美学和骨弓的轮廓美学,包括健康的种植体周围附着龈、美学龈缘和龈乳头位置形态以及协调的轮廓。微创种植采用微创拔牙即刻种植、不翻瓣手术、骨膨胀增量技术、即刻修复和软组织无创诱导成形等方法,减少手术次数和降低种植区外科损伤。不仅可以缩短种植过程所需的时间,而且减少感染风险。美学区种植的微创原则[214]是:①满足功能修复需要;②合理的美学目标;③治疗结果可预期性;④组织稳定性;⑤将创伤最小化;⑥简化操作缩短疗程;⑦控制治疗费用。微创理念的兴起和微创种植的出现,改变了传统种植修复的过程,获得更加理想的修复效果。

2. 修复技术[215-217] 美学区种植修复的补救方式,当骨组织及软组织的手术都已应用后,仍然不能得到良好的美学效果时,还可以采用修复的方式进行补救。临时修复体和愈合基台能增强美学修复的效果,其穿龈部分可以被塑形,进而影响龈乳头的高度。在一定范围内选用凸的基台能增加种植体周围软组织,改善美学修复效果。由于牙骨质暴露,牙龈退缩游离龈边缘改变,邻间隙组织量减少,导致种植体与邻牙见的黑三角。当采用其他方法不能解决时,可在永久修复时前后邻牙采用全冠修复,将修复体的边缘下降至龈缘,同时降低邻牙接触点与龈端的距离,关闭黑三角,能够取得良好的美学修复效果。非创伤性贴面、树脂修复、龈色瓷及全瓷基台都被应用,已降低种植手术的难度,同时解决患者对美学区种植的要求。当龈缘曲线不协调、牙龈乳头消失,需要临时修复体进行诱导塑形;即刻拔牙种植时,种植体周围组织处于生理改建过程中,不成熟不稳定也需要临时修复体过度维持,可使颈部牙龈形态更逼真自然。通过临时修复体诱导塑形后,牙龈乳头牙龈曲线稳定,为达到理想的美学效果,可采用个性化的全瓷基台全瓷冠进行修复。

3. 正畸技术[218] 随着正畸技术的快速发展,其在种植临床中也得到了很好的应用,特别是种植支抗的应用。在临床种植中正畸技术常用来增加局部骨高度、调整缺牙间隙、减少龈外展隙等,为龈乳头重建提供良好的条件。

美学区种植修复仍然是种植修复的热点和难点,只有熟练把握适应证,灵活应用骨组织及软组织相应的外科手术,并与完善的修复技术相结合才能取得满意的美学效果。应从种植计划的制订到修复体的完成逐步分析和处理影响美学种植的因素。

在种植手术之前要分析软硬组织的质量,种植体需要植入的位置,如骨量不足的情况下,需进行适当的骨组织增量技术,软组织缺损可采用软组织移植、塑形来保证软组织健康并与周围组织协调,从而取得长期稳定的美学修复效果[219-203]。

参考文献

1. Buser D,Belser U,Wismeijer D,et al. 国际口腔种植学会 ITI 口腔种植临床指南美学区种植治疗单颗牙. 宿玉成,译. 北京:人民军医出版社.2008

2. Kan JY,Rungcharassaeng K,Fillman M,et al. Tissue architecture modification for anterior implant esthetics:an interdisciplinary approach. Eur J Esthet Dent. 2009,4(2):104-117

3. Martel VA. A multipronged approach to optimizing anterior implant esthetics. Compend Contin Educ Dent. 2008,29(7):414,416,418-421

4. 程鲁晋,林兆全. 种植义齿临床美学因素. 中国口腔种植学杂志.2009, 14(1):46-49

5. 张翀,邓春富. 影响口腔种植美学效果的因素:生物学临床手术及修复方面. 中国实用口腔科杂志. 2008,1(2):123-124

6. Conte GJ,Rhodes P,Richards D,et al. Considerations for anterior implant esthetics. J Calif Dent Assoc. 2002,30(7):528-534

7. Patil R,van Brakel R,Mahesh K,et al. An exploratory study on assessment of gingival biotype and crown dimensions as predictors for implant esthetics comparing caucasian and Indian subjects. J Oral Implantol. 2013,39(3): 308-313

8. Balasubramaniam AS,Raja SV,Thomas LJ. Peri-implant esthetics assessment and management. Dent Res J(Isfahan). 201,10(1):7-14

9. Fu JH,Lee A,Wang HL. Influence of tissue biotype on implant esthetics. Int J Oral Maxillofac Implants. 2011,26(3):499-508

10. 涂慧娟,林萍,叶平,等. 种植义齿龈乳头外形美观的研究进展. 国际口腔医学杂志.2009,36(4):462-465

11. 陆春露,王佐林. 美学区单个种植义齿龈乳头高度的影响因素分析. 口腔颌面外科杂志.2013,23(4):284-289

12. Cooper LF. Objective criteria:guiding and evaluating dental implant esthetics. J Esthet Restor Dent. 2008,20(3):195-205

13. 梁星,刘蝶.种植义齿牙龈美学.中国实用口腔科杂志.2008,1(6): 327-330

14. Fürhauser R,Florescu D,Benesch T,et al. Evaluation of soft tissue around single-tooth implant crowns:the pink esthetic score. Clin Oral Implants Res. 2005,16(6):639-644

15. Lai HC,Zhang ZY,Wang F,et al. Evaluation of soft-tissue alteration around implant-supported single-tooth restoration in the anterior maxilla:the pink esthetic score. Clin Oral Implants Res. 2008,19(6):560-564

16. 陈新,万永.种植体周围软组织美学研究进展.西南国防医药.2013, 23(11):1262-1264

17. Belser UC,Grütter L,Vailati F,et al. Outcome evaluation of early placed maxillary anterior single-tooth implants using objective esthetic criteria:a cross-sectional,retrospective study in 45 patients with a 2- to 4-year follow-up using pink and white esthetic scores. 2009,80(1):140-151

18. 陆春露,王佐林.美学区单牙种植的美学评价及患者满意度的研究.口腔颌面外科杂志.2013,23(3):201-205

19. 施斌,朱雯雯.种植义齿美学中的软组织处理.中国实用口腔科杂志.2008,1(6):330-333

20. Meijer HJ,Stellingsma K,Meijndert L,et al. A new index for rating aesthetics of implant-supported single crowns and adjacent soft tissues—the Implant Crown Aesthetic Index. 2005,16(6):645-649

21. Jemt T. Regeneration of gingival papillae after single-implant treatment. Int J Periodontics Restorative Dent. 1997,17(4):326-333

22. Nordland WP,Tarnow DP. A classification system for loss of papillary height. J Periodontol. 1998,69(10):1124-1126

23. 夏荣,孙磊,润贞,等.种植义齿修复美学区单个牙齿的软组织美学评价.安徽医学.2011,(9):1228-1231

24. 罗志宾,罗智斌,曾融生,等.美学区单牙种植体周软组织美学疗效及患者主观满意度研究.中国口腔种植学杂志.2011,16(3):163-170

25. 刘春年.美学区种植与修复——方法与问题.中国口腔种植学杂志.2011,16(1):39

26. Kassab MM. Soft tissue grafting to improve implant esthetics. Clin Cosmet Investig Dent. 2010,17(2):101-107

27. 周童辉.种植修复区龈乳头丧失及手术重建的研究进展.武警医学.2011,22(2):172-175

28. Paul S. Risk versus gain in the flapless immediate approach for anterior implant esthetics：case reports. Eur J Esthet Dent. 2007,2(1):14-27

29. Hof M，Pommer B，Strbac GD，et al. Esthetic evaluation of single-tooth implants in the anterior maxilla following auto logous bone augmentation. Clin Oral Implants Res. 2013，(100):88-93

30. 索万奎、龙文、毛俊木．上颌前牙区种植美学修复的临床探讨．中国口腔种植学杂志.2013，(3):143-145

31. 沈宁,唐增斌,李军,等．膜引导骨再生技术在上前牙美学区牙种植手术中的临床应用研究．中国美容医学.2011,20(9):113-115

32. 傅泓升,殷恺,李玉民．前牙美学区即刻种植即刻非功能修复的临床观察．中国美容医学.2012,21(2):296-298

33. 宿玉成．美学区即刻种植的临床程序探讨．中国口腔种植学杂志.2013,18(2):61

34. 杨小东,吴大怡,刘果生．美学区微创种植修复方法与效果之探讨．中国口腔种植学杂志.2013,18(2):84

35. 朱保玉,霍蓓蓓,曹选平．美学区微创即刻种植时对牙槽嵴骨质及软组织的特殊要求．口腔医学研究.2012,28(8):832-833

36. 栾丽丽,柳忠豪．牙周病患者之种植美学修复方法综述．中国口腔种植学杂志.2013，(3):159-161

37. 马兆峰,宋应亮,李德华,等．前牙美学区种植义齿临时冠牙龈成型的临床研究．中国美容医学.2004,13(6):721-723

38. 高明,邱立新,毛红,等．如何通过种植临时修复体获得理想的美学修复效果——重度牙周病美学区种植修复一例．中国口腔种植学杂志.2013,18(2):96

39. Brindis MA，Block MS. Orthodontic tooth extrusion to enhance soft tissue implant esthetics. J Oral Maxillofac Surg. 2009,67:(11 Suppl):49-59

40. Marivin Jabero，David P Sarment. Advanced Surgical Guidance Technology：A Review. Implant Dentistry. 2006，(15):135-141

41. Mupparapu M，Steven R Singer. Implant Imaging For the Dentist. Journal of the Canadian Dental Association. 2004,70(1):32

42. Casap N，Wexler A，Tarazi E. Application of a Surgical Navigation System for Implant Surgery in a Deficient Alveolar Ridge Postexcision of an Odontogenic Myxoma. American Association of Oral and Maxillofacial Surgeons. 2005，(10):982-988

43. Rosenfeld AL，Mandelaris GA，Tardieu PB. Prosthetically Directed

Implant Placement Using Computer Software to Ensure Precise Placement and Predictable Prosthetic Outcomes. Part 1:Diagnostics,Imaging,and Collaborative Accountability. The Int J of Periodontics & Restorative Dentistry. 2006;26(3):215-221

44. 吴轶群,张志愿,陈晓军,等.口腔种植计算机术前规划系统的建立与应用.中国颌面外科 2008,6(4):255-260

45. Di Giacomo GAP,Cury PR,Araujo NSd,et al. Clinical Application of Stereolithographic Surgical Guides for Implant Placement:Preliminary Results. Periodontol. 2005,76(4):503-507

46. Bseimo CE,Lambrecht JT,Guindy JS. Accuracy of implant treatment planning utilizing template-guided reformatted computed tomography. Dentomaxillofac Radiol. 2000,(29):46-51

47. Rosenfeld AL,Mandelaris GA,Tardieu PB. Prosthetically Directed Implant Placement Using Computer Software to Ensure Precise Placement and Predictable Prosthetic Outcomes.Part 2:Rapid-prototype medical modeling and stereolithographic drilling guided requiring bone exposure. The Int J of Periodontics & Restorative Dentistry. 2006,26(4):347-353

48. Arataki T,Furuya Y,Ito T,et al. Pre-operative drilling simulation method for dental implant treatment. Bull Tokyo Dent Coll. 2007,48(1):27-35

49. NG FC,Ho KH,Wexler A. Computer-assist navigational surgery enhance safety in dental implantology. Annals Academy of medicine. 2005,34(5):383-388

50. Casap N,Wexler A,Eliasbar R. Computerized navigation for surgery of the lower jaw:comparison of 2 navigation systems. Association of Oral and Maxillofacial Surgeons. 2008,(66):1467-1475

51. Tardieu PB,Vrielinck L,Escolano E,et al. Computer-assist implant placement:scan template,simplant,surgiguide,and SAFE system. The Int J of Periodontics & Restorative Dentistry. 2007,(27):141-149

52. Rosenfeld AL,Mandelaris GA,Tardieu PB. Prosthetically Directed Implant Placement Using Computer Software to Ensure Precise Placement and Predictable Prosthetic Outcomes.Part 3:Stereolithographic drilling guides that do not require exposure and the immediate delivery of teeth. The Int J of Periodontics & Restorative Dentistry. 2006,26(5):493-499

53. Velde TVd,Glor F,Bruyn HD. A model study on flapless implant placement by clinicians with a different experience level in implant surgery. Clin.Oral

Impl. 2008，（19）:66-72

54. Casap N，Tarazi E，Wexler A .Intraoperative computerized navigation for flapless implant surgery and immediate loading in the edentulous mandible. The International Journal of Oral & Maxillofacial Implant. 2006，（21）:314-319

55. Fortin T，Bosson LJ，Isidori M，et al. Effect of flapless surgery on pain experience in implant placement using an image-guided system. Int J Oral Maxillofac Implants. 2006，（21）:298-304

56. Casap N，Keriner B，Wexlex A，et al. Flapless approach for removal of bone graft fixing screws and placement of dental implants using computerized navigation:A technique and case report. The International Journal of Oral & Maxillofacial Implant. 2006，（21）:314-319

57. Wittwer G，Univ M，Dent M，et al. Navigated flapless trabsmucosal implant placement in the mandible:A pilot study in 20 patients. The International Journal of Oral & Maxillofacial Implant. 2007，（22）:801-807

58. Calderini A，Maiirana C，Garlini G，et al. A simplified method to assess precision of fit between framework and supporting implant:A preliminary study. Int J Oral Maxillofac Implants. 2007，（22）:831-838

59. Drago C，Peterson T. Treatment of an Edentulous patient with CAD/CAM technology:A clinical report. Journal of Prosthodontics. 2007,16(3):200-208

60. Vigolo P，Fonzi F，Majzoub Z，et al. Evaluation of gold-machined UCLA-type abutments and CAD/CAM titanium abutments with hexagonal external connection and with internal connection. Int J Oral Maxillofac Implants. 2008，（23）:247-252

61. Schneider R. Implant replacement of the maxillary central incisor utilizing a modified ceramic abutment(Thommen SPI ART)and ceramic restoration. J Esthet Restor Dent. 2008，（20）:21-28

62. Eisenmann E，Mokabberi A，Walter MH，et al. Improving the fit of implant-supported superstructures using the spark erosion technique. Int J Oral Maxillofac Implants. 2004，（19）:810-818

63. 王文崔,王文贤 . 临床颌骨外科学 . 北京医科大学,协和医科大学联合出版社 .1998,44-46

64. Bodard AG，Gourmet R，Lucas R，et al. Dental implants in irradiated areas: a series of 33 patients. Rev Stomatol Chir Maxillofac. 2006,107(3):137-

142

65. Tolman DE, Taylor PF. Bone-anchored craniofacial prosthesis study: irradiated patients. Int Oral Maxillofac implants. 1996, (11):612-619

66. Niimi A, Fujimoto T, Nosaka Y. A Japanese multicenter study of osseointegrated implants placed in irrsdiated tissue: a preliminary report. Int J Oral Maxillofac Implants. 1997, (12):259-264

67. Granström G. Radiotherapy, osseointegration and hyperbaric oxygen therapy. Periodontology. 2000(33):145

68. Giglio MJ, Giannunzio G, Olmedo D, et al. Histomorphometric study of bone healing around laminar implants in experimental diabetes. Implant Dentistry. 2000, 9(2):143-149

69. Fiorellini JP, Chen PK, Nevins M, et al. A retrospective study of dental implants in diabetic patients. Int J Periodontics Restorative Dent. 2000, 20(4):366-373

70. 黄建生,周磊,等.Ⅱ型糖尿病患者人工牙种植疗效的近期观察.上海口腔医学.2004,13(5):441-443

71. 张季平.临床内科学.天津:天津科学技术出版社,1999,2923-2955

72. Balshi TJ, Wolfinger GJ. Dental implants in the diabetic patient: a retrospective study. Implant Dent. 1999, 8(4):355-359

73. Morris HF, Ochi S, Winkler S: Implant survival in patients with type 2 diabetes: placement to 36 months. Ann Periodontol. 2000, 5(1):157-165

74. Mellado-Valero A, Ferrer Garcia JC, Herrera Ballester A, et al. Effects of diabetes on the osseointegration of dental implants. Med Oral Patol Oral Cir Bucal. 2007, 12(1):38-43

75. Habets LL, Bras J, van Merkesteyn JP. Mandibular atrophy and metabolic bone loss.histomorphometry of iliac crest biopsies in 74 patients. Int J Oral Macillofac Surg. 1998, (17):325-329

76. Keller JC, Stewart M, Roehm M, et al. Osteoporosis-like bone conditions affect osseointegration of implants. Int J Oral Maxillofac Implants. 2004, 19(5):687-694

77. Motohashi M, Shirota T, Tokugawa Y, et al. Bone reactios around hudroxyapatite coated implants in ovariectomized rats. Oral Surg Oral Med Oral Pathol Oral Radiol Endod. 1999, (87):145-152

78. Yamazaki M, Shriota T, Tokugawa Y, et al. Bone reactios around hudroxyapatite coated implants in ovariectomized rats. Oral Surg Oral Med Oral Pathol Oral

Radiol Endod. 1999,（87）:411-418

79. Martin RB,Paul HA,Bargar WL,et al. effects of estrogen deficiency on the growth of tissue into porous titanium implants.1999,（14）:587-590

80. 陈守平,周正炎,陆卫青.骨质疏松症对骨内种植体影响的实验研究.口腔颌面外科杂志.2001,11（4）:293-297

81. Friberg B,Ekestubbe A,Mellstrom D,et al. Brånemark implants and osteoporosis:a clinical exploratory study. Clin Implant Dent Relat Res. 2001,3（1）:50-56

82. Eder A,Watzek G. Treatment of a patient with severe osteoporosis and chronic popyarthritis with fixed implant-supported prosthesis:a case report. Int J Oral Maxillofac Implant. 1999,（14）:587-590

83. 陆东辉,金友仁.31例放射性颌骨骨坏死（ORN）回顾性研究.口腔医学研究.2006,22（5）:544-546

84. 宿玉成.现代口腔种植学.北京:人民卫生出版社.2004

85. 景向东,王改玲,王海彬,等.中医药在骨质疏松状态下牙种植的应用前景.深圳中西医结合杂志.2005,15（2）:117-119

86. Albert A,Leemrijse T,Druez V,et al. Are bone autografts still necessary in 2006？ A three-year retrospective study of bone grafting. Acta Orthop Belg. 2006,72（6）:734-740

87. Ami R Amini,Cato T Laurencin,Nukavarapu SP. Bone Tissue Engineering: Recent Advances and ChallengesCrit. Rev Biomed Eng. 2012,40（5）:363-408

88. Aql ZS,Alagl AS,Graves DT,et al. Molecular mechanisms controlling bone formation during fracture healing and distraction osteogenesis. J Dent Res. 2008,（87）:107-118

89. Arthur A,Rychkov G,Shi S,et al. Adult human dental pulp stem cells differentiate toward functionally active neurons under appropriate environmental cues. Stem Cells. 2008,26（7）:1787-1795

90. Arrabal PM,Visser R,Santos-Ruiz L,et al. Osteogenic molecules for clinical applications:improving the BMP-collagen system. Biol Res. 2013, 46（4）:421-429

91. Bang G,Urist MR. Bone induction in excavation chambers in matrix of decalcified dentin. Arch Surg. 1967,（94）:781-789

92. Bhatt RA,Rozental TD. Bonegraft substitutes. Hand Clin. 2012,28（4）: 457-468

93. Bianco P, Riminucci M, Gronthos S, et al. Bone marrow stromal stem cells: nature, biology, and potential applications. Stem Cells. 2001, 19 (3): 180-192

94. Bianco P, Robey PG. Stem cells in tissue engineering. Nature. 2001, 414 (6859): 118-121

95. Blumenthal N, Steinberg J. The use of collagen membrane barriers in conjunction with combined demineralized bone-collagen gel implants in human infrabony defects. J Periodontol. 1990, 61 (6): 319-327

96. Blum JS, Barry MA, Mikos AG, et al. In vivo evaluation of gene therapy vectors in ex vivo-derived marrow stromal cells for bone regeneration in a rat critical-size calvarial defect model. Hum Gene Ther. 2003, 14 (18): 1689-1701

97. Bose S, Roy M, Bandyopadhyay A. Recent advances in bone tissue engineering scaffolds. Trends Biotechnol. 2012, 30 (10): 546-554

98. Boven GC, Meijer HJ, Vissink A1, et al. Reconstruction of the extremely atrophied mandible with iliac crest onlay grafts followed by two endosteal implants: a retrospective study with long-term follow-up. Int J Oral Maxillofac Surg. 2014

99. Boyne PJ, James RA. Grafting of the maxillary sinus floor with autogenous marrow and bone. J Oral Surg. 1980, (38): 613-616

100. Brkovic BM, Prasad HS, Rohrer MD, et al. Beta-tricalcium phosphate/type I collagen cones with or without a barrier membrane in human extraction socket healing: clinical, histologic, histomorphometric, and immunohistochemical evaluation. Clin Oral Investig. 2012, 16 (2): 581-590

101. Carreira AC, Lojudice FH, Halcsik E, et al. Bone morphogenetic proteins: facts, challenges, and future perspectives. J Dent Res. 2014, 93 (4): 335-345

102. Carvalho VA, Tosello Dde O, Salgado MA, et al. Histomor-phometric analysis of homogenous demineralized dentin matrix as osteopromotive material in rabbit mandibles. Int J Oral Maxillofac Implants. 2004, (19): 679-686

103. Cammack GV, Nevins M, Clem DS, et al. Histologic evaluation of mineralized and demineralized freeze-dried bone allograft for ridge and sinus augmentations. Int J Periodontics Restorative Dent. 2005, 25 (3): 231-237

104. Chew SA, Kretlow JD, Spicer PP, et al. Delivery of plasmid DNA encoding bone morphogenetic protein-2 with a biodegradable branched polycationic polymer in a critical-size rat cranial defect model. Tissue Eng Part A. 2011,17(5-6):751-763

105. Chiapasco M, Zaniboni M, Boisco M. Augmentation procedures for the rehabilitation of deficient edentulous ridges with oral implants. Clin Oral Implants Res. 2006,17(Suppl 2):136-159

106. Chvapil M, Holusa R, Kliment K, et al. Some chemical and biological characteristics of a new collagen-polymer compound material. J Biomed Mater Res. 1969, (3):315-332

107. Cypher TJ, Grossman JP. Biological principles of bone graft healing. J Foot Ankle Surg. 1996,35(5):413-417

108. Crisan M, Yap S, Casteilla L, et al. A perivascular origin for mesenchymal stem cells in multiple human organs. Cell Stem Cell. 2008,3(3):301-313

109. De Long WG, Einhorn TA, Koval K, et al: Current concepts review: Bone grafts and bone graft substitutes in orthopaedic trauma surgery. J Bone Joint Surg AM. 2007, (89):649-658

110. De Bari C, Dell'Accio F, Tylzanowski P, et al. Multipotent mesenchymal stem cells from adult human synovial membrane. Arthritis Rheum. 2001, 44(8):1928-1942

111. Dimitriou R, Jones E, McGonagle D, et al. Bone regeneration: current concepts and future directions. BMC Med. 2011, (9):66

112. Dimitriou R, Mataliotakis GI, Calori GM, et al. The role of barrier membranes for guided bone regeneration and restoration of large bone defects: current experimental and clinical evidence. BMC Med. 2012,26(10):81

113. Draenert FG, Huetzen D, Neff A, et al. Vertical bone augmentation procedures: Basics and techniques in dental implantology. J Biomed Mater Res A. 2013

114. Ebraheim NA, Elgafy H, Xu R. Bone-graft harvesting from iliac and fibular donor sites: techniques and complications. J Am Acad Orthop Surg. 2001, 9(3):210-218

115. Esposito M, Grusovin MG, Felice P, et al. The efficacy of horizontal and vertical bone augmentation procedures for dental implants-a Cochrane systematic review. Eur J Oral Implantol. 2009,2(3):167-184

116. Eyckmans J, Roberts SJ, Schrooten J, et al. A clinically relevant model

of osteoinduction:a process requiring calcium phosphate and BMP/Wnt signalling. J Cell Mol Med. 2010,14(6):1845-1856

117. Feller L,Khammiss RA,Bouckaert M,et al. Alveolar ridge preservation immediately after tooth extraction. SADJ. 2013,68(9):408-410

118. Finkelman RD,Mohan S,Jennings JC,et al. Quantitation of growth factors IGF-I,SGF/IGF-II,and TGF-beta in human dentin. J Bone Miner Res. 1990, (5):717-723

119. Finkemier CG. bone grafting and bone grafting substitutes. J bone Joint surg Am. 2002, (84):454-464

120. Garg AK. The use of osteotomes:a viable alternative to traditional drilling. Dent Implantol Update. 2002, (13):33-40

121. Gao J,Symons AL,Bartold PM. Expression of transforming growth factor-beta 1 (TGF-beta1) in the developing periodontium of rats. J Dent Res. 1998, (77):1708-1716

122. Gazdag AR,Lane J,Mang Glaser D,et al. alternative to autogenous bone graft:efficacy and indications. J Am Acad Orthop Surg. 1995, (3):1-8

123. Gellrich NC,Held U,Schoen R,et al. Alveolar zygomatic buttress:A new donor site for limited preimplant augmentation procedures. J Oral Maxillofac Surg. 2007, (65):275-280

124. Giannoudis PV,Einhorn TA. Bone morphogenetic proteins in musculoskeletal medicine. Injury. 2009,40(Suppl 3):S1-S3

125. Gottlow J. Guided tissue regeneration using bioresorbable and nonresorbable devices:initial healing and long-term results. J Periodontol. 1993,64(11 Suppl):1157-1165

126. Gomes MF,Banzi EC,Destro MF,et al. Homogenous demineralized dentin matrix for application in cranioplasty of rabbits with alloxan-induced diabetes:histomorphometric analysis. Int J Oral Maxillofac Implants. 2007,22(6):939-947

127. Greenwald AS,Boden SD,Goldberg VM,et al. The Committee on Biological Implants. bone graft substitutes:facts,fictions and applications. J Bone Joint Surg Am. 2001, (83):98-103

128. Gutta R,Baker RA,Bartolucci AA,et al. Barrier membranes used for ridge augmentation:is there an optimal pore size? J Oral Maxillofac Surg. 2009, 67(6):1218-1225

129. Hak DJ. The use of osteoconductive bone graft substitutes in orthopaedic

trauma. J Am Acad Orthop Surg. 2007, (15):525-536

130. Hara-Irie F, Amizuka N, Ozawa H. Immunohistochemical and ultrastructural localization of CGRP-positive nerve fibers at the epiphyseal trabecules facing the growth plate of rat femurs. Bone. 1996, (18):29-39

131. Helder MN, Knippenberg M, Klein-Nulend J, et al. Stem cells from adipose tissue allow challenging new concepts for regenerative medicine. Tissue Eng. 2007, 13(8):1799-1808

132. Hoffman LM, Carpenter MK. Characterization and culture of human embryonic stem cells. Nat Biotechnol. 2005, 23(6):699-708

133. Hong KS, Kim EC, Bang SH, et al. Bone regeneration by bioactive hybrid membrane containing FGF2 within rat calvarium. J Biomed Mater Res A. 2010, 94(4):1187-1194

134. Hughes-Fulford M, Li CF. The role of FGF-2 and BMP-2 in regulation of gene induction, cell proliferation and mineralization. J Orthop Surg Res. 2011, (6):8

135. Huang GT, Gronthos S, Shi S. Mesenchymal stem cells derived from dental tissues vs. those from other sources: their biology and role in regenerative medicine. J Dent Res. 2009, (88):792-806

136. Janicki P, Schmidmaier G. What should be the characteristics of the ideal bone graft substitute? Combining scaffolds with growth factors and/or stem cells. Injury. 2011, (42):S77-S81

137. Jeong KI, Kim SG, Oh JS, et al. Maxillary sinus augmentation using autogenous teeth: preliminary report. J Korean Assoc Maxillofac Plast Reconstr Surg. 2011, (33):256-263

138. Jung RE, Windisch SI, Eggenschwiler AM, et al. A randomized-controlled clinical trial evaluating clinical and radiological outcomes after 3 and 5 years of dental implants placed in bone regenerated by means of GBR techniques with or without the addition of BMP-2. Clin Oral Implants Res. 2009, (20):660-666

139. Kanno T, Mitsugi M, Furuki Y, et al. Overcorrection in vertical alveolar distraction osteogenesis for dental implants. Int J Oral Maxillofac Surg. 2007, 36(5):398-402

140. Kamitakahara M, Ohtsuki C, Miyazaki T. Review paper: behavior of ceramic biomaterials derived from tricalcium phosphate in physiological condition. J Biomater Appl. 2008, (23):197-212

141. Kagami H, Agata H, Tojo A. Bone marrow stromal cells (bone marrow-derived multipotent mesenchymal stromal cells for bone tissue engineering: basic science to clinical translation. Int J Biochem Cell Biol. 2011, 43 (3): 286-289

142. Khojasteh A, Morad G, Behnia H. Clinical Importance of Recipient Site Characteristics for Vertical Ridge Augmentation: A Systematic Review of Literature and Proposal of a Classification. J Oral Imlantol. 2013, (3): 86-98

143. Khoury F, Buchmann R. Surgical therapy of peri-implant disease: A 3-year follow-up study of cases treated with 3 different techniques of bone regeneration. J Periodontol. 2001, (72): 1498-1508

144. Kim YK, Yi YJ. Horizontal ridge augmentation using ridge expansion and autogenous tooth bone graft: a case report. J Dent Rehabil Appl Sci. 2011, (27): 109-115

145. Kim YK, Kim SG, Oh JS, et al. Analysis of the inorganic component of autogenous tooth bone graft material. J Nanosci Nanotechnol. 2011, (11): 7442-7445

146. Kim YK, Kim SG, Kim KW, et al. Extraction socket preservation and reconstruction using autogenous tooth bone graft: case report. J Korean Assoc Maxillofac Plast Reconstr Surg. 2011, (33): 264-269

147. Kim YK, Lee J, Um IW, et al. Tooth-derived bone graft material. J Korean Assoc Oral Maxillofac Surg. 2013, 39 (3): 103-111

148. Kim YK, Kim SG, Byeon JH, et al. Development of a novel bone grafting material using autogenous teeth. Oral Surg Oral Med Oral Pathol Oral Radiol Endod. 2010, (109): 496-503

149. Klawitter J, Bagwell J, Weinstein A, et al. An evaluation of bone growth into porous high density polyethylene. J Biomed Mater Res. 1976, (10): 311-323

150. Kneser U, Schaefer DJ, Polykandriotis E, et al. Tissue engineering of bone: the reconstructive surgeon's point of view. J Cell Mol Med. 2006, (10): 7-19

151. Kuznetsov SA, Mankani MH, Gronthos S, et al. Circulating skeletal stem cells. J Cell Biol. 2001, 153 (5): 1133-1140

152. Kumar DS, Jayakumar ND, Padmalatha O, et al. Effect of maxillary sinus floor augmentation without bone grafts. J Pharm Bioallied Sci. 2013, 5 (3):

176-183

153. Langer R, Vacanti JP. Tissue engineering. Science. 1993, (260):920-926

154. Lee SJ, Park YJ, Park SN, et al. Molded porous poly (L-lactide) membranes for guided bone regeneration with enhanced effects by controlled growth factor release. J Biomed Mater Res. 2001, (55):295-303

155. Lee JH, Kim SG, Moon SY, et al. Clinical effectiveness of bone grafting material using autogenous tooth: preliminary report. J Korean Assoc Maxillofac Plast Reconstr Surg. 2011, (33):144-148

156. Lee JY, Kim YK, Kim SG, et al. Histomorphometric study of sinus bone graft using various graft material. J Dent Rehabil Appl Sci. 2011, (27): 141-147

157. Lieberman JR, Daluiski A, Einhorn TA. The role of growth factors in the repair of bone. Biology and clinical applications. J Bone Joint Surg Am. 2002, 84 (6):1032-1044

158. Lin Feng, Hao Wu, Lingling E, et al. Effects of Vascular Endothelial Growth Factor 165 on Bone Tissue Engineering. PLoS One. 2013, 8 (12): e82945

159. Li XM, Feng QL, Cui FZ. In vitro degradation of porous nano-hydroxyapatite/ collagen / PLLA scaffold reinforced by chitin fibres. Mater Sci Eng C. 2006, (26):716-720

160. Liao SS, Cui FZ. In vitro and in vivo degradation of mineralized collagen-based composite scaffold: nanohydroxyapatite/collagen/poly (L-lactide) Tissue Eng. 2004, 10 (1-2):73-80

161. Liao SS, Cui FZ, Zhu Y. Osteoblasts adherence and migration through three dimensional porous mineralized collagen based composite: nHAC/ PLA. J Bioact Comp Polym. 2004, 19 (2):117-130

162. Li X, Feng Q, Wang W, et al. Chemical characteristics and cytocompatibility of collagen-based scaffold reinforced by chitin fibers for bone tissue engineering. J Biomed Mater Res B Appl Biomater. 2006, 77 (2):219-226

163. Li J, Xuan F, Choi BH, et al. Minimally invasive ridge augmentation using xenogenous bone blocks in an atrophied posterior mandible: a clinical and histological study. Implant Dent. 2013, 22 (2):112-116

164. Lopez MA, Bassi MA, Confalone L, et al. Maxillary Sinus Floor Elevation via Crestal Approach: The Evolution of the Hydraulic Pressure Technique. J Craniofac Surg. 2014, 25 (2):e127-e132

165. Mauney JR, Volloch V, Kaplan DL. Role of adult mesenchymal stem cells in bone tissue engineering applications: current status and future prospects. Tissue Eng. 2005, 11 (5-6): 787-802

166. Mazzocco F, Lops D, Gobbato L, et al. Three-dimensional volume change of grafted bone in the maxillary sinus. Int J Oral Maxillofac Implants. 2014, 29 (1): 178-184

167. McKee MD. Management of segmental bony defects: The role of osteoconductive orthobiologics. J Am Acad Orthop Surg. 2006, (14): 163-167

168. McAllister BS, Haghighat K. Bone augmentation techniques. J Periodontol. 2007, (78): 377-396

169. Meinig RP. Clinical use of resorbable polymeric membranes in the treatment of bone defects. Orthop Clin North Am. 2010, (41): 39-47

170. Minami M, Takechi M, Ohta K, et al. Bone formation and osseointegration with titanium implant using granular- and block-type porous hydroxyapatite ceramics (IP-CHA). Dent Mater J. 2013, 32 (5): 753-760

171. Milinkovic I, Cordaro L. Are there specific indications for the different alveolar bone augmentation procedures for implant placement? A systematic review. Int J Oral Maxillofac Surg. 2014

172. Moses O, Pitaru S, Artzi Z, et al. Healing of dehiscence-type defects in implants placed together with different barrier membranes: a comparative clinical study. Clin Oral Implants Res. 2005, 16 (2): 210-219

173. Morrison SJ, White PM, Zock C, et al. Prospective identification, isolation by flow cytometry, and in vivo self-renewal of multipotent mammalian neural crest stem cells. Cell. 1999, (96): 737-749

174. Nyström E, Legrell PE, Forssell A, et al. Combined use of bone grafts and implants in the severely resorbed maxilla. Postoperative evaluation by computed tomography. Int J Oral Maxillofac Surg. 1995, (24): 20-25

175. Ohta Y. Comparative changes in microvasculature and bone during healing of implant and extraction sites. J Oral Implantol. 1993, (19): 184-198

176. Ogiso B, Hughes FJ, Melcher AH, et al. Fibroblasts inhibit mineralised bone nodule formation by rat bone marrow stromal cells in vitro. J Cell Physiol. 1991, (146): 442-450

177. Park SM, Um IW, Kim YK, et al. Clinical application of auto-tooth bone graft material. J Korean Assoc Oral Maxillofac Surg. 2012, (38): 2-8

178. Pellegrini G, Pagni G, Rasperini G. Surgical Approaches Based on

Biological Objectives:GTR versus GBR Techniques. Int J Dent. 2013,
521-547

179. Pitaru S,Tal H,Soldinger M,et al. Partial regeneration of periodontal tissues
using collagen barriers. Initial observations in the canine. J Periodontol.
1988, (59):380-386

180. Porter JR,Ruckh TT,Popat KC. Bone tissue engineering:a review in bone
biomimetics and drug delivery strategies. Biotechnol Prog. 2009,25(6):
1539-1560

181. Raposo-Amaral CE,Bueno DF,Almeida AB,et al. Is bone transplantation
the gold standard for repair of alveolar bone defects? J Tissue Eng. 2014,
(5):2041731413519352

182. Rauch F,Lauzier D,Croteau S,et al. Temporal and spatial expression of
bone morphogenetic protein-2,-4,and -7 during distraction osteogenesis in
rabbits. Bone. 2000,27(3):453-459

183. Retzepi M,Donos N.Guided bone regeneration:biological principle and
therapeutic applications. Clin Oral Implants Res. 2010, (21):567-576

184. Romagnoli C,D'Asta F,Brandi ML. Drug delivery using composite
scaffolds in the context of bone tissue engineering. Clin Cases Miner Bone
Metab. 2013,10(3):155-161

185. Rosada C,Justesen J,Melsvik D,et al. The human umbilical cord blood:a
potential source for osteoblast progenitor cells. Calcif Tissue Int. 2003,72
(2):135-142

186. Rojbani H,Nyan M,Ohya K,et al. Evaluation of the osteoconductivity of
alpha-tricalcium phosphate,beta-tricalcium phosphate,and hydroxyapatite
combined with or without simvastatin in rat calvarial defect. J Biomed
Mater Res A. 2011, (98):488-498

187. Rocha LB,Goissis G,Rossi MA. Biocompatibility of anionic collagen
matrix as scaffold for bone healing. Biomaterials. 2002, (23):449-456

188. Rosa FP,Lia RC,de Souza KO,et al. Tissue response to polyanionic
collagen:elastin matrices implanted in rat calvaria. Biomaterials. 2003,
(24):207-212

189. Saulacic N,Iizuka T,Martin MS,et al. Alveolar distraction osteogenesis:a
systematic review. Int J Oral Maxillofac Surg. 2008,37(1):1-7

190. San Miguel B,Kriauciunas R,Tosatti S,et al. Enhanced osteoblastic
activity and bone regeneration using surface-modified porous bioactive

glass scaffolds. J Biomed Mater Res A. 2010,94(4):1023-1033

191. Sassano P,Gennaro P,Chisci G,et al. Calvarial onlay graft and submental incision in treatment of atrophic edentulous mandibles:an approach to reduce postoperative complications. J Craniofac Surg. 2014,25(2):693-697

192. Scherberich A,Galli R,Jaquiery C,et al. Three-dimensional perfusion culture of human adipose tissue-derived endothelial and osteoblastic progenitors generates osteogenic constructs with intrinsic vascular-ization capacity. Stem Cells. 2007,25(7):1823-1829

193. Schropp L,Wenzel A,Kostopoulos L,et al. Bone healing and soft tissue contour changes following single-tooth extraction:a clinical and radiographic 12-month prospective study. International Journal of Periodontics and Restorative Dentistry. 2003,23(4):313-323

194. Schmidt-Schultz TH,Schultz M. Intact growth factors are conserved in the extracellular matrix of ancient human bone and teeth:a storehouse for the study of human evolution in health and disease. Biol Chem. 2005, (386):767-776

195. Schaaf Heidrun,Lendeckel Stefan,Howaldt Hans-Peter. Donor site morbidity after bone harvesting from the anterior iliac crest. Oral Surg Oral Med Oral Pathol Oral Radiol Endod. 2010, (109):52-58

196. Schenk RK,Buser D,Hardwick WR,et al. Healing pattern of bone regeneration in membrane-protected defects:a histologic study in the canine mandible. Int J Oral Maxillofac Implants. 1994, (9):13-29

197. Scantlebury TV. 1982-1992:a decade of technology development for guided tissue regeneration. J Periodontol. 1993,64(11 Suppl):1129-1137

198. Sen MK,Miclau T. Autologous iliac crest bone graft:should it still be the gold standard for treating non unions ? Injury. 2007, (38):75-80

199. Shi S,Gronthos S. Perivascular niche of postnatal mesenchymal stem cells in human bone marrow and dental pulp. J Bone Miner Res. 2003,18(4):696-704

200. Smiler DG,Johnson PW,Lozada JL,et al. Sinus lift grafts and endosseous implants. Treatment of the atrophic posterior maxilla. Dent Clin North Am. 1992, (36):151-186

201. Spector M,Flemming W,Kreutner A. Bone growth into porous high-density polyethylene. J Biomed Mater Res. 1976, (10):595-603

202. Stevens A,Zuliani T,Olejnik C,et al. Human dental pulp stem cells differentiate into neural crest-derived melanocytes and have label-retaining and sphere-forming abilities. Stem Cells Dev. 2008, (17):1175-1184

203. Szpalski C,Wetterau M,Barr J,et al. Bone tissue engineering:current strategies and techniques—part I :scaffolds. Tissue Eng Part B Rev. 2012, (18):246-257

204. Taşlı PN,Tapşın S,Demirel S,et al. Isolation and characterization of dental pulp stem cells from a patient with Papillon-Lef è vre syndrome. J Endod. 2013,39(1):31-38

205. Tan WL,Wong TLT,Wong MCM,et al. A systematic review of post-extractional alveolar hard and soft tissue dimensional changes in humans. Clinical Oral Implants Research. 2012,23(5):1-21

206. Taylor D,Smith F. Porous methyl methacrylate as an implant material. J Biomed Mater Res. 1972, (6):467-479

207. Toygar HU,Guzeldemir E,Cilasun U,et al. Long-term clinical evaluation and SEM analysis of the e-PTFE and titanium membranes in guided tissue regeneration. J Biomed Mater Res B Appl Biomater. 2009,91(2):772-779

208. Um S,Choi JR,Lee JH,et al. Effect of leptin on differentiation of human dental stem cells. Oral Dis. 2011, (17):662-669

209. Urban IA,Jovanovic SA,Lozada JL. Vertical ridge augmentation using guided bone regeneration(GBR)in three clinical scenarios prior to implant placement:a retrospective study of 35 patients 12 to 72 months after loading. Int J Oral Maxillofac Implants. 2009,24(3):502-510

210. Vega LG,Bilbao A. Alveolar distraction osteogenesis for dental implant preparation:an update. Oral Maxillofac Surg Clin North Am. 2010,22(3): 369-385

211. Wahl DA,Czernuszka JT. Collagen-hydroxyapatite composites for hard tissue repair. Eur Cell Mater. 2006, (11):43-56

212. Wan M,Cao X. BMP signaling in skeletal development. Biochem Biophys Res Commun. 2005,328(3):651-657

213. Wang RE,Lang NP. Ridge preservation after tooth extraction. Clin Oral Implants Res. 2012,23(Suppl 6):147-156

214. Wei G,Jin Q,Giannobile WV,et al. Nano-fibrous scaffold for controlled delivery of recombinant human PDGF-BB. J Control Release. 2006,112 (1):103-110

215. Weitz DS, Geminiani A, Papadimitriou DE, et al. The incidence of membrane perforation during sinus floor elevation using sonic instruments: a series of 40 cases. Int J Periodontics Restorative Dent. 2014, 34(1): 105-112

216. Yeomans JD, Urist MR. Bone induction by decalcified dentine implanted into oral, osseous and muscle tissues. Arch Oral Biol. 1967, (12): 999-1008

217. Yu BH, Zhou Q, Wang ZL. Comparison of Tissue-Engineered Bone From Different Stem Cell Sources for Maxillary Sinus Floor Augmentation: A Study in a Canine Model. J Oral Maxillofac Surg. 2014

218. Yoshida T, Vivatbutsiri P, Morriss-Kay G, et al. Cell lineage in mammalian craniofacial mesenchyme. Mech Dev. 2008, (125): 797-808

219. Zakhary IE, El-Mekkawi HA, Elsalanty ME. Alveolar ridge augmentation for implant fixation: status review. Oral Surg Oral Med Oral Pathol Oral Radiol. 2012, 114(5 Suppl): S179-S189

220. Zellin G, Linde A. Effects of recombinant human fibroblast growth factor-2 on osteogenic cell populations during orthopic osteogenesis in vivo. Bone. 26(2): 161-168

221. Zhao S, Pinholt EM, Madsen JE, et al. Histological evaluation of different biodegradable and non-biodegradable membranes implanted subcutaneously in rats. J Craniomaxillofac Surg. 2000, 28(2): 116-122

222. Zhang W, Walboomers XF, Shi S, et al. Multilineage differentiation potential of stem cells derived from human dental pulp after cryopreservation. Tissue Eng. 2006, 12(10): 2813-2823

223. Zuk PA, Zhu M, Ashjian P, et al. Human adipose tissue is a source of multipotent stem cells. Mol Biol Cell. 2002, 13(12): 4279-4295

第十四章　牙菌斑与口腔正畸

荷兰格罗宁根大学　Hendrik Busscher　任艺谨

提要:本文叙述了口腔正畸治疗中各种元素对生物膜形成的影响,以及牙菌斑的机械性与化学性控制。

一、口腔正畸与生物膜

(一) 正畸治疗与生物膜的形成

当代正畸治疗在恢复口腔正常功能和颌面部美观性方面越来越受欢迎,随着矫治器的不断改进和矫治技术的不断更新,正畸疗效有了显著提高,同时人们对牙齿美观、口腔健康相关的生活质量自我意识的提高以及对正畸治疗的可承受能力不断增加,未来进行正畸治疗的人数会有显著增加。美国正畸协会指出从 1982 年到 2010 年北美地区的正畸患者数量增加了 100%,6~18 岁的青少年近 400 万,成年患者超过 100 万;50%~75% 的西方人口将受益于正畸治疗。但正畸矫治器的戴入改变了口腔内环境,由金属及高分子材料组成的正畸部件与口腔内天然的软硬组织存在很大差别,托槽、带环、弓丝、结扎丝等特殊部件不仅提供了大量的额外表面供微生物黏附,增加了生物膜的数量,而且龋源性细菌如变形链球菌、牙龈卟啉菌、中间普氏菌、变黑链球菌、福赛坦斯菌和梭杆菌的发生率也随之增加。

(二) 正畸材料的选择对生物膜的影响

1. 托槽和弓丝　托槽表面黏附的变形链球菌数量与托槽本身的材质、表面处理工艺、表面体积、外形设计等因素有关,有研究发现金属托槽在减少黏附的链球菌数量方面优于塑料托槽,自锁式托槽比结扎丝结扎固定的普通托槽更易清洁,且自锁式托槽结构小巧,所以其表面形成的生物膜也相对较少。橡皮圈结扎的托槽比用结扎丝结扎的托槽更易黏附细菌,为了更好地控制正畸中生物膜的形成,对于口腔卫生状况差的患者,一般不推荐使用橡皮圈结扎。复杂的弓丝弯制不仅给患者的清洁带来不便,也为细菌黏附提供更大的表面积,所以在设计不影响矫治效果的情况下,建议尽量简化,避免弯制过于复杂的矫治曲,使患者更易维护口腔卫生。

2. 粘接剂　细菌初始黏附和早期生物膜的形成,受到细菌细胞和基质表面物理化学特性如表面粗糙度、疏水性和表面元素组成成分等的影响。托槽周围的粘接剂表面比较粗糙,血链球菌对正畸粘接剂的黏附力与复合材料表面的粗糙程度呈正相关,唾液条件性薄膜可以显著降低复合粘接材料表面的粗糙度,从而减少链球菌的附着。不同种类的粘接剂对早期细菌生物膜的形成有显著的差别,Chin等研究比较了光固化复合树脂、化学固化复合树脂、玻璃离子粘固剂及树脂增强型玻璃离子粘固剂四种粘接材料,发现化学固化复合树脂其表面吸附的血链球菌明显低于其他材料,从而更大程度地减少早期血链球菌生物膜的形成,而玻璃离子粘固剂含有氟化物并能够缓慢地释放氟离子,对生物膜的形成及牙齿脱矿起到一定的抑制作用。

3. 临时支抗装置　临时支抗装置是口腔正畸领域应用骨支抗的最新技术,是指置入骨膜下、骨内或穿通骨质以与骨质形成机械固位或骨融合后用于增强正畸支抗为目的的各类临时性植入体,包括牙种植体、小微螺钉以及小微钛板,已逐步应用于临床正畸治疗。不锈钢、钛以及钛合金通常用作微植入生物材料,因为其有良好的机械性、耐腐蚀性以及生物相容性。研究者已观察到正畸种植体覆盖在螺钉头槽,颈部,螺纹和植入物侧面均有细菌生物膜(图14-1)。Chin采用多元线性回归分析不同的种植体系统发现植入物表面的粗糙度及其含碳氧组分的程度影响生物膜的形成。细菌初期黏附于生物材料表面受细菌细胞

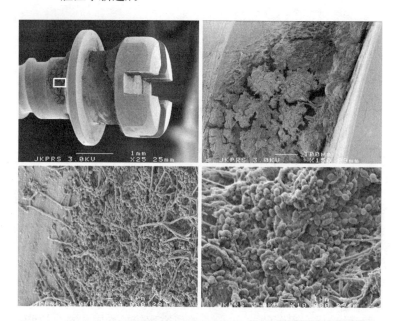

图 14-1 临床上失败的正畸种植体在低、高放大倍数的扫描电子显微照片
矩形框为覆盖在螺钉头槽,颈部,螺纹和植入物侧面的细菌生物膜。比例
尺表示 1mm

及所述基体表面物理化学性质例如表面的粗糙度、表面电荷、疏水性和表面元素组成等的影响。种植体材料中含有铜离子可能是细菌低黏附的原因之一,相对于银离子、锌离子、汞离子、铝离子等,铜离子具有更强效的抗菌作用。同时,优化氧化物厚度、晶体结构、化学成分以及钛和钛合金的粗糙程度以提高种植体的生物相容性,从而抑制细菌附着,减少生物膜的形成。

4. 保持器 在正畸治疗中,当固定矫正器拆除后就进入了佩戴保持器的保持阶段,用保持器来维持经过精心矫治好的牙齿位置和咬合关系,其可在一定程度上使牙齿在新位置稳定,减少牙齿的移动。但各种保持器对牙周健康的影响是一个不容忽视的问题。研究指出几乎所有使用保持器的病例,一段时间后,保持弓丝上或多或少会有一定数量的菌斑、牙石堆积(图 14-2)。

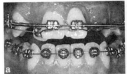
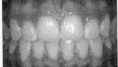
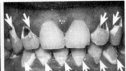

Dental malposition treated with fixed braces | Desired results with good function & esthetics | Compromised esthetics and dental health

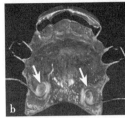
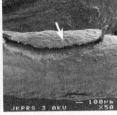
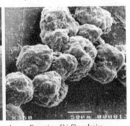

Removable acrylic braces after 8wk use | Thick layer biofilm on surfaces in contact with teeth | Formation of biofilm colonies

图 14-2

a. 托槽及附件会明显妨碍口腔卫生护理,尤其是牙面 - 粘接剂 - 托槽结合处是口腔生物膜最易形成的部位,从而导致牙齿釉质脱矿、龋病、牙龈炎等一系列并发症 b. 聚丙烯酸酯基板,仅夜间使用 8 周,形成了大量的生物膜

借助酸蚀技术发展起来的舌侧固定保持器虽然有体积小、异物感小、完全隐蔽不影响美观、对于牙齿异常动度,特别是重度牙周炎患者还可以起到固定保持和牙弓夹板的双重作用等优点,但其不可避免地改变了下前牙的舌侧解剖形态,从而降低了牙齿的自洁作用,不利于患者清洁,可能引发牙龈萎缩、牙周袋加深、探诊出血等牙周病症状。Jongsma 和 Pelser 通过体内外研究指出单股保持弓丝上形成的生物膜明显少于多股弓丝,且其对抗菌剂的敏感性较高;腭侧放置的单股不锈钢弓丝其形成的生物膜显著低于其他弓丝。

(三) 抗菌药物对生物膜的影响

在正畸治疗过程中,除对患者进行系统的口腔卫生教育,使其通过刷牙等方法维护口腔卫生外,也可以将化学抑菌物质加入牙膏、漱口水、正畸粘接剂中配合运用以控制口腔生物膜的形成。

1. 牙膏 含氟牙膏能有效减少正畸治疗中细菌的黏附、生物膜的形成,从而降低患者的菌斑指数、牙齿脱矿和牙龈炎的发生率。患者使用含氟牙膏后,给予患者刷牙后指导以保持口腔内氟离子浓度,比单纯使用含氟牙膏更能有效防止釉质脱矿和龋损的发生。大量临床研究表明,联合运用含氟牙膏和含氟漱口水,能更好地抑制正畸治疗过程中生物膜形成、降低白垩色脱矿斑和牙龈炎的发生率。

2. 含漱液 正畸治疗过程中,使用含西吡氯、氯己定、三氯生的漱口水均能起到有效地抗菌作用,显著减少生物膜的形成,降低患者的菌斑指数和牙龈出血指数。氯己定具有广谱杀菌抑菌作用,且不易产生耐药性。Chin 研究指出用 0.05% 氟化钠预处理的粘接材料其生物膜的形成量降低 50% 左右,0.2%的氯己定漱口水可明显减少生物膜的形成。

3. 粘接剂 Chin 等研究指出,正畸粘接剂引入氟化物形成一个缓慢释氟系统,对釉质再矿化起到直接有效的作用。对于生物膜的控制更直接的方法是在正畸粘接剂中加入抗菌成分,银纳米粒子和季铵聚乙烯亚胺纳米粒子是首选,因为他们有持久的抗菌活性,但纳米粒子对人类使用的安全性仍是一个有争议的问题。Mei 等通过研究分析发现在丙烯酸树脂中加入季铵类化合物 [3-(甲基丙烯酰氨基)丙基]三甲基氯化铵(MAPTAC)可对口腔细菌产生较为长久地杀菌作用,引起附着性链球菌的接触性杀伤。丙烯酸树脂中加入 12wt% 或更多的 MAPTAC 可对细菌浓度为 $10^9 ml^{-1}$ 的菌株有接触性杀伤作用,唾液薄膜的吸附会减弱粘接剂的接触性杀伤作用,但含有 16wt% MAPTAC 仍对细菌浓度为 $10^5 ml^{-1}$ 的变形链球菌和远缘链球菌有杀伤效果。含有 20wt% MAPTAC 的丙烯酸树脂可在 15 分钟内杀灭 99.99%的细菌。接触性杀伤材料不仅有长时间发挥其杀菌功效的这一大优势,并且其作用机制不会诱导细菌产生耐药性,在正畸治疗越来越普遍的今天,更有其应用潜力和前景。

(四)生物膜黏弹性对抗菌药物渗透性的影响

生物膜相关的感染可以在人体内各个部位发生且很难被

宿主免疫系统清除,而且,生物膜通常耐抗菌剂,其原因可能与细菌黏附的固有属性、生物膜的生长模式及抗菌剂通过生物膜的渗透性较差有关。细菌的黏附及生物膜的生长可以通过突变、抗生素降解酶的形成、内源性氧化应激、表型改变以及低代谢活性抵抗抗菌剂的杀伤作用等模式。生物膜作为聚合物,其结构及组成特性可以由其黏弹性体现,而生物膜的黏弹性取决于形成过程中的压实度、是否流动及微生物组成。口腔生物膜的粘弹特性可以通过评估外部负载变形后的松弛来确定即应力松弛。He 等研究指出口腔生物膜的应力松弛与抗菌剂的渗透性相关,抗菌剂对于生物膜的渗透随着快速弛豫元素的降低及缓慢弛豫元素的相对提高而增加。缓慢弛豫元素可以使变形后大量细菌重新排列形成的生物膜结构比较开放,从而允许抗菌剂更好的渗透。而快速弛豫元素会使抗菌剂稀释至无效浓度以至于对深层的生物膜无法发挥杀菌抑菌作用。并且指出氯己定和西吡氯铵二者显示出相似的和相对高的渗透系数。

二、菌斑的机械性和化学性控制

(一) 菌斑控制的重要性

牙菌斑是龋病和牙周病的始动因素,主要由黏性基质和嵌入其中的细菌构成,是一种典型的生物膜结构和有序的微生态系统[1]。它从牙齿表面去除后还会不断重新形成。因此,有效的菌斑控制措施和良好的菌斑控制计划是龋病与牙周病防治的重要内容。菌斑控制方法主要分为机械方法和化学方法两大类。机械性牙菌斑控制方法主要有:刷牙;使用牙线、牙签,牙间刷和牙龈按摩器等。后者主要包括抗生素(如四环素,青霉素等),表面活化剂(如氯己定)、酚类化合物、重金属盐类、酶类化合物以及天然产物等(如茶多酚类等)。

(二) 接触式刷牙

牙菌斑内细菌的附着分为附着菌和非附着菌。口腔微生物之间的相互作用可分为共聚集和共黏附,前者指唾液中两个浮游微生物之间的相互作用,后者指浮游微生物与已经附着了的细菌间的相互作用。共聚集到底是在体内发生还是代表共黏附的一种模型,目前还不确定。细菌间的这两种作用在牙菌斑的形成中具有非常重要的作用[2]。研究表明唾液中发生共聚集细菌的浓度太低而不能发生共聚集,除此之外,唾液中纤维蛋白结构的存在限制了细菌的移动也是原因之一。布朗运动动力学表明细菌间的共黏附有助于牙菌斑中有序结构的形成[3],而这种有序结构营造出的微环境有利于专性厌氧菌能在有氧条件下生存下来,并继续生长[4]。同时,黏性放线菌和轻型链球菌间的共聚集比两种单独细菌更能耐受中性粒细胞的吞噬和杀伤作用[2]。

共聚集研究表明菌种间绑定具有高度特异性[5],如早期定植菌,如血链球菌和内氏放线菌两者间能发生共聚集,但与后来定植的细菌,如福氏新月形单胞菌或密螺旋体之间则不会发生共聚集,反之亦然[6]。在平行板流动小室的共黏附实验中,研究者发现菌种间的绑定可能是临界胶体化学现象,在这种临界胶体中,温度、离子组成以及唾液成分的细微变化都可能影响共黏附的发生。众所周知,除内氏放线菌和口腔变形链球菌[3-4]外,乳糖是菌种间绑定的阻断剂,而钙离子的存在是口腔菌种间发生绑定的前提条件[6]。氟化物防龋机制不仅是影响釉质的脱矿和再矿化,而且在于它能阻断细菌共黏附间的钙桥形成而促进牙菌斑的去除。

刷牙是常规的自我口腔保健措施,是机械性去除牙菌斑最常用的有效方法,其目的在于去除牙表面的食物残渣,从而预防或控制龋病、牙龈炎以及牙周炎。刷牙的方法有很多种,主要分为两大类:接触式和非接触式。接触式刷牙又根据牙刷驱动的方式不同分为手动,电动和超声刷牙。许多临床和体外实验比较了不同类型的牙刷的刷牙效率。刷牙的有效性受多种因素的影响,如:牙刷的设计、刷牙的方法、刷牙的时间、刷牙的力度以及手指的灵活性等[7-13]。尽管手动的牙刷仍然是目前最普遍使用的牙刷,但其他类型的驱动牙刷也逐渐在发展并用于临床上评价其临床效果。Grossman 等学者研究比较了超声牙刷和旋转电动牙刷去除牙菌斑的效果,结果显示无显著差异[14]。但在体外牙菌斑模型上的研究表明,在去除邻间隙牙菌斑方面,超声牙刷的去除效率要高于手动牙刷和电动牙刷[15]。除此之外,与手动牙刷相比,超声牙刷能去除更多的牙菌斑,并降低牙龈指数和减少牙周袋深度[11、16]。

Yang 等[2]研究在乳酸或氟化物存在的情况下,手动、电动以及超声刷牙去除共黏附细菌以及唾液中未发生共黏附的细菌的效率。结果表明,几乎所有黏附的细菌都能被超声刷牙去除,而手动和电动牙刷刷牙后,与口腔链球菌 J22 配对的大多数黏附细菌仍残留下来,远远多于与血链球菌 PK1889 配对的非黏附细菌。电动和超声刷牙后,与共黏附细菌配对的链球菌的再沉积数量非黏附细菌配对的 2 倍。这也就说明了共黏附作用在牙菌斑再形成中非常重要。此外,在氟化物存在的情况下,三种刷牙模式去除牙菌斑的作用不受影响,说明了氟化物不会阻断共黏附细菌间的钙桥形成。与此相反,在乳酸存在的情况下,三种刷牙模式实验后,仅有很少量的共黏附细菌的残留。

van der mei 等[17]学者在体外牙菌斑模型上进一步研究了这三种刷牙模式,施加不同的力量,去除牙菌斑的能力。在小力度下(40g)手动刷牙能去除 82% 的牙菌斑,远远低于电动(93%)和超声刷牙(92%),当刷牙力度增加到(240g)时,这三种刷牙模式均能去除 95%~99% 的细菌。电动和超声刷牙后,在共黏附配对菌中,变形链球菌的重新黏附数量随着刷牙力度的增加而增加,而手动刷牙则恰恰相反。究其原因,虽然这三种刷牙方法几乎均能去掉所有的放线菌,但共黏附在链球菌的重新黏附中的作用举足轻重。这也说明了这种接触式刷牙会留下一些印迹,链球菌优先黏附在这些印迹上。

(三)非接触式刷牙

口腔微生物配对间的共黏附是微生物群系在体内早期菌

斑发生发展中确定的因素,Busscher 等学者在体外研究超声刷牙在非接触模式下,共黏附和非共黏附的口腔放线菌和链球菌的从唾液薄膜表面清除效率以及这些细菌的再附着。所谓非接触模式即为牙刷与唾液薄膜之间有一定距离。结果表明,非接触模式下的超声刷牙能清除 99% 附着菌,不受基底膜浸入状态(潮湿或浸没)的影响。当牙刷与唾液薄膜之间的距离在 6mm以内时,随着两者之间的距离的增大,细菌清除率降低。非接触模式下的超声刷牙遗留在基底膜上潮湿的薄膜里可能遗留有细菌的"脚印",促使链球菌更容易黏附于此处[18]。

虽然液体剪切力是促进物体表面微生物脱落的重要参数,但目前有研究认为一过性的气液交界面也有促进微生物脱落的潜在作用。Prashant 等学者研究比较了微泡与水流在促进黏附在玻璃表面菌株脱落的效果。研究发现,微泡的存在能提高内氏放线菌的清除率,2 分钟水流的作用能导致该菌 40% 的脱落,而在微泡的作用下可提高到 98%,而口腔链球菌的清除率则不受微泡是否存在的影响[19]。

唾液薄膜的存在和成熟有利于微生物的黏附,同时唾液在口腔里的这种黏性对不同菌斑控制系统产生阻碍。一些菌斑控制系统依赖于微泡喷溅在薄膜表面产生的表面张力而起作用。Sharma 等[20]学者采用重组人的全唾液通过 2~16 小时形成的唾液薄膜为模型,研究比较了层状水流中有或没有微泡存在的情况,清除内氏放线菌 T14V-J1 和口腔链球菌 J22,以及共黏附后形成的聚合物的能力。结果表明:层流中微泡的存在能大大提高细菌清除效率,对于口腔链球菌 J22 这种单一细菌,能达到97% 的清除效率;对于内氏放线菌 T14V-J1,因其与唾液薄膜里高分子大蛋白形成紧密连接而很难清除,而微泡的作用能使其清除率提高 15 倍。

菌斑控制是预防大多数口腔疾病的关键举措,尤其是龋齿和牙周病。传统口腔清洁措施主要是基于机械方法去除牙菌斑,如牙刷、牙签及牙线等。通过机械方法进行口腔卫生清洁,在一些清洁器械不能达到的部位经常是无效的,如龈缘、邻间隙、以及窝沟点隙等,从而造成牙龈炎、牙结石、牙菌斑以及龋齿的形成[21]。因此,人们开始寻求其他的预防措施,来辅助机械清洁牙齿的方法。

（四）化学方法菌斑控制

1. 化学方法控制菌斑机制概述 通过传统方法加在牙膏里的一些化学成分,在刷完牙之后就会针对这些部位沉积下来而起化学治疗作用,比如氟化物就用于预防因牙菌斑产酸导致的脱矿[22],焦磷酸盐用于预防在牙菌斑局部发生矿化作用,以及通过抗菌作用而干扰菌斑的生长和代谢[23],还能影响膜表面的物理化学特性的化学螯合物,以及能释放分散或去除菌斑和降低附着菌斑致病性的抗菌成分的清洁剂。菌斑的化学控制机制见图 14-3[24]。口腔卫生的清洁首先是去除牙菌斑,其次是阻止或者延缓促进菌斑成熟的一些有机物的再附着,或者是降低残留菌斑的致病性。

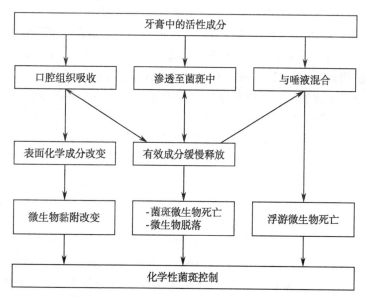

图 14-3

使用漱口水在传统意义上主要是杀灭菌斑里的微生物,而很少用于菌斑的清除[25]。牙菌斑内的细菌主要嵌入在细胞外基质中,这些机制能保护黏附其上的细菌群体不被周围环境侵袭。生物膜细菌对抗菌剂的耐受性是浮游个体的500倍[26],因此牙膏或漱口水里的抗菌剂,充其量也仅仅是留下一些大部分细菌死亡的菌斑,而这些菌斑又将会通过幸存下来的菌群的繁殖和更新,从而恢复其致龋力,甚至促进细菌对遗留生物膜表面的黏附[27]。

而在口腔保健用品里清洁剂的添加除了通过发泡作用满足消费者的感官感受外,另一主要作用就是促使菌斑里有机成分崩解,从而达到控制菌斑的目的。理想状态下,这些清洁剂成分的添加能够完全渗透到菌斑里面,到达唾液调节膜和最先黏附的细菌处,这一位置是连接口腔生物膜和釉质表面的纽带。如果这一连接部位被渗透进来的清洁剂瓦解,整个的黏附菌斑块就脱落,形成干净的釉质表面[21]。

2. 控制菌斑形成的常用口腔保健用品添加剂　口腔清洁常用保健用品,如牙膏或漱口水里的抗菌成分有助于患者提高口腔清洁度,从而抵御牙龈炎和龋齿等。有不少关于清洁作用的研究,分别评估了漱口液,刷牙前漱口液以及个体化的口腔清洁剂里添加的一些抗菌成分,在去除菌斑表面有机物的能力,对菌斑再附着的影响,以及其可持续预防菌斑的作用。

(1) 六偏磷酸盐:在一个涉及单一菌株的体外黏附实验中,研究者发现,六偏磷酸盐有很强的去除牙菌斑的能力[24],但经其清洁后的牙面的可湿性瞬间提高[29]。之后,Yang J 等[2]学者将口腔中配对的两种共黏附细菌(放线菌和链球菌)引入到初始形成的菌斑的体外模型中,比较不同的刷牙模式对细菌在薄膜表面的在黏附情况,研究结果表明,不但是遗留在薄膜表面的放线菌区域是促进链球菌再附着的易感区域,刷牙之后遗留在薄膜表面的鞭毛等物质也是吸引链球菌再黏附的重要易感因素之一。在该模型的基础上,研究者们[30]又比较了含有不同成分的牙膏对这些细菌的再黏附的影响。研究发现,含有十二烷基硫酸钠(SLS)的牙膏能有效去除薄膜表面的共黏附细菌。当加入六偏磷酸盐后,黏附细菌的即刻清除能力相对降低,这种作用持续到再附着阶段。当牙膏里含有氟化钠时,链球菌的再黏附大型共聚集很少见。这可能是由于氟化钠能够阻断菌细胞表面的能促进共黏附的双配基钙桥位点。在含有氟化钠的牙膏里再加上焦磷酸盐,则链球菌的再黏附里大型共聚集显著增多,可能是由于焦磷酸盐在钙离子与菌细胞表面绑定中充当双配基桥的作用。

此外,Busscher 等[29]研究比较了含有六偏磷酸钠的美白牙膏与市面上的一般商用牙膏对釉质表面的条件膜的化学特性的作用。条件膜的化学特性通过以下指标评估:膜的厚度、可湿性、化学组成和电位。体内外研究表明,这两种处理在釉质表面的化学特性上产生显著差异。用商用牙膏刷牙能大量减少获得性膜,而在未刷过的区域,牙齿表面临床情况经不同牙膏处理均不同。经化学处理后,磷酸氢钙表面活性的建设者(active builder),如焦磷酸盐和六偏磷酸盐,与对照组相比产生很强的作用,如能去除更多的薄膜,产生更低的电位,在化学组成上也产生更大的作用。

(2) 阳离子抗菌剂:有很多的阳离子抗菌剂被加入到牙膏、漱口水以及隐形眼镜护理液等日常护理用品中。这些阳离子抗菌剂主要是通过与细菌胞膜的相互作用而发挥抗菌效能,但具体的作用机制还不是很清楚[31]。

1) 西吡氯铵:西吡氯铵(CPC)在口腔保健用品中的使用在很长一段时间内都存在争议[32]。CPC 是一种阳离子表面活性剂,它的抗菌性归于其能吸收菌细胞表面的负电荷,从而引起细菌胞膜的功能紊乱[33]。单个阳离子 CPC 在酒精或表面活性剂的水溶剂里是可溶性的,在有浮游微生物试管实验中其抗菌活性类似于或更强于大多数包括洗必泰在内的阳离子表面活性剂。然而早期的研究发现 CPC 在临床实验中菌斑空置率很低甚至接近于 0。可能是由于 CPC 在口内的停留时间很短,或者是唾液或牙膏里的某些成分改变了 CPC 的抗菌活性[35,36]。

Busscher 等[37]比较了三种不同配方的 CPC(含酒精,不含酒精,含吐温)对唾液薄膜物理化学特性的影响,体外的除菌能力和体内的杀菌能力。结果发现,经不含酒精的 CPC 处理后,唾液薄膜表面的化学特性和疏水性发生显著改变,而且这三种配方的 CPC 都不能改变唾液薄膜的厚度。这三种配方的 CPC 都能去除薄膜表面总黏附的配对菌的 33%。经无酒精的 CPC 处理后,在细菌的再沉积阶段,细菌的共聚集规模增大。在体内 24 小时和 72 小时的菌斑模型中进行即刻和持续杀菌能力的评估,不管是一次性使用还是 2 周后继续使用,都是无酒精的 CPC 杀菌作用最强。

2) 胺氟化钠:胺氟化钠作为阳离子表面活性剂,其抗菌作用类似于 CPC。早期,胺氟化钠吸附唾液薄膜表面,对唾液薄膜的电荷及疏水性的作用被广泛应用[38,39],而对牙表面的作用则很少涉及[40]。之后,Busscher 等[29]学者则在体内研究了其对牙齿表面疏水性的影响,结果发现,牙齿表面的疏水性经历着日循环,刚刷完牙后牙齿表面呈现亲水性,之后将恢复疏水性,恢复疏水性的程度则取决于所使用牙膏的类型。van der Mei 等[41]学者则研究了胺氟化钠对牙面菌斑形成的影响,研究发现,使用添加胺氟化钠牙膏后,牙齿表面亲水性增加,所有的菌株被胺氟化钠吸附后都带负电荷,并且其等电点增加。等电点增加最多的菌株,其最低抑菌浓度最小。同时,变形链球菌在唾液薄膜和生物膜中的生长速度显著降低,而内氏放线菌和口腔链球菌则未受影响。总之,不管涉及哪种细菌,生物膜的活性是显著降低的。阳离子胺氟化钠与带负电荷的细菌之间的静电作用影响细菌的早期黏附,同时也能杀灭细菌,这在降低生物膜形成中起非常关键的作用。

3) 草本提取物和壳聚糖:壳聚糖是甲壳素去乙酰化的衍生物,具有多聚阳离子碳水化合物结构。甲壳素是在节肢动物的外骨骼中,甲壳类的壳体中以及昆虫的表皮上发现的,是自然界中第二大丰富的生物(大分子)聚合物。甲壳素具有很多有意义的特性,包括无毒性和抗菌活性[42]。壳聚糖抗菌性在很多方面开展了应用研究,如食品的包装,纺织品和化妆品工业以及包括牙科在内的医学领域等[42-44],而含有壳聚糖的牙膏和漱口水也已经能在市面上买到了。

唾液调理膜表面极性和非极性界面层的形成是维持口腔内结构表层热力学稳定的强有力的机制。它能将口腔表面特性维持在一个狭窄的生物学范畴内,并影响化学治疗策略的治疗效果。饮食或化学治疗措施的变动会使口腔表面的唾液调理膜发生一些化学变化,这些化学变化又会加强唾液调理膜的极性或非极性,但新的唾液调理膜的形成又会迅速弥补这一变化,使之维持在一个热力学的稳态[45]。唾液表膜是一种带负电荷的蛋白质膜,口腔细菌很容易黏附其上。而壳聚糖,是一种阳离子生物分子,能吸附于唾液表膜上对唾液表膜的表面特性产生重大影响,并能作为唾液表膜表面吸附抗菌剂的锚定分子[46]。

研究发现牙膏里的草本提取物和壳聚糖能像洗必泰一样可快速、持续地发挥抗菌效能,并且它们的持续抗菌作用是因为它们能吸附到成熟的厚的生物膜上,然后逐渐释放发挥抗菌作用[47]。

壳聚糖中带正电荷的氨基作用于带负电荷的微生物细胞表面,导致微生物细胞壁的屏障功能丧失[33,48,49],蛋白质及其他一些细胞内物质漏出[50]。壳聚糖的抗菌作用取决于其去乙酰化的程度以及分子量。如,一些壳聚糖对浮游微生物没有明显抗菌作用(如血链球菌),而一些其他的壳聚糖与洗必泰合用后则比单独使用洗必泰的抗菌作用强得多[50]。同时,由于壳聚糖的多聚阳离子特性,使其能更好地吸附于唾液薄膜表面并创造成一种带正电荷的表膜,并增加薄膜表面的疏水性[46]。覆盖在釉质表面的唾液表膜,经壳聚糖处理过后,血链球菌的活性降低就是因为壳聚糖的作用使唾液薄膜变成了带正电荷的薄膜。而壳聚糖吸附于唾液薄膜表面致其呈疏水性则正好解释表兄链球菌对其黏附性降低的现象。

3. 其他　另外,有研究发现牙膏和唾液中的饮食成分对薄膜覆盖的釉质的可湿性产生影响。研究表明,饮食中的成分如牛奶等能影响釉质表面薄膜的疏水性,而饮食成分连同牙膏成分则影响该薄膜对牙面的黏附性[29]。

van der Mei 等研究了漱口液和牙膏可持续性的抗菌性对生物膜的活性的影响。该实验以体内 9 小时和 72 小时的菌斑为研究模型,洗必泰漱口液和抗菌牙膏的使用在短时间内能产生强烈的杀菌作用,但在 1~6 小时后,9 小时菌斑内的细菌活性就开始反弹,仅洗必泰漱口液还能产生持续杀菌作用,但杀菌效能随时间延长逐渐下降。此外研究还发现,72 小时菌斑对抗菌剂的耐受性较强[51]。

(五) 残留菌斑对菌斑基质及化学菌斑控制的作用

漱口水可以作为常规刷牙之后的维持口腔清洁的一个有价值的补充措施,从而保证口腔的足够洁净。存在于漱口水里的口腔抗菌剂通过化学的方法影响牙菌斑的形成,如阻止细菌向口腔表面黏附、影响细菌的活力、扰乱已经存在的菌斑等[52]。在常规口腔清洁之后使用抗菌漱口水的有益之处还在于刷牙和邻间刷只能去除大部分的菌斑,但遗留在窝沟点隙和邻间隙里的牙菌斑仍然要靠漱口水的作用[53]。

一种有效的抗菌剂不但应该在使用的过程中发挥即刻的抗菌作用,在使用之后也能存留在口腔里很长一段时间,持续发挥抗菌作用。这就是所谓的亲和力(substantivity)[53]。抗微生物药物能吸附于口腔内大面积软组织内,然后慢慢释放到唾液里发挥作用,就是由该药物的亲和性所致。然而,唾液是在不断更新的,口腔药物的持续作用是否还有其他的什么机制呢? Otten 等[54]学者推测,经机械方法清洁口腔之后遗留下来的牙菌斑可能会吸附这些抗菌剂,起一个储蓄库的作用,然后再缓慢将这些药物释放到口腔里发挥持续地抗菌作用,后经实验研究也证实了这一推测。

（六）协同作用

近年来,由于分子生物学技术的引进和激光共聚焦扫面显微镜的应用,使人们对牙菌斑的结构和本质的了解更深入,认识到牙菌斑不是附着于口腔硬组织表面未钙化的细菌团块,而是能容纳多种多样菌丛生存的生物膜,是个有通道和空隙的开放性立体结构,其中所包含的细菌不是独立生存着的,而是相互有序地生存于立体的空间;是有代谢能力的整体微生物群置身于由多糖、蛋白质和矿物质组成的基质中,在生物膜内有不同细菌生长所需的广阔生境,如需氧菌可为厌氧菌制造生存的条件;有充分的代谢能力,如细菌间的协同作用可降解宿主复杂的大分子营养物质为众多细菌共享;对压力和抗生素的抵抗性增加从而促进细菌的致病力,凭借着细菌群体效应,就可使一个对抗生素敏感的细菌成为对抗生素耐药的细菌。因而生存于生物膜中的细菌较其在液体培养基内浮游态细菌对抗生素更具抵抗性。这些特性提示我们从生物膜的角度去探寻菌斑控制的新策略,从而更好地进行口腔感染性疾病的防治。生物膜对抗菌药物的耐受性主要在于抗菌剂很难渗透到生物膜内,若抗菌药物能进入生物膜,破坏这些菌群结构,就能更好地控制这些感染性疾病。

生物膜的这些特性最终反映在生物膜的黏弹性上,口腔生物膜的黏弹性取决于生物膜形成是否致密,生物膜在生长过程中是否存在流动以及它的体系结构和微生物组成等[55,56]。口腔生物膜的黏弹性可以通过外力加载变形后再恢复的能力来评估。外力加载过程中的应力松弛是一个时间依赖的过程,能被分割成一个个具有时间常数特征的反应[57],如快速、中速和慢速。生物膜的体系结构和微生物组成特点就像生物膜里有一些灌满水的水槽或蓄水池。He 等[58]学者推测,抗菌药物对生物膜的渗透性可能与生物膜的应力松弛有关。当出现应力松弛时,一些抗菌药物就可能会渗透进去。后经试验发现次氯酸钠对生物膜的渗透性随着对变形反应缓慢的松弛原件的增加而增加，随着对变形反应快速的松弛原件的减少而增加。缓慢松弛原件的介入使得生物膜的结构在变形之后大量的细菌排列结构重组，抗菌药物更好地渗透进来。而快速松弛原件的介入则说明在生物膜深部，渗透进入的抗菌药物被水稀释成很低的无效抗菌浓度。

除了应用应力松弛改变生物膜的黏弹性外，He 等[59]学者又根据实验进一步探讨刷牙之后，因离刷毛接触位置较远而残留下来的生物膜和刷牙之前的生物膜的黏弹性的差别。结果发现这两者的厚度相似，刷牙能降低生物膜里反应快速的松弛原件，增加反应慢速的松弛原件，即能促进次氯酸钠渗透得更深。即非接触式的刷牙能改变生物膜的黏弹性，增加抗菌药物的渗透。

参考文献

1. Loe H, Theilade E, Jensen SB. Experimental gingivitis in man. The Journal of periodontology. 1965,（36）:177-187

2. Yang J, Bos R, Belder GF, et al. Co-adhesion and removal of adhering bacteria from salivary pellicles by three different modes of brushing. European journal of oral sciences. 2001, 109 (5):325-329

3. Jin Y, Yip HK. Supragingival calculus:formation and control. Critical reviews in oral biology and medicine:an official publication of the American Association of Oral Biologists. 2002, 13 (5):426-441

4. Bradshaw DJ, Marsh PD, Watson GK, et al. Role of Fusobacterium nucleatum and coaggregation in anaerobe survival in planktonic and biofilm oral microbial communities during aeration. Infection and immunity. 1998, 66 (10):4729-4732

5. Kolenbrander PE, London J. Adhere today, here tomorrow:oral bacterial adherence. Journal of bacteriology. 1993, 175 (11):3247-3252

6. Kolenbrander PE. Intergeneric coaggregation among human oral bacteria and ecology of dental plaque. Annual review of microbiology. 1988,（42）:627-656

7. Addy M, Griffiths G, Dummer P, et al. The distribution of plaque and gingivitis and the influence of toothbrushing hand in a group of South Wales 11-12 year-old children. Journal of clinical periodontology. 1987, 14(10): 564-572

8. de Jager M, Wiedemann W, Klinger H, et al. Plaque removal efficacy of two rotating/oscillating electric toothbrushes. The Journal of clinical dentistry. 2001, 12(1): 14-16

9. Heasman PA, Heynderickx I, de Jager M, et al. Influence of a controlled pressure system on toothbrushing behavior. The Journal of clinical dentistry. 2001, 12(1): 2-6

10. McCracken GI, Stacey F, Heasman L, et al. A comparative study of two powered toothbrushes and one manual toothbrush in young adults. The Journal of clinical dentistry. 2001, 12(1): 7-10

11. Tritten CB, Armitage GC. Comparison of a sonic and a manual toothbrush for efficacy in supragingival plaque removal and reduction of gingivitis. Journal of clinical periodontology. 1996, 23(7): 641-648

12. Van der Weijden GA, Timmerman MF, Nijboer A, et al. A comparative study of electric toothbrushes for the effectiveness of plaque removal in relation to toothbrushing duration. Timerstudy. Journal of clinical periodontology. 1993, 20(7): 476-481

13. Walmsley AD. The electric toothbrush: a review. British dental journal. 1997, 182(6): 209-218

14. Grossman E, Dembling W, Proskin HM. A comparative clinical investigation of the safety and efficacy of an oscillating/rotating electric toothbrush and a sonic toothbrush. The Journal of clinical dentistry. 1995, 6(1): 108-112

15. Yankell SL, Shi X, Emling RC, et al. Laboratory evaluations of three dentifrices with polishing or brushing. The Journal of clinical dentistry. 1998, 9(3): 61-63

16. Ho HP, Niederman R. Effectiveness of the Sonicare sonic toothbrush on reduction of plaque, gingivitis, probing pocket depth and subgingival bacteria in adolescent orthodontic patients. The Journal of clinical dentistry. 1997, 8(1): 15-19

17. van der Mei HC, Rustema-Abbing M, Bruinsma GM, et al. Influence of weight on removal of co-adhering bacteria from salivary pellicles by different modes of brushing. Caries research. 2004, 38(2): 85-90

18. Busscher HJ, Rustema-Abbing M, Bruinsma GM, et al. Non-contact removal

of coadhering and non-coadhering bacterial pairs from pellicle surfaces by sonic brushing and de novo adhesion. European journal of oral sciences. 2003,111(6):459-464

19. Sharma PK,Gibcus MJ,van der Mei HC,et al. Influence of fluid shear and microbubbles on bacterial detachment from a surface. Applied and environmental microbiology. 2005,71(7):3668-3673

20. Sharma PK,Gibcus MJ,van der Mei HC,et al. Microbubble-induced detachment of coadhering oral bacteria from salivary pellicles. European journal of oral sciences,2005,113(4):326-332

21. Landa AS,van de Belt-Gritter B,van der Mei HC,et al. Recalcitrance of Streptococcus mutans biofilms towards detergent-stimulated detachment. European journal of oral sciences. 1999,107(4):236-243

22. Zero DT. In situ caries models. Advances in dental research. 1995,9(3): 214-230,discussion 231-214

23. White DJ. A "return" to stannous fluoride dentifrices. The Journal of clinical dentistry. 1995, (6):29-36

24. van der Mei HC,White D,Cox E,et al. Bacterial detachment from salivary conditioning films by dentifrice supernates. The Journal of clinical dentistry. 2002,13(1):44-49

25. Kozlovsky A,Zubery Y. The efficacy of Plax prebrushing rinse:a review of the literature. Quintessence international(Berlin,Germany:1985). 1993,24 (2):141-144

26. Costerton JW,Lewandowski Z,Caldwell DE,et al. Microbial biofilms. Annual review of microbiology. 1995, (49):711-745

27. MK B,JD B. Deposition of bacterial cells onto glass and biofilm surfaces. Biofouling 1992, (6):81-86

28. Busscher HJ,Bos R,van der Mei HC. Initial microbial adhesion is a determinant for the strength of biofilm adhesion. FEMS microbiology letters. 1995,128(3):229-234

29. Busscher H,White D,van der Mei H,et al. Hexametaphosphate effects on tooth surface conditioning film chemistry--in vitro and in vivo studies. The Journal of clinical dentistry. 2002,13(1):38-43

30. Busscher HJ,White DJ,Atema-Smit J,et al. Efficacy and mechanisms of non-antibacterial,chemical plaque control by dentifrices--an in vitro study. Journal of dentistry. 2007,35(4):294-301

31. S S,M F,D S. Relation between surface activity and antibacterial activity of amine-fluorides. Int J Pharm. 1996, (131):33-39

32. Wu CD,Savitt ED. Evaluation of the safety and efficacy of over-the-counter oral hygiene products for the reduction and control of plaque and gingivitis. Periodontology 2000. 2002, (28):91-105

33. Helander IM,Nurmiaho-Lassila EL,Ahvenainen R,et al. Chitosan disrupts the barrier properties of the outer membrane of gram-negative bacteria. International journal of food microbiology. 2001,71(2-3):235-244

34. Moran J,Addy M,Jackson R,et al. Comparative effects of quaternary ammonium mouthrinses on 4-day plaque regrowth. Journal of clinical periodontology. 2000,27(1):37-40

35. Sheen S,Addy M. An in vitro evaluation of the availability of cetylpyridinium chloride and chlorhexidine in some commercially available mouthrinse products. British dental journal. 2003,194(4):207-210;discussion 203

36. Sheen S,Eisenburger M,Addy M. Effect of toothpaste on the plaque inhibitory properties of a cetylpyridinium chloride mouth rinse. Journal of clinical periodontology. 2003,30(3):255-260

37. Busscher HJ,White DJ,Atema-Smit J,et al. Surfactive and antibacterial activity of cetylpyridinium chloride formulations in vitro and in vivo. Journal of clinical periodontology. 2008,35(6):547-554

38. Shani S,Friedman M,Steinberg D. In vitro assessment of the antimicrobial activity of a local sustained release device containing amine fluoride for the treatment of oral infectious diseases. Diagnostic microbiology and infectious disease. 1998,30(2):93-97

39. de Jong HP,de Boer P,van Pelt AW,et al. Effect of topically applied fluoride solutions on the surface free energy of pellicle-covered human enamel. Caries research. 1984,18(6):505-508

40. JF P,HC VdM,HJ B. Clinical effects of commercially available mouthrinses on the development of plaque,gingivitis and enamel surface free energy. Biofouling. 1991, (3):209-221

41. van der Mei HC,Engels E,de Vries J,et al. Effects of amine fluoride on biofilm growth and salivary pellicles. Caries research. 2008,42(1):19-27

42. Kittur FS,Vishu Kumar AB,Varadaraj MC,et al. Chitooligosaccharides--preparation with the aid of pectinase isozyme from Aspergillus niger and their antibacterial activity. Carbohydrate research. 2005,340(6):1239-

1245

43. Cooksey K. Effectiveness of antimicrobial food packaging materials. Food additives and contaminants. 2005,22(10):980-987

44. Kenawy el R,Worley SD,Broughton R. The chemistry and applications of antimicrobial polymers:a state-of-the-art review. Biomacromolecules. 2007, 8(5):1359-1384

45. van der Mei HC,White DJ,Atema-Smit J,et al. Surface thermodynamic homeostasis of salivary conditioning films through polar-apolar layering. Clinical oral investigations. 2012,16(1):109-115

46. van der Mei HC,Engels E,de Vries J,et al. Chitosan adsorption to salivary pellicles. European journal of oral sciences. 2007,115(4):303-307

47. Verkaik MJ,Busscher HJ,Jager D,et al. Efficacy of natural antimicrobials in toothpaste formulations against oral biofilms in vitro. Journal of dentistry. 2011,39(3):218-224

48. Rabea EI,Badawy ME,Stevens CV,et al. Chitosan as antimicrobial agent: applications and mode of action. Biomacromolecules. 2003,4(6):1457-1465

49. Chung YC,Su YP,Chen CC,et al. Relationship between antibacterial activity of chitosan and surface characteristics of cell wall. Acta pharmacologica Sinica. 2004,25(7):932-936

50. Decker EM,von Ohle C,Weiger R,et al. A synergistic chlorhexidine/chitosan combination for improved antiplaque strategies. Journal of periodontal research. 2005,40(5):373-377

51. van der Mei HC,White DJ,Kamminga-Rasker HJ,et al. Influence of dentifrices and dietary components in saliva on wettability of pellicle-coated enamel in vitro and in vivo. European journal of oral sciences. 2002,110(6):434-438

52. Baehni PC,Takeuchi Y. Anti-plaque agents in the prevention of biofilm-associated oral diseases. Oral diseases. 2003,9(Suppl 1):23-29

53. Brecx M. Strategies and agents in supragingival chemical plaque control. Periodontology 2000. 1997,(15):100-108

54. Otten MP,Busscher HJ,van der Mei HC,et al. Retention of antimicrobial activity in plaque and saliva following mouthrinse use in vivo. Caries research. 2010,44(5):459-464

55. Paramonova E,Kalmykowa OJ,van der Mei HC,et al. Impact of hydrodynamics

on oral biofilm strength. Journal of dental research. 2009,88(10):922-926

56. Purevdorj B,Costerton JW,Stoodley P. Influence of hydrodynamics and cell signaling on the structure and behavior of Pseudomonas aeruginosa biofilms. Applied and environmental microbiology. 2002,68(9):4457-4464

57. Lau PC,Dutcher JR,Beveridge TJ,et al. Absolute quantitation of bacterial biofilm adhesion and viscoelasticity by microbead force spectroscopy. Biophysical journal. 2009,96(7):2935-2948

58. He Y,Peterson BW,Jongsma MA,et al. Stress relaxation analysis facilitates a quantitative approach towards antimicrobial penetration into biofilms. PloS one. 2013,8(5):e63750

59. He Y,Peterson BW,Ren Y,et al. Antimicrobial penetration in a dual-species oral biofilm after noncontact brushing:an in vitro study. Clinical oral investigations. 2013

第十五章　口腔正畸学临床进展

南京医科大学口腔医学院　　王林　马俊青

提要: 随着现代科学技术的发展,正畸学临床诊疗技术也有了较迅速的发展,其中锥形束 CT(CBCT)的应用、微种植体、无托槽隐形矫治技术、自锁托槽、舌侧矫治等是近期正畸临床迅速发展的部分标志性诊疗技术。

近代口腔正畸学起始于 19 世纪末,美国学者 Edward Hartley Angle 在此过程中发挥着非常重要的作用,他将口腔正畸学发展成为一门学科,并相继创造了一系列矫治技术,最终发明了方丝弓矫治器,确立了固定矫治体系。其后,学者们推陈出新,不断提高和完善正畸临床诊断和治疗等水平。近二、三十年来,得益于材料学和制造业的快速发展,正畸临床技术也经历了较大程度的变革和发展。锥形束 CT(CBCT)、微种植体、无托槽隐形矫治技术、自锁托槽、舌侧矫治等是其中部分近期迅速发展的标志性临床技术。

一、CBCT 的应用

正畸的诊断、疗效评估等离不开 X 线检查,长期以来主要依赖于头颅侧位片、曲面体层片、关节断层片等 X 线片,但这些传统二维 X 线片存在着解剖结构影像重叠、信息量少等缺点。学者曾尝试将传统的螺旋 CT 用于正畸诊断,然而其存在放射剂量偏大、费用较高等弊端,因而难以在正畸临床中推广。

近年来出现了更适宜口腔医学的 CBCT 技术,该技术将锥形 X 线束投射到目标区域(传统的螺旋 CT 是扇形 X 线束),进行多层数据重建,通过 3D 软件形成立体影像[1]。CBCT 的放射剂量约为螺旋 CT 的 2%,扫描时间较短,精度较高,有适于口腔医生使用的 Dolphin、Mimics 等配套软件,因此有较好的正畸临床应用前景[2,3]。

CBCT 可用于埋伏牙的诊断,通过三维重建,可以清晰地显示埋伏牙的数目、尺寸、形态、位置、萌出方向、与邻牙或其他解剖结构的关系,辅助设计手术路径及牵引方案(图 15-1)。对于唇腭裂、下颌偏斜等先天畸形病例,CBCT 可以立体地显示出缺损或不对称的部位及其严重程度,指导正畸、修复或整形医师设计治疗方案。

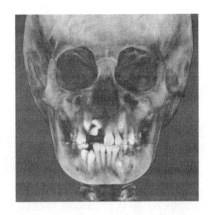

图 15-1　CBCT 用于阻生牙诊断

CBCT 还常用于检查颞下颌关节,医生既可以利用软件获得不同截面的关节影像,也可以观察髁状突和关节窝的立体形态。在微种植体植入前,可通过 CBCT 观测植入部位的解剖结构以避免创伤。利用 CBCT 可以方便地观察气道、上颌窦等空腔的形态和体积,作为分析错𬌗畸形病因的一个环节。CBCT 数据经软件处理,可形成侧位片、全景片、后前位片等不同影像,保存 CBCT 数据就可随机观测颅面大多数的影像信息。此外,CBCT 技术实现了实物的 1∶1 投照,使得 CBCT 形成的上述 X 线图像更保真,测量更精确。

学者们尝试采用 CBCT 建立三维头颅测量分析系统,以弥补二维影像测量的不足,但目前该三维系统尚需完善和进一步推广。

二、微种植体

支抗控制是正畸治疗成功的关键要素之一。然而,目前常用的支抗均有弊端[4]。1945 年 Gainsforth 和 Higley 率先将种植体应用于正畸以增强支抗,但该实验以失败告终。自 1969 年 Linkow 报道用下颌叶状种植体支持Ⅱ类牵引内收上前牙之后,以修复用种植体作为支抗的研究陆续出现。微种植体(图 15-2),或称微型种植体,是 20 世纪 90 年代出现的专为正畸设计的小螺钉状的支抗形式,主要材料是钛合金。1997 年 Kanomi 最早报道使用微种植体压低或水平向移动牙齿,其所使用的种植体直径 1.2mm,骨内段长 6mm,可植于牙槽及腭部等部位,应用灵活。从植入方式看属于两段式种植体,作者认为骨内段需等待骨愈合后再加上部结构以施力。其后,Costa、Park 等先后推出不同形态和尺寸的微型种植体。随着国内外各厂家分别推出了一系列商业化的微种植体,直径在 1.0~2.3mm 之间,长度在 4~12mm 之间的一体式种植体微种植体迅速且广泛应用于临床。微种植体克服了常规种植支抗的局限性,它体积较小,可植于牙槽任意区域,能更精确的控制牙齿位移量和方向,对邻近牙及颌骨的发育影响较少;手术简便易行,可仅由正畸医师完成,无需转科;费用少;可在植入后即刻或 2 周后加载,应用更灵活方便[4-6]。

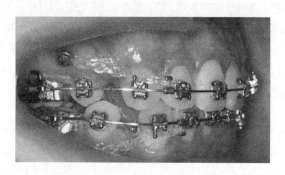

图 15-2 微种植体用于内收前牙

目前临床上常用的微种植体大多为一体式的小螺钉状钛合金种植体,但不同厂家根据不同植入部位生产了不同形态和尺寸的微种植体。根据植入方式的不同,微种植体可分为助攻型和自攻型两类。助攻型是先用导钻在颌骨的植入部位钻出一个略小于微种植体直径的导孔,再将微种植体旋入导孔中。也可以先用球钻钻开骨皮质,再用裂钻钻骨松质,然后旋入微种植体。因为预先制备了导孔,所以旋入微种植体过程较轻松,可以避免旋入阻力过大所致的骨裂或种植体折断,用于骨质较致密的区域,如下颌磨牙区。但器械反复进入颌骨,可能导致导孔过大,而且即使采用低速机头和局部降温的措施,仍不可避免局部产热过多所致的组织损伤,因此助攻方式不利于微种植体的初期稳定性。自攻型微种植体无需制备导孔,直接用手柄将微种植体旋入颌骨中,日益广泛应用于临床。在骨质较致密的区域,自攻型微种植体也可以先制备导孔,采用助攻型方式植入。相对于仅能进行助攻式植入的微种植体而言,自攻型种植体头部和螺纹更锋利,种植体体部也多为锥形而不是柱状,以利于旋入。自攻型在植入时产生了较大的侧方挤压,产热少,因此相对于助攻型而言稳定性更好。自攻型微种植体不需要低速机头,对设备要求较低。但由于其尖部较锋利,植入过程中即使损伤牙根,医师也有可能不知情,故风险较大。

理论上讲,在不损伤重要解剖结构的前提下,微种植体可以植于上、下颌骨的任意部位,以用于不同的支抗需要。常采用几个植入部位如下:①上、下颌唇、颊侧牙槽嵴牙根之间(见图15-2):主要用于水平支抗的控制。附着龈区域是较佳的植入部位,因为此部位黏膜较致密,相对而言种植体周围的龈炎较少,而且操作简便,在附着龈处植入时,可不切开牙龈或在牙龈上打孔而直接将微种植体旋入。根据临床需要,如需对目标牙施加一定的压入力时,也可以在偏根尖的游离龈部位植入。在游离龈处植入时,为了防止微种植体旋入时对疏松的游离龈的损伤,常需要切开牙龈后植入。②上、下颌唇、颊侧根尖部位:常用于牙齿的压低。如微种植体植于第一磨牙的根分叉下方可压低磨牙以解除开𬌗,植于前鼻嵴下方可用于压低上前牙以改善露龈笑,植于颏突上方可用于压低下前牙以解除深覆𬌗。这些部位软组织较松弛,一般需要切开软组织后植入微种植体。③上颌腭侧:可用于压低后牙、增强后牙水平向支抗等。腭侧植入的优点是骨量较充足,也较致密,可提供良好的支抗;不利因素是视野欠佳,植入时长而直的手柄易受口角的影响从而使微种植体斜向后方植入,易损伤牙根等,因此有些厂家提供了弯或短的植入手柄。另外腭侧黏膜较厚,部分厂家有专用于腭侧的微种植体,其与黏膜接触的光滑颈部较长,减少了对黏膜的激惹。④上颌结节:用于远移磨牙。此处骨量较少,操作视野欠佳,一般需用慢速弯机植入,优点是无重要的解剖结构。⑤下颌磨牙后区和下颌升支(图 15-3):可用于磨牙远移、近中倾斜阻生的磨牙直立等。此区颌骨上的黏膜垫较厚,需切开黏膜,必要时可请颌面外科医师辅助手术。微种植体头部常需被黏膜覆盖,因此可用结扎丝穿过黏膜对目标牙施力。此区骨质较致密,可考虑助攻式植入。

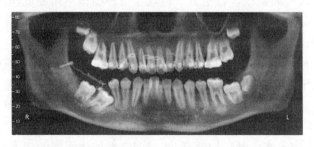

图 15-3　微种植体植于下颌升支,用于直立磨牙

　　植入术前,应先确定植入微种植体的具体部位。确定具体植入部位时,要综合考虑临床支抗的需要和局部解剖结构。首先,根据临床需要和 X 线片确定植入的大致部位,如需内收上前牙并且对前牙施加一定的压低力,可考虑植于上颌第二前磨牙和第一磨牙之间,因为受力后种植体可能前移,可以考虑植入部位偏第一磨牙牙根,因为需要施加一定的垂直向力,可以考虑

植入部位偏向根尖方向。确定了大致部位后,应进一步确定具体部位,最好是让患者带着定位器拍摄牙根尖片,根据定位器影像去定位具体部位,避开重要的解剖结构如牙根、上颌窦、腭前孔、下牙槽神经管等。某些厂家有成品的定位器,临床医师也可以使用正畸弓丝弯制成自制的定位器固定在矫治器上。施加在微种植体上的力一般不宜超过 200g,施力大小应根据临床需要和局部骨密度而定,否则易引起松动脱落。每次复诊加力时也应尽量减少对其的撞击和扭动。

三、无托槽隐形矫治技术

固定矫治器等传统的矫治装置常会影响美观,尤其是近年来成人患者逐步增加,对矫治器的美观和隐蔽性存在更大的需求。随着矫治技术、材料学、制作工艺、特别是计算机三维重建技术的发展,1998 年在硅谷腹地诞生了最早的无托槽隐形矫治器——Invisalign（Align 公司,圣克拉拉,美国）,这是口腔正畸领域近年来最重要的一个里程碑。2003 年首都医科大学口腔医学院、清华大学机械工程系和北京时代天使生物科技有限公司联合开发研制了国产化的正畸无托槽隐形矫治器。自无托槽隐形矫治技术诞生至今,已有数百万患者接受了无托槽隐形矫治,并将在今后产生更深远的影响。

早在 1945 年,Kesling 首先报道了采用硬橡胶材料制作的正位器,此后,Sheridan 引入了 Raintree Essix 技术,是在石膏模型上制作透明矫治器以矫正牙齿,这些可以视为无托槽矫治器的雏形,但这些技术矫治的适应证较窄,制作工艺较复杂,难以在临床中普及。

近年出现的无托槽隐形矫治器[7,8]（图 15-4）,是基于计算机辅助设立和制作（CAD/CAM）技术而产生的,透明薄膜特性使其具有很好的隐蔽性,一定的弹性使其适于施加牙齿移动的矫治力和易于在口内就位,可摘性使其更利于口腔清洁和减少过大力所导致的牙齿创伤。另外,通过牙齿的全包裹可以更好地使

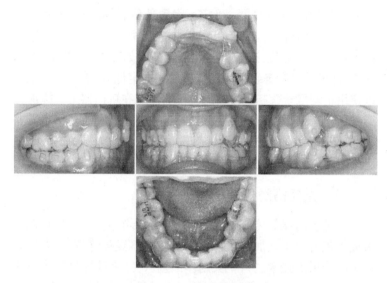

图 15-4　戴有无托槽隐形矫治器的口内像

多个支抗牙连成整体以移动目标牙,能更好地实现支抗控制。其制作的关键技术包括模型的数字化三维重建、光固化快速成型、热压模成形技术等。结合可视化三维图像处理和激光快速成型技术,可以在计算机上模拟出每一阶段牙齿移动的三维模型,并利用此模型进行三维激光成型生成母模,进而在母模上制作每一矫治步骤的无托槽隐形矫治器。常用的模型数字化技术包括激光扫描技术、层析扫描技术、CT影像重建技术等。

　无托槽隐形矫治器带有活动矫治器固有的弊端,尚难以实现目标牙的三维精确移动,因此目前常将其用于治疗难度较小的错𬌗畸形的矫治,如用于轻、中度拥挤,少量牙间隙等患者,可用于牙周状况较差者。不适于牙列萌出不足者,因需依赖牙齿倒凹固位以控制牙齿移动。拔牙患者和需调整颌间关系者疗效欠佳,难以实现牙齿转矩、整体移动、压入、伸长等精确移动,需大幅度牙齿移动者和疑难患者的预期更差。为了克服以上问题,各大公司开发了新型的膜片材料和附件,学者也尝试着通过结合固定矫治器的方案,逐步扩大了无托槽隐形矫治的范围。例如,Choi 联合使用了微种植体和 Invisalign 矫治器,矫治 1 例拔除 4 颗第一前磨牙患者,获得了良好的面容和咬合关系,Womack 将无托槽隐形矫治器成功用于正颌外科的患者。

临床运用中,一般先收集患者的 X 线片、面像和牙合像、模型等资料,与无托槽隐形矫治器制作厂家技术人员协商矫治方案(包括拔牙、邻面去釉、推磨牙向远中等方案的确定、附件的设计等),厂家提供可视化治疗方案,再将方案与患者沟通签署协议书。确定方案后,取精确牙颌印模(常采用硅橡胶印模法),寄厂家制作系列矫治器。数周后,厂家会将生产的矫治器寄给医生。第一步矫治器通常较薄,用于在牙齿上粘接树脂附件,后面步骤的矫治器膜片相对较厚。第一次戴矫治器前可能需要对牙齿进行邻面去釉,有些厂家配有专用的邻面去釉砂片、车针和厚度标尺。一般每 2 周更换 1 副矫治器,可以让患者带走 3 副矫治器,6 周后复诊。较大范围移动牙齿的患者,可能在戴用一定数量步骤的矫治器后,出现矫治器与牙齿不服帖的现象,此时应重新取模交给公司,重新生产后面步骤的矫治器。

无托槽隐形矫治器美观、舒适、卫生,减少了医师的椅旁操作时间,部分患者更容易控制支抗,治疗过程和结果可进行可视化预测,患者使用方便,就诊间隔时间可延长,因此有着显著的特色和明显的优势。可以预期的是,随着科技的发展和临床医师经验的丰富,无托槽隐形矫治技术的应用前景将更加广阔。

四、自锁托槽矫治技术

为了减少医生的椅旁操作时间,学者们研制了自锁托槽(图 15-5),可直接利用托槽上的装置将主弓丝固定在托槽上,减少了弓丝结扎时间[9-11]。早在 20 世纪 30 年代,正畸学者相继报道了多种形式的自锁托槽,Stolzenburg、Ford、Boyd、Bruss 等均为自锁托槽的先驱者,创造性地引入了旋转锁扣、弹性夹、滑片等自锁形式。但由于工艺问题,在早期自锁托槽并未得到普及。

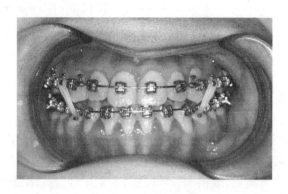

图 15-5　自锁矫治器

随着制作工艺水平的提升,到 20 世纪 70 年代之后,自锁托槽进入了蓬勃发展期,在临床中逐渐得以推广。1973 年 Edgelok 研发了一种滑片式的自锁托槽,矫治器型号定义为 Edgelok™,在托槽上还增加了 Auxillary Collar,以增加控制性,该托槽得到临床医师的认可,进而得以广泛应用。稍后 Hanson 用弯成 J 形的弹性簧片来固定弓丝,引入了一种主动自锁托槽的概念,型号命名为 SPEED™,该托槽于 1980 年正式批量生产。Ormco 公司于 1986 年开发了一种利用可以旋转的环形锁扣围绕圆柱体的托槽体部来固定弓丝的自锁托槽,并且在托槽上制作了垂直槽沟,便于牙齿的三维控制。1996 年 Adenta 公司开发了一种用弹性簧片的自作托槽,命名为 Time™,类似于 SPEED 托槽。1997 年 Ormco 公司开发的 Damon SL™ 托槽,是采用卡包托槽的滑片以固定主弓丝,其后,通过改变滑片的结构先后开发了 Twin Lock、Damon 2、Damon Q 等。3M Unitek 公司开发了一种使用镍钛 C 形卡来固定弓丝的 Smart Clip™ 自锁托槽。为了美观,Ormco、3M、Genstenco、UP Dental 等公司相继开发了陶瓷或塑料自锁托槽。总体来看,自锁托槽的固位方式主要为固定滑片、C 形弹簧夹、弹性簧片三大类。各家公司均根据所生产自锁托槽的构造,制造了相应的自锁托槽器械。

自锁托槽可以根据弓丝是否与托槽之间存在压力而分为主动自锁托槽和被动自锁托槽两大类。主动自锁托槽包括SPEED、Time、Quick、In-Ovation 等,常通过弹性簧片压于弓丝上,使弓丝固位于槽沟内,可对目标牙施加一定的转矩、正轴等力,有利于牙齿的三维控制。被动自锁托槽包括 Damon、Twin Lock、Activa、Smart Clip 等,滑片等固位装置对弓丝没有压力,弓丝在槽沟内可较自由的滑动,因而弓丝滑动的摩擦力较低。

临床运用中,自锁托槽减少了弓丝结扎操作,可明显节省椅旁操作时间。因弓丝与托槽间的摩擦力的降低,牙齿移动的阻力减少,因此移动速度加快,治疗疗程减少,提高了临床疗效。弓丝滑动所需克服的摩擦力降低,因此所需施加的矫治力减小,更接近于牙周膜所承受的最适矫治力,有利于牙齿改建,因此一般认为自锁托槽矫治为牙周组织提供了更健康的环境。因所需施加的矫治力小了,所以患者的疼痛感有所减缓,牙根吸收程度也明显降低。一般认为,与传统托槽相比,自锁托槽可以更有效的增加后牙牙弓宽度,有利于解决牙列拥挤。另外,自锁托槽较少使用结扎丝和结扎圈,牙齿的清洁更容易实现,有利于口腔卫生的维护。

自锁托槽也有一些不足之处,如摩擦力较低,弓丝易左右滑动而刺破黏膜;托槽翼较浅,更换链状橡皮圈相对较难,相对较难用器械夹持托槽,对牙齿位置的精确控制力较差等。尽管自锁托槽还存在一定的不足,但其不可替代的优势,使其成为近代正畸发展史上最重要的革新之一。

五、舌侧矫治技术

随着社会和文化的进步,正畸理念逐步深入人心,越来越多的成年人接受正畸治疗,成年人对矫治过程美观的要求较高,传统的唇侧矫治因为影响患者的美观,所以对于隐形正畸治疗的需求越来越大。20 世纪 70 年代,美国的 Craven Kurz 医生积极开展舌侧正畸的研究工作,并与 ORMCO 公司合作开发出了 ORMCO 第一代舌侧矫治器,于 1976 年申请了舌侧矫治器。1978 年,日本学者 Kinya Fujita 也发明了一种舌侧矫治器,提出了蘑菇型舌侧弓丝,并在美国正畸学杂志上发表了相关文章。之后一段时间,由于舌侧矫治工艺的不成熟和陶瓷托槽等美观矫治器的发展,舌侧矫治未得到推广。20 世纪 90 年代以后,随着托槽定位、间接粘接、个性化托槽制作、舌侧自锁托槽等技术的发展,舌侧矫治逐步克服其缺陷,在临床中得到更多的关注。

舌侧托槽的定位较困难,准确的定位可简化正畸主弓丝的弯制,目前常采用的定位系统有:①CLASS 系统:先进行模型排牙,在排牙后的模型上定位托槽,用定位片统一高度,然后用托盘将排牙模型上的托槽转移至原始模型。BASS 系统对 CLASS 系统进行了改进。②TARG 系统:在原始模型上直接安放托槽,其定位片可统一至切缘的高度,不考虑每个牙齿之间牙齿颊舌向厚度的差异。③TOP 系统:TARG 系统的改良,使前牙托槽尽量靠近牙冠舌侧面,矫治器体积减小,弓丝弯制补偿牙冠厚度的差异。④BEST 系统:在 TARG 系统上改良而来,使用了一个电子装置测量牙冠厚度,减少了弓丝的第一序列弯曲。⑤HIRO 系统:先进行模型排牙,用一理想化弓丝进行托槽定位和转移托槽,制作每个牙齿的个别托盘,在口内粘接,不需要转移到原始模型上。⑥Ray Set 系统:采用一个三维的角度测量控制系统,在每个牙齿上进行定位,能精确确定旋转、轴倾和转矩等,减少了主观因素。

舌侧矫治器的最大优势是美观(图 15-6),托槽粘在舌侧,真正达到了完全隐形的效果,即使近距离也很难发现矫治装置,也不会因牙齿唇侧粘接托槽而影响唇形和唇闭合,并且唇面不会因脱矿、龋坏而影响美观。在支抗控制方面,舌侧矫治器也有一定的优势,与唇侧矫治器相比,舌侧矫治的后牙更易于根颊向转矩和冠远中舌向扭转,建立骨皮质支抗,同时舌侧矫治的后牙功能尖控制较好,在矫治过程中能保持良好的咬合关系,这也有利于增强后压支抗。舌侧矫治易于打开咬合,这是因为前牙舌侧

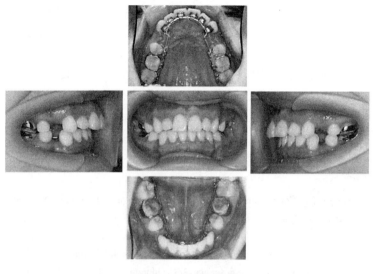

图 15-6　舌侧矫治器

托槽的咬合平板可直接压低下前牙,而且弓丝的施力点更接近于牙齿抗力中心从而有利于压低[12-14]。

　　舌侧矫治器也有一定的缺点。因为视野和操作空间的限制,舌侧矫治器的最大缺点是操作困难,椅旁操作时间较长。该技术的材料价格高、需大量额外技工操作、临床操作复杂,因此其治疗成本较高。矫治器位于舌侧,妨碍舌体运动,影响发音,并且在矫治早期易引起舌体溃疡。舌侧牙弓弧度明显小于唇侧,托槽间距也就明显减少,使得同样粗的弓丝在舌侧力量明显增大,限制了弓丝弹性的发挥。托槽底板向龈方延伸,影响了口腔卫生的保持,易引起牙龈炎症。托槽间距较小、托槽粘接的位置位于阻力中心的舌侧,对于牙齿旋转和转矩的控制较困难。

　　Wiechmann 于 2001 年研发了一种基于 CAD/CAM 的舌侧托槽系统(Lingualcare),是运用 CAD/CAM 软件对模型进行三维扫描重建,设计出与每个牙齿舌侧面贴合的个性化托槽,并在托槽放置的平面排齐托槽槽沟。该系统还配齐了一套个性化的矫治弓丝。常提供托盘,进行间接粘接。其优点是简化了托槽定位,提高了患者的舒适性,此外,计算机的精确设计也有利于提高矫治效果。

一般采用唇侧矫治患者均可以进行舌侧矫治。其中轻度拥挤和间隙的患者、低角深覆𬌗、单纯拔除上颌前磨牙的深覆盖等患者较适于采用舌侧矫治,而临床牙冠过短、严重牙周炎患者等采用舌侧矫治的治疗难度较大。

参考文献

1. Nervina JM. Cone beam computed tomography use in orthodontics. Aust Dent J. 2012,57(Suppl 1):95-102

2. Zhang Y,Che B,Ni Y,et al. Three-dimensional condylar positions and forms associated with different anteroposterior skeletal patterns and facial asymmetry in Chinese adolescents. Acta Odontol Scand. 2013,71(5):1174-1180

3. Li H,Zhang H,Smales RJ,et al. Effect of 3 vertical facial patterns on alveolar bone quality at selected miniscrew implant sites. Implant Dent. 2014,23(1):92-97

4. Ma J,Wang L,Zhang W,et al. Comparative evaluation of micro-implant and headgear anchorage used with a pre-adjusted appliance system. Eur J Orthod. 2008,30(3):283-287

5. Ma J,Zhang W,Wang L,et al. Stability and bone response of immediately loaded micro-implants in beagle dogs. Int J Oral Maxillofac Implants. 2008,23(5):885-890

6. Papadopoulos MA,Papageorgiou SN,Zogakis IP. Clinical effectiveness of orthodontic miniscrew implants:a meta-analysis. J Dent Res. 2011,90(8):969-976

7. Womack WR,Day RH. Surgical orthodontic treatment using the Invisalign system. J Clin Orthod. 2008,42(4):237-245

8. Kravitz ND,Kusnoto B,Agran B,et al. Influence of attachments and interp roximal reduction on the accuracy of canine rotation with Invisalign. A prospective clinical study. Angle Orthod. 2008,78(4):682-687

9. Tecco S,Di Iorio D,Nucera R,et al. Evaluation of the friction of self-ligating

and conventional bracket systems. Eur J Dent. 2011,5(3):310-317

10. Cattaneo PM,Treccani M,Carlsson K,et al. Transversal maxillary dento-alveolar changes in patients treated with active and passive self-ligating brackets:a randomized clinical trial using CBCT-scans and digital models. Orthod Craniofac Res. 2011,14(4):222-233

11. Čelar A,Schedlberger M,Dörfler P,et al. Systematic review on self-ligating vs. conventional brackets:initial pain,number of visits,treatment time. J Orofac Orthop. 2013,74(1):40-51

12. Ye L,Kula KS. Status of lingual orthodontics. World J Orthod. 2006,7(4): 361-368

13. McMullin A,Waring D,Malik O. Invisible orthodontics part 2:lingual appliance treatment. Dent Update. 2013,40(5):391-394,397-398,401-402

14. Hutchinson I,Lee JY. Fabrication of lingual orthodontic appliances:past, present and future. J Orthod. 2013,40(Suppl 1):S14-S19

第十六章 舌侧矫治技术

北京大学口腔医学院 林久祥 丁云

提要:本文内容包括舌侧矫治技术的发展历史、特点、舌侧矫治器的组成、舌侧矫治技术的临床应用、舌侧矫治的生物力学、技工室技术及病例报告。

舌侧矫治技术(lingual orthodontics)起源于20世纪70年代,是因正畸治疗过程中暴露矫治器影响成人正常的社交活动而研制开发的绝对"隐形的"固定矫治技术,此技术的最大特点就是将矫治器粘接于牙齿的舌侧面,并从牙齿舌侧对牙齿施加矫治力以完成错殆畸形的矫治。因此,在整个正畸治疗过程中完全看不到矫治器,也被称为"最美观"的固定矫治技术或者"隐形矫治技术"(invisible orthodontics)。舌侧矫治技术自问世以来即以其绝对的"美观性"和"隐形性"深受成人患者的青睐。

然而舌侧矫治技术在其发展初期,由于难度高、临床操作繁杂、矫治精确性较差以及患者舒适性差等不足之处,使之成为让正畸医师望而生畏的、"象牙塔"式的矫治技术,阻碍了舌侧矫治技术的推广和应用,曾经一度跌入低谷。直至21世纪初舌侧矫治技术在学者们的不懈努力下,取得了突破性的进展,不仅极大地降低了临床操作的繁杂性,而且提高了矫治的精确性以及患者的舒适性,使之成为当今非常成熟和完善的固定矫治技术之一,即当代舌侧矫治技术。其中,最具有代表性的当代舌侧矫治技术有两类,其一是以德国 Wiechmann 医师为代表的创立于21世纪初的"个性化舌侧矫治技术"(Incognito),此技术以计算机辅助设计和制作技术(CAD/CAM)为基础,通过为患者制作个性化的舌侧矫治器以及弯制个性化的矫治弓丝,从而有效地突破了许多传统舌侧矫治技术的瓶颈,成为当今舌侧矫治技术的主流技术[2,3]。个性化舌侧矫治技术目前应用广泛,深受医生和患者好评。个性化舌侧技术不仅引领了舌侧矫治技术的先锋,也势必将引领整个固定矫治技术未来"个性化"设计的先锋。另一类当代舌侧矫治技术也称为 STb 舌侧矫治技术,是以意大利 Scuzzo 医师和日本 Takemoto 医师为代表,此舌侧矫治技术是传统 Kurz 舌侧矫治技术的继承、改良、完善和发展[4]。

目前,在发达国家中,舌侧矫治技术已经作为常规的固定矫治技术在临床上供患者选择。在我国舌侧矫治技术的开展尚处于初期阶段,能够从事舌侧矫治的医师还非常有限,但是,相信随着舌侧矫治技术在我国的不断普及和推广,它将很快会成为常规的矫治技术,服务于我国广大患者。

一、舌侧矫治技术的发展历史

20 世纪 70 年代,各种正畸矫治技术,如方丝弓矫治技术、Begg 细丝弓矫治技术以及直丝弓矫治技术,都已经日趋完善,可以矫治各类错𬌗畸形并取得了良好的矫治效果。随着这些正畸矫治技术的成熟和完善,成人对正畸矫治的需求日趋增多。但是由于成人受到工作和社交的限制,矫治过程中的美观性便成为他们关注的焦点之一[5]。当时最美观的托槽就是树脂托槽,然而树脂托槽存在着变色、强度等方面的缺陷,并不能真正满足成人患者对美观矫治的需求。于是,在这种情况下,美国 Kurz 医师便开始尝试着将唇侧托槽粘接于牙齿的舌侧面进行矫治,从而获得了绝对"美观"的矫治效果,并成为舌侧矫治的先驱。

Kurz 医师最初使用的是唇侧直丝弓托槽,采用直接粘接法将托槽粘接于牙齿舌侧面进行矫治。通过实践 Kurz 医师很快意识到舌侧矫治和唇侧矫治差异显著,需要设计适合舌侧矫治的托槽。于是 Kurz 医师和美国 Ormco 公司合作,研制开发舌侧矫治的专用矫治器,即传统的 Kurz 舌侧矫治器,并于 1976 年获得美国专利局世界上第一个固定舌侧矫治器的专利。Kurz 医师使用这种矫治器,3年内在他的诊所内完成了100余例舌侧病例的矫治,并建立了标准的舌侧矫治程序。与此同时,日本的Fujita医师也经过多年的实践,于1979年在美国正畸杂志上发表了使用舌侧矫治器以及蘑菇状舌侧弓丝矫治错𬌗畸形并取得良好疗效的论文,也证明了舌侧矫治技术的可行性和科学性。

这种"隐形舌侧矫治技术"随即受到广大患者,尤其是成人患者的热烈欢迎,各种杂志、媒体争相报道,在美国掀起了舌侧矫治的高潮。Ormco公司发起并成立了舌侧矫治协会,初期的成员有50余名正畸医师,此组织为舌侧矫治技术的推广应用起到了积极的推动作用。1983年Ormco公司在欧洲举办舌侧矫治技术学习班,并展示了大量的舌侧矫治完成病例,使舌侧矫治技术得到了欧洲同行的认可,为此技术在欧洲的发展奠定了基础。舌侧矫治技术在发展初期迅速普及,1983年世界的舌侧矫治病例为5000例,仅3年舌侧矫治病例就增加了数倍。

虽然舌侧矫治技术在其发展初期取得了可喜的成功,然而,由于舌侧矫治技术本身尚处于发展的初期阶段,而且与唇侧矫治技术存有许多不同之处,而初次开展此项技术的正畸医师对舌侧矫治技术独特的力学机制以及临床特点尚不能完全掌握,因此,他们很快便在临床中遇到了大量难题,如:患者舌体强烈的不适感、发音障碍、上前牙托槽易于脱落、临床医师操作困难、矫治的精确性差等,舌侧矫治的发展遇到了瓶颈。而此时陶瓷托槽的问世为成人患者提供了另一种既美观又不变色、可以完全取代金属托槽的矫治器,于是,在舌侧矫治中一筹莫展的正畸医师们迅速转换方向,绝大多数医师放弃了舌侧矫治,使之在美国的发展进入低谷阶段。到1988年Ormco公司的舌侧矫治协会中仅留有3名成员继续进行舌侧矫治的研究,他们是Kurz医师、Gorman医师和Smith医师。目前舌侧矫治技术在美国开展的比例仍然很低。可喜的是欧洲和日本的舌侧正畸医师并没有气馁,他们一直坚持研究、发展和完善此项技术,并有效地解决了传统Kurz舌侧矫治技术中存在的难点,创立了当代舌侧矫治技术,其代表性的技术为德国 Wiechmann 医师创建的个性化舌侧矫治技术(Incognito)[6]以及意大利 Scuzzo 医师和日本 Takemoto 医师为代表的 STb 舌侧矫治技术。目前当代舌侧矫治技术已经成为一种完善的、成熟的固定矫治技术,供患者选择。

1998 年以及 1999 年日本 Takemoto 医师先后在北京医科大学口腔医学院以及上海第二医科大学口腔医学院举办舌侧直丝弓矫治技术培训班,中国开始引进舌侧矫治技术,后来该技术更名为 STb 舌侧矫正器。2006 年北京大学口腔医院第二门诊部丁云在国内率先引进了个性化舌侧矫治技术(Incognito)[7],2010 年国产个性化舌侧矫治器 eBrace 成功问世,2012 年北京大学林久祥与广州瑞通生物技术公司黄伟红合作研制出 eBrace 个性化直丝弓舌侧矫正器,为国内舌侧正畸医师提供了更多的选择,深受好评。相信在不久的将来我国的舌侧矫治技术定会不断推广。

二、舌侧矫治技术的特点

(一) 优点

1. 美观性和隐形性 舌侧矫治器粘接在牙齿的舌侧面,是最美观的固定矫治器,也称为"隐形矫治器"。患者在整个正畸治疗过程中完全不暴露矫治器,尤其适用于社交活动较多的成人患者。

2. 由于矫治器位于牙齿的舌侧面,不会因口腔卫生不良导致牙齿唇侧面的脱矿,从而有效地降低了因牙齿脱矿所导致的牙齿美观性的降低。

3. 有助于深覆𬌗的矫治 和唇侧矫治器相比,舌侧矫治器位于牙齿舌侧面,更加接近牙齿的阻抗中心,易于压低前牙。

4. 扩大上颌牙弓 舌侧矫治器的上颌扩弓作用优于唇侧矫治器,而且因扩弓所导致的牙齿唇倾也较少,但是其原理尚不十分明了,这可能与作用力接近牙齿阻抗中心相关。其可能性如下:①由于矫治器位于牙齿舌侧,易于扩弓;②托槽间距小,有利于扩弓。

5. 远中移动上磨牙　上磨牙的阻抗中心偏牙齿舌侧,因而从舌侧加力易于牙齿的整体远中移动。

(二) 缺点

1. 患者舌体的不适感以及对发音的影响　传统 Kurz 舌侧矫治器的体积较大,患者的不适感强烈,有些患者甚至不能坚持而放弃矫治。而当代舌侧矫治器的体积均明显减小,改善了患者的舒适性,其中尤其以个性化舌侧矫治器(Incognito)明显[8],不仅减小了托槽体积而且降低了托槽的厚度,极大地提高了患者的舒适性,患者的不适症状一般在 4 周内均可完全消除。

2. 临床操作相对复杂,和唇侧矫治相比,其椅旁时间较长。

3. 矫治费用较高。

三、舌侧矫治器的组成

舌侧矫治器主要由舌侧托槽、舌面管、矫治弓丝、带环、舌侧扣以及美观义齿等组成。

(一) 舌侧托槽的种类及其特征

舌侧托槽的种类繁多,根据托槽的大小、槽沟尺寸、槽沟开口方向以及结扎方式等各有其特点。

1. 托槽大小　由于舌侧矫治的托槽间距比唇侧小,因此,舌侧矫治器均为单翼托槽。其中常见的体积较大的舌侧托槽有 Kurz 舌侧矫治器(Ormco)以及 Kelly 舌侧矫治器(Unitek),而体积较小的舌侧托槽有个性化舌侧矫治器(Incognito 及 eBrace)、STb 舌侧矫治器、Fujita 舌侧矫治器以及 Forestadent 舌侧矫治器等。

2. 托槽槽沟　舌侧托槽按槽沟方向可分为水平向槽沟和垂直向槽沟两种(图 16-1)。

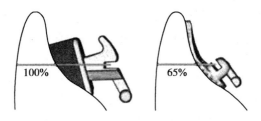

图 16-1 水平向槽沟和垂直向槽沟

(1) 水平向槽沟的托槽:以传统 Kurz 舌侧矫治器和当代的 STb 舌侧矫治器为其代表,这类舌侧托槽虽然有利于牙齿水平向移动的控制,但是内收前牙时,由于矫治弓丝易于从槽沟中脱出,影响对前牙转矩的控制,另外不能在直视下放置弓丝,临床操作不便。

(2) 垂直向槽沟的托槽:以个性化舌侧托槽(Incognito 及 eBrace)为代表,由前牙舌侧托槽槽沟是垂直向的,内收前牙时弓丝不易从槽沟中脱出,有利于前牙转矩的控制,而且可以在直视下安放弓丝,利于临床操作;其后牙托槽设置水平向槽沟。舌侧托槽按槽沟尺寸可分为 0.018 英寸以及 0.022 英寸两种系统,临床上以 0.018 英寸系统托槽为主。

3. 托槽底板 托槽底板是托槽直接和牙齿接触的部分,分为预成式底板和个性化底板两类。前者以传统 Kurz 舌侧矫治器和当代的 STb 舌侧矫治器为其代表,需要在舌侧技工加工室根据排牙结果制作树脂后进行粘接。后者的代表性矫治器是个性化舌侧托槽(Incognito 及 eBrace)(图 16-2),此设计是应用计算机辅助设计和制作技术(CAD/CAM),根据每位患者每个牙齿的舌侧面形态,为患者的每个牙齿"量体定做"的个性化托槽底板的舌侧矫治器,是当今舌侧矫治的主流技术。这种一对一的关系使得托槽脱落后可以采用和唇侧矫治技术相同的直接粘接技

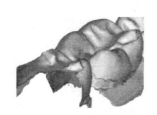

图 16-2 个性化舌侧底板

术,极大地节约了临床操作时间。

4. 其他 舌侧自锁托槽。由于口腔舌侧空间十分有限,操作比唇侧矫正器困难得多,因而应是发展方向之一。目前已有 eBrace 舌侧自锁托槽问世。

(二) 舌面管

磨牙舌面管的形态和磨牙颊面管的形态类似,其近中采用了喇叭口设计,易于矫治弓丝的放置。舌面管可以焊接在磨牙带环上使用,也可以直接粘接在磨牙的舌侧面。

(三) 带环

常用于磨牙。随着粘接技术的发展目前逐渐被舌面管所取代,但是,对于需要使用 Nance 弓、口外弓以及 TPA 等加强支抗时还需要使用带环,此外,对于牙齿大面积缺损或者使用 Herbst 矫治器矫治安氏Ⅱ类错𬌗时使也需要使用带环。

(四) 矫治弓丝

1. 标准舌侧弓形 其形状呈蘑菇状(图 16-3),在尖牙和第一前磨牙之间弯制第一内收弯,在第一磨牙近中和第二磨牙近中弯制第二内收弯,对于临床冠较短的患者,还需要在尖牙和前磨牙之间弯制第二序列弯曲。使用标准舌侧弓形的技术有传统 Kurz 舌侧技术。

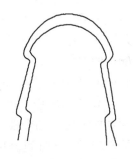

图 16-3 标准舌侧弓形图

2. 直丝弓 STb 舌侧矫正技术设置直丝弓。为此,前牙 STb 托槽槽沟设置比较接近龈缘,以补偿尖牙与前磨牙舌侧之间的台阶,以有利于实施直丝弓矫治。

3. 个性化弓形 根据患者的排牙模型确定每位患者的个性化弓形,其形态因人而异,因此又称为"个性化舌侧弓形"(图 16-4)。使用个性化舌侧弓形的代表是个性化舌侧矫治技术(Incognito)。

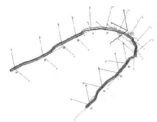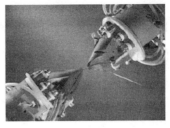

图 16-4 个性化舌侧弓形以及机械手弯制个性化舌侧弓丝(Incognito)

4. 个性化直丝弓 eBrace 个性化直丝弓矫正技术要求前牙段及后牙段弓丝满足直丝弓原则,而在尖牙与第一前磨牙之间设置个性化弯曲,即蘑菇状直丝弓形。这样便于临床操作,且有利于后牙滑动。

(五)其他附件

舌侧矫治技术中常用的附件有:美观义齿、舌侧扣等。

美观义齿主要用于拔牙矫治病例,用来遮挡拔牙间隙,最大限度地降低拔牙对于患者矫治过程中美观性的影响。粘接美观义齿时,义齿的龈向需要保留少量间隙,以利于口腔卫生的清洁,其咬合端也应该保留少量间隙,防止义齿与对𬌗牙齿接触而脱落。

使用美观义齿时,必须注意避免妨碍牙齿移动以及拔牙窝的愈合。通常,对于拔除第一前磨牙的患者,酸蚀第二前磨牙的近中面,粘接美观义齿。随着前牙的内收,逐渐调磨美观义齿,每次将义齿磨小 2mm,以免妨碍尖牙和前牙的移动,当间隙过小时,则去除美观义齿。

(六)常用的辅助装置

舌侧矫治中常用的辅助装置有横腭杆、口外弓以及 Nance 弓等,这些辅助装置是传统舌侧矫治技术加强支抗的主要方式,目前随着微种植支抗的普及和应用,这些辅助装置应用的频率正逐渐减少。

四、舌侧矫治技术的临床应用

(一) 适应证的选择

原则上凡是能用唇侧矫治的病例也同样适用于舌侧矫治。Gorman 等将舌侧矫治的病例分为理想病例、较难病例和禁忌病例三类。

1. 理想病例

(1) 安氏Ⅰ类轻度拥挤病例。

(2) 安氏Ⅱ类 1 分类或者 2 分类，拔除上颌前磨牙而下颌不拔牙的病例。

(3) 前牙间散在间隙的病例。

(4) 低角深覆𬌗的病例。

2. 较困难病例

(1) 拔除四个前磨牙的病例。

(2) 高角并伴有开𬌗倾向的病例。

(3) 牙齿舌侧形态异常的病例。

(4) 后牙反𬌗的病例。

(5) 正颌外科病例。

3. 禁忌病例

(1) 牙齿临床冠过短。

(2) 严重牙周疾患的病例。

(3) 急性颞下颌关节紊乱综合征的病例。

(二) 舌侧矫治器的粘接

舌侧矫治器的粘接必须采用间接粘接技术。间接粘接技术包括硅橡胶印模的制取、实验室间接托盘的制作以及临床粘接过程。

1. 硅橡胶印模的制取　在制取橡胶印模前，患者需要进行牙周洁治以及喷砂，彻底去除软垢以及牙石，以确保印模的准确性。使用硅橡胶印模材料制取患者的印模，要求所有牙齿舌侧面清晰而准确，模型边缘一般要延伸至牙龈黏膜交界处（图 16-5）。

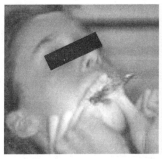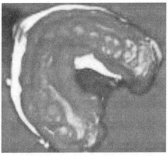

图 16-5 制取硅橡胶印模

2. 间接转移托盘的制作 将患者的硅橡胶印模送往舌侧技工加工室,由舌侧技师完成患者舌侧间接粘接托盘的制作。常用的间接转移托盘有硅橡胶转移托盘和压模转移托盘两种(图 16-6)。硅橡胶转移托盘是由两层硅橡胶组成,内层为较柔软的硅橡胶,而外层为超硬型硅橡胶,仅适用于化学固

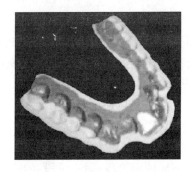

图 16-6 硅橡胶转移托盘和压模转移托盘

化技术。压模转移托盘也是由内层和外层两层组成,既可使用光固化技术也可以使用化学固化技术。临床粘接前,还需要对托槽底板进行喷砂处理,以提高粘接强度。

3. 临床粘接过程

(1) 粘接前准备:对所有牙齿进行洁治和喷砂处理;

(2) 安装舌侧开口器;

(3) 酸蚀牙齿舌侧面

(4) 冲洗、干燥牙齿舌侧面;

(5) 在牙齿舌侧面上涂抹粘接渗透液;

（6）将粘接糊剂涂于间接托盘托槽底板上；

（7）将间接托盘置于患者口中，待托盘完全就位后，光照使树脂固化；

（8）取下间接托盘，使用涡轮手机去除牙齿周围剩余的粘接剂；

（9）使用牙线，确保牙齿邻接面无粘接。

（三）舌侧矫治的结扎技术

在舌侧矫治技术中，为了有效地传递弓丝的矫治力，通常需要使用对折结扎技术。这主要是因为普通的唇侧托槽结扎技术，不能使矫治弓丝充分就位于舌侧托槽的槽沟底部，如果结扎不紧，将会减少弓丝向牙齿传递力量的效能，使整平过程变慢，而且在前牙内收过程中，还会导致弓丝从槽沟中脱出，最终可能会导致矫治的失败。对折结扎既可以使用不锈钢丝，也可以使用弹力圈。

（四）临床矫治步骤

为了更有利于分析和讨论舌侧矫治技术，将矫治步骤人为地分为以下 5 个阶段：第一阶段：排齐和整平阶段；第二阶段：确立前牙转矩阶段；第三阶段：内收前牙、关闭拔牙间隙阶段；第四阶段：精细调整阶段；第五阶段：保持阶段。

1. 排齐和整平阶段　排齐牙齿和整平牙弓是舌侧矫治技术起始阶段的主要任务。排齐是指矫正牙齿唇（颊）向、舌（腭）向、近远中向、高低位以及扭转、斜轴的牙齿，使之形成良好的牙弓形态。牙弓整平是指整平牙弓的𬌗平面，一般是指使 Spee 曲线变平。另外，对于后牙的反𬌗或者锁𬌗、上颌骨宽度不足、埋伏牙等的矫治，也通常在第一阶段解决。

和唇侧矫治技术相比较，舌侧矫治技术的托槽间距小，因此，需要选择弹性大的弓丝，如热激活镍钛丝以及铜镍钛丝等。目前，临床上排齐阶段一般从 0.014 英寸或 0.016 英寸镍钛圆丝开始。

当前牙区的拥挤度较大时，通常需要先部分远中移动尖牙,为前牙排齐提供足够的间隙。此时应该注意使用刚性较大的主弓丝,如:0.016×0.022Niti、0.0175×0.0175TMA 弓丝等,以防止牵引尖牙时,主弓丝变形,导致垂直向支抗失控。待前牙有足够间隙时,再使用 0.014 英寸或 0.016 英寸镍钛圆丝排齐前牙。

在排齐整平阶段,矫治低位尖牙、远中倾斜的尖牙或者低位并远中倾斜的尖牙时,要特别注意防止出现垂直向支抗失控。

2. 确立前牙转矩阶段　由于舌侧矫治独特的力学作用机制,在前牙内收时容易舌倾,转矩容易丢失,因此,内收前牙之前,充分建立前牙转矩是非常关键的。

建立前牙转矩的关键是要确保弓丝能够完全入槽沟,并且进行紧密结扎。推荐前牙采用不锈钢丝的对折结扎。弓丝通常使用 0.016×0.022 铜镍钛丝或者 0.0175×0.025TMA 弓丝。上颌弓丝上可适当弯制人字型曲以打开咬合,而下颌通常使用平直弓丝。

3. 内收前牙、关闭拔牙间隙阶段　由于舌侧矫治技术对美观性的要求高,不采用两步法即先远中移动尖牙再内收四个切牙的方法关闭间隙,而是采用整体内收 6 个前牙的一步法关闭间隙,因此对于支抗控制的要求也相对较高。

关闭间隙阶段的注意事项:①为了防止弓丝从前牙槽沟中脱出,影响对前牙转矩的有效控制,前牙采用不锈钢丝的对折结扎;②内收前牙之前一定要充分建立前牙转矩;③内收前牙时的转矩控制非常重要,一旦丢失很难恢复,因此,间隙关闭的速度每月不超过 1.5mm;④关闭间隙的力量不可过大,否则会导致支抗失控,出现水平向弓丝弯曲现象以及垂直向弓丝弯曲现象;⑤下颌磨牙近中移动时,容易舌向倾斜。

常用的关闭间隙的方法有两种,即关闭曲法和滑动法。

关闭曲法通常应用于上颌,常用的关闭曲有 T 型曲、带圈垂直闭合曲以及垂直闭合曲三种。弓丝尺寸通常为 0.0175×0.025TMA

弓丝。其弓丝形态为:弯制 45° 人字形曲,在前牙区弯制冠唇向转矩,后牙曲弯制弧形以及补偿曲线。加力方式推荐使用向后结扎的方式,即通过在磨牙近中弯制欧米加曲,将此曲和最后磨牙之间结扎,逐步打开关闭曲的方式。关闭曲法的特点是较容易打开咬合以及控制前牙转矩。使用关闭曲法关闭间隙时,每 4~6 周加力 1 次,每次加力时将关闭曲打开 1mm,注意防止加力过大或者过于频繁。由于关闭曲法弓丝弯制繁杂,而且患者具有较强的不适感等,当代舌侧矫治技术中已经较少使用。

滑动法是当代舌侧矫治技术中最常用的关闭间隙的方法,其优点是弓丝弯制简单,患者较舒适,缺点是其内收力量不易精确控制,因此,使用适当的力量关闭间隙是非常重要的,力量过大则会导致垂直以及水平向的支抗失控。弓丝通常使用 0.016 × 0.022S.S. 或者 0.016 × 0.024S.S.。使用滑动法关闭间隙时,强调彻底进行整平以及前牙转矩的建立,否则,在内收前牙时则会导致后牙支抗的丧失。

滑动法关闭间隙的注意事项:①充分整平牙弓,以减小系统滑动摩擦力;②矫治力不可过大,以防止弓丝变形,支抗丢失;③在弓丝上弯制摇椅曲以及弓丝末端开展,防止磨牙旋转,但是弓丝曲度不宜过大,以免影响滑动效果;④每月间隙关闭速度不大于 1.5mm,以防止力量过大,同时为倾斜牙齿的直立提供足够的恢复时间。

4. 精细调整阶段　整体内收前牙,关闭拔牙间隙后,需要进行精细调整以获得稳定的尖窝咬合关系以及良好的上下牙弓的匹配。

使用理想弓丝进行精细调整。常用 0.016S.S.、0.016TMA 或者 0.0182 × 0.0182TMA 弓丝。此阶段不宜使用硬度大的不锈钢方丝。

5. 保持阶段　由于舌侧患者对美观性的要求较高,往往不喜欢明显可见的保持器。常用的保持器有:透明压膜保持器、舌侧固定粘接式保持器、正位器以及 Hawley 保持器等。患者在开始保持的半年内,应该无间断戴用,之后可以逐渐减少戴用时间,持续 1 年或者更长的时间。

（五）舌侧矫治的常用器械

舌侧矫治中常用的器械如下：

（1）45°结扎丝切断钳：主要用于剪断结扎丝。

（2）霍氏钳：用于把持、安放弓丝等。

（3）长柄末端刻断钳：用于剪断主弓丝。

（4）持针器：常用 45°中号持针器。

（5）去托槽钳：用于舌侧托槽的去除。

（6）舌侧推子：用于弓丝入槽、结扎等。

（7）舌侧专用开口器及吸唾器。

五、舌侧矫治技术的生物力学

（一）生物力学机制

在舌侧矫治技术中,由于矫治力的作用点从牙齿的唇侧面移至舌侧面,导致作用力与牙齿阻抗中心的相对位置发生了变

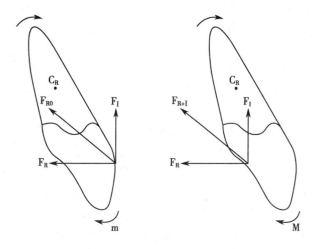

图 16-7　舌侧矫治的力学示意图

化,因此,在两种矫治系统中(舌侧和唇侧)施加同样大小的力,其结果是不同的[9]。

如图 16-7 所示,对于压低牙齿的压低力(FI),舌侧矫治的 FI 更加接近牙齿的阻抗中心,相对于唇侧矫治系统,更容易将牙齿沿牙齿长轴方向压低,而且较少产生冠唇倾的力量。

同样,在两种矫治系统中(舌侧和唇侧)施加大小相同的压低力(FI)和内收力(FR)时,其结果也是不同的。和唇侧矫治系统相比,舌侧矫治系统的拾力方向更加偏于牙齿阻抗中心的舌侧,因此,其拾力容易使前牙牙冠倾斜,转矩丢失,并导致垂直向的弓丝弯曲效应。因此,舌侧矫治整体内收前牙时,应该减小内收力的大小,而适当增加压低力以及前牙转矩。

(二) 支抗控制与支抗失控的处置

良好的支抗控制是取得正畸矫治成功的关键因素之一。舌侧矫治中支抗失控的表现主要有两种,即:水平向弓丝弯曲现象及垂直向弓丝弯曲现象。

1. 水平向弓丝弯曲现象 在整体内收前牙时,磨牙将持续受到远中舌向旋转的力量,因此会出现前磨牙区变宽而第二磨牙区宽度变窄的现象,称为"水平向弓丝弯曲现象"。这种现象常见于上颌,下颌由于牙槽骨较窄,较少发生。

预防方法:

(1) 充分进行牙弓整平、直立磨牙后,再开始关闭间隙。

(2) 关闭间隙时要使用不锈钢方丝,其尺寸不小于 0.016×0.022 英寸。

(3) 在弯制内收弓丝时,从前磨牙的远中开始弯制向外的弧形,并在上颌第二磨牙区扩宽一个牙尖的宽度。

(4) 防止使用过大的力量关闭间隙。

2. 垂直向弓丝弯曲现象 如果整体内收的力量过大,则会导致上下前牙舌倾,后牙近中倾斜,前牙之间形成早接触,侧方咬合接触丧失的现象,称为"垂直向弓丝弯曲现象"。

预防方法：

（1）关闭间隙时要使用不锈钢方丝，其尺寸不小于 0.016×0.022 英寸。

（2）由于舌侧矫治较唇侧矫治容易引起前牙的舌向倾斜，因此，需要在弓丝上弯制摇椅曲以增加压低的力量，同时在前牙区增加冠唇向转矩。

（3）防止使用过大的力量关闭间隙。

六、舌侧矫治的技工室技术

和唇侧矫治不同，舌侧矫治无法在直视进行托槽的精确定位，而是需要采用间接粘接技术。此技术 1972 年由 Cohen 和 Silvermann 发明，是确保舌侧矫治成功的关键因素之一。舌侧矫治必需采用间接粘接技术的原因如下：①由于牙齿舌侧面的形态不规则而且变异很大，预成托槽很难直接和牙齿密合，需要在技工室制作舌侧背板进行代偿；②医师很难在直视下准确粘接托槽，并进行托槽的精确定位；③舌侧矫治技术对托槽定位的要求更加精确，因为，通过弯制矫治弓丝很难补偿托槽位置的不准确，而且还非常费时。

当代最常用的托槽定位技术如下：

1. TARG 系统　此系统是 1984 年由 Ormco 公司研制开发的，其特点是不需要进行技工室排牙，技师直接在错𬌗模型上进行托槽定位。其缺点是没有考虑牙齿的颊舌向厚度，因此，临床上需要弯制大量的第一序列弯曲。

2. BEST 系统　1987 年法国的 Fillion 医师对 TARG 系统进行了改良，通过增加一个电子装置来测量牙齿颊舌向厚度，从而减少了第一序列的弯制。

3. CLASS 系统　此系统的精确性较 TARG 系统高。其特点是需要进行技工室排牙，技师首先在排牙模型上确定托槽位置，牙齿厚度的差异则通过托槽底板和牙齿舌侧面的树脂垫进行补偿。待托槽位置确定后，再将托槽转移至错𬌗模型上，并在错𬌗模型上制作间接转移托盘。其缺点是技工操作繁杂,费用较高,而且需要将托槽由排牙模型转移至错𬌗模型,增加了系统误差。

4. Hiro 系统 是由日本 Hiro 医师发明的。其特点是需要进行技工室排牙,并在排牙过程中进行牙齿过矫正。托槽定位采用全尺寸的理想弓丝(0.018×0.025SS),使之尽量和牙面贴近。制作个别转移托盘。其优点是不需要将托槽由排牙模型向错𬌗模型的二次转移,提高了托槽定位的精确性。

5. TOP 系统 是近年来舌侧技工室技术的一次飞跃,是由德国 Wiechmann 医师发明的。此技术使用 CAD/CAM 技术,首次将托槽定位和托槽生产加工两个步骤合二为一,又称为个性化托槽定位系统。其特点是需要进行技工室排牙,然后通过三维激光扫描仪将每个牙齿的三维信息输入计算机内,由计算机辅助设计并完成托槽定位,最后通过精密铸造,完成托槽的制作。由技师将托槽在错𬌗模型上进行定位,并制作整体间接转移托盘。

病例报告:

病例 1(图 16-8~ 图 16-11):

患者女,30 岁,因牙齿排列不齐要求进行隐形矫治。

矫治方案:拔除上颌第一前磨牙和下颌第二前磨牙,采用个性化舌侧矫治技术,滑动法关闭拔牙间隙,疗程 18 个月。矫治后牙齿排列整齐,磨牙中性关系,覆𬌗覆盖正常。

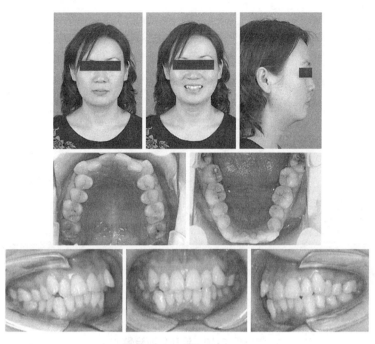

图 16-8　治疗前面𬌗像

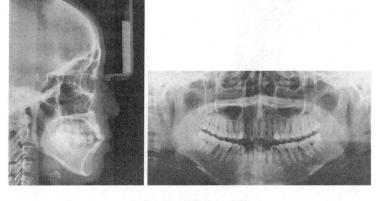

图 16-9　治疗前 X 线片

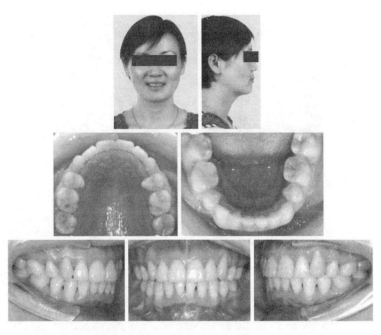

图 16-10　治疗后面𬌗像

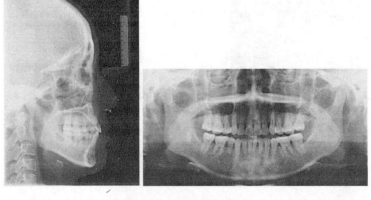

图 16-11　治疗后 X 线片

病例2(图 16-12~ 图 16-15):

患者女,30 岁,因牙齿排列不齐要求进行隐形矫治。

矫治方案:拔除上颌第一前磨牙,采用 STb 舌侧矫治技术,滑动法关闭拔牙间隙,疗程 20 个月。矫治后牙齿排列整齐,磨牙呈完全远中关系,覆𬌗覆盖正常。

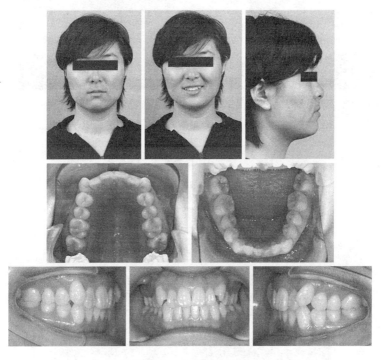

图 16-12 治疗前牙𬌗像

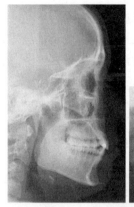
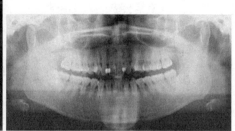

图 16-13 治疗前 X 线片

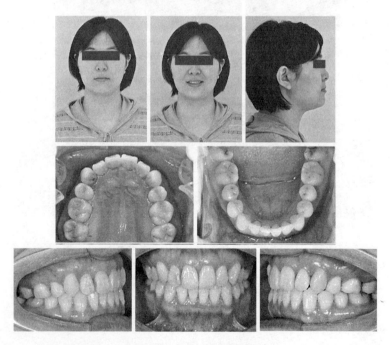

图 16-14 治疗后面𬌗像

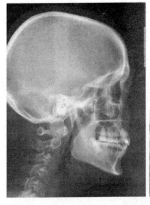
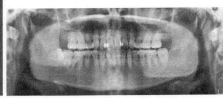

图 16-15　治疗后 X 线片

参考文献:

1. Rafi Romano. Lingual Orthodontics. London:BC Decker Inc. 1998,3-34

2. Wiechmann D. A new bracket system for lingual orthodontic treatment,Part 1:Theoretical background and development. J Orofac Orthop. 2002(63): 234-245

3. Wiechmann D. A new bracket system for lingual orthontic treatment,Part 2:First cliniaca experiences and further development. J Orofac Orthop. 2003 (64):372-388

4. Giuseppe Scuzzo,Kyoto Takemoto. Invisible Orthodontics. Quintessnez Verlag. 2003,52-85

5. 林久祥 . 口腔正畸学 . 北京:人民卫生出版社 .2011

6. Rummel V,Wiechmann D,Sachdeva RC. Precision finishing in lingual orthodontics. J Clin Orthod. 1999(33):101-113

7. 丁云,徐宝华,Dirk Wiechmann. 个性化舌侧矫治技术的特点及其临床应用 . 口腔正畸学 .2007, (14):138-139

8. Wiechmann D,Gerss J,Stamm T,et al. Prediction of oral discomfort and dysfunction in lingual orthodontics:a preliminary report. Am J Orthod Dentofacial Orthop. 2008,133(3):359-464

9. 林久祥,许天民 . 现代口腔正畸学 . 第四版 . 北京大学医学出版社 .2011

第十七章　口腔医学美学修复的研究进展

南京大学口腔医学院　骆小平

提要:本文内容包括口腔美学伦理学、口腔美学修复的设计、牙齿的美学漂白、瓷贴面的美学修复、多学科合作的牙齿美学修复治疗、无牙颌的美学修复

一、口腔美学伦理学

随着人类物质生活水平和文化生活水平的不断提高,人们对医学美学的需求日趋增多。同时,现代人工修复生物材料、医疗技术水平的日臻完善,为追求美学需求的人们提供了条件。由于口腔颌面部独特的位置及解剖结构特点,在人的容貌美中占据非常重要的地位,是人体美的重要组成部分。因此,口腔医学美学已成为医学美学的一个重要分支。口腔医学美学是口腔医学与美学交叉和结合的边缘学科,与美学相互渗透。它始于20世纪20年代美国的"好莱坞牙医学",以后逐步走向世界,形成了美学牙医学(aesthetic dentistry)学科。同时,口腔医学美学又是医学美学中一门具有直接实践性的应用分支,是一门研究在维护、塑造口腔颌面部健美的创造性活动中体现出来的一系列医学美现象和医学审美规律的科学。美国前美学牙医学学会主席 R.E.Gold-stein 指出:美学牙医学是纯牙医学艺术,牙科医生的任务之一就是在不影响功能的情况下,通过牙科处理来"保存、完善和创造一个美丽的微笑"[1]。

目前,要求口腔医学美学修复的人群占很大比例,其医学的美学价值远非其他学科所能相比。口腔医学美学修复不仅要遵循生物学和临床医学的一般原则,也应符合美学医学的特殊

要求,更要符合当代医学伦理学的基本范畴和原则。无论何时进行口腔医学美学治疗时,患者的健康永远是口腔医师首先要考虑到的事情,并且永远胜过患者的美容需求,甚至以不顾及患者的自主选择权为代价。关于口腔医学美学治疗的伦理问题,已在国内外口腔医学界得到了普遍的重视,患者的口腔健康总是胜过其审美价值观。

人的审美活动有极其广泛的对象范围,从人的自身形体外貌和内心世界到一切社会事物,或一切与人类生活有直接、间接关系的自然事物都可以成为人们的审美范围。因此,也有人把美学叫做艺术哲学,而伦理学亦称为道德哲学。伦理学所关注的是道德及其起源和发展,人们的行为准则,人们相互间和人们对社会、国家等义务的学术。道德以善恶、正义与非正义、公共和偏私、诚实和虚伪等道德观念来评价人们的各种行为和调整人们之间的关系,并通过各种形式的教育和社会舆论的力量,使人们形成一定的观念而发生作用[2]。医学最基本的不伤害他人的准则,第一并且最重要的准则就是没有伤害。但是这一准则往往被一些轻率地追求经济利益的医师抛在脑后,在掩盖患者天真的追求美学修复的要求下,采用了不必要的或过度的治疗。作为一名专业的口腔医生,有伦理上的责任来权衡考虑哪一种治疗或操作带来的益处和伤害的程度大小。当伤害或风险超过了益处,即使患者有治疗的要求也应拒绝,否则就是不道德的。美国牙科学会的"伦理原则和专业行为守则"声明:牙科职业在社会上拥有特殊的信任地位,并对社会做出承诺,牙科医生应该坚持更高标准的行为守则[1]。

在口腔美学修复治疗过程中,口腔专业医生应时时刻刻都要遵循美学修复的基本规律及医学伦理学的原则,使口腔修复治疗达到既符合口腔咀嚼生理学要求又符合美学规律的完美效果,满足生理、心理、社会行为上的需求,使口腔修复体能够长期自然、逼真、协调、无害、和谐地为患者服务,成为恢复功能和美观不可缺少的器官[3,4]。

二、口腔美学修复的设计

当开始计划口腔美学修复治疗时,微笑设计(smile design)与多学科的综合治疗密不可分。为了达到预期的结果,需要对咀嚼肌肉、骨骼、关节、牙龈组织和咬合在内的所有口腔支持组织有一个统筹的认识。综合的口腔检查包括:口腔放射照片、诊断蜡型(diagnostic wax-up)、口腔内的树脂罩型(resin mock-up)、摄影记录、临床检查和与病人的详谈沟通等[5,6]。临床检查需要包括一个微笑分析和对牙齿、颞下颌关节、咬合、现有修复体、牙周组织及其他口腔软硬组织的评估。同时,除了前牙美学外,前牙的功能必须考虑到治疗计划中,前牙切导与健康的关节位置是建立稳定的咬合的关键。前牙切导的核心是上颌尖牙,建立可靠的尖牙保护𬌗有助于引导咬合力沿向牙长轴方向传导来保护牙周组织,消除侧方咬合干扰,防止咬合创伤的影响,有助于建立稳定的咬合功能和维护牙周组织的健康。口腔美学修复医师一定要让患者清楚一点:美观是应该建立在功能恢复基础上的,而功能是应该建立在牙齿的生物力学和生物学原则上的,失去功能也就是失去了美学修复的意义。

微笑设计的原则需要用美学概念的综合来协调口腔颌面部的美观。颌面部的结构包括嘴唇与微笑,口腔结构更多地涉及牙齿的大小、形状、牙齿的位置及它们与牙槽骨和牙龈组织的关系。因此,微笑设计包括面容与微笑的软硬组织的评估与分析。

微笑设计的面部特征包括面高、面型、面部轮廓、性别和年龄。从人的正面观察,经典的分割法为面高分割为相等的三等分:从额头到眉线、从眉线到鼻底和从鼻底到下颌最低点。面部的宽度大约为5倍的眼睛的宽度,该比例也就是我们常说的"三眉五眼"。正面面型分为方形、尖形、方尖形和卵圆形四种基本面型,侧面部轮廓为直面型、凹面型和凸面型。瞳孔连线应该与水平面平行并且垂直于面中线,瞳孔连线应该与口角线和咬合平面平行。

唇的分析是另一项重要的软组织指征,有助于评估口面部组织并构建微笑设计。美学微笑的设计（esthetic smile design）中包括牙齿、牙龈、口唇三者的关系：牙齿就像一幅画，牙龈是装饰画的边框，口唇则是开启这幅画的窗帘。上下唇和下颌牙齿是能运动的，牙齿和牙龈的形态可以通过口腔医师来改变的，这就要求口唇、牙龈、牙齿之间有一个和谐一致的比例关系，才能给他人一个愉快的微笑。理解唇部静止和运动状态下的形态可以有利于达到患者的期望并且确定成功的标准。嘴唇的形态学有三个方面需要考虑：宽度、丰满度和对称性，嘴唇的宽度决定微笑的宽度。一般来说，微笑至少要达到该水平面宽度的一半被认为是美观的。

一个迷人的微笑线是一个美观微笑的重要指征（图 17-1）。微笑线可以当作沿着上颌前牙切端的一条假想曲线。在一个理想的牙齿排列上，这条线应该与下唇微笑时的弧度一致，中切牙稍微比尖牙长一点。如果在切平面上（前牙的美学平面，esthetic plane）中切牙看起来比尖牙短一点，就会呈现出不美观的情况，看起来显得苍老。中切牙高度大约为 1/16 的面高，其宽高比为 4∶5 或 0.8∶1，中切牙宽度的理想范围是其高度的 75%~80%（图 17-2）。如果上中切牙可以接触到下唇则被认为过长，会导致"F"和"V"发音不良。牙齿的边缘嵴保证牙龈及龈乳头健康自然的形态，轴嵴恢复牙齿的轮廓，这一原则可作为修复治疗标准恢复自然牙形态的有效定位，而中切牙在定位中起到了决定性的作用[5]。

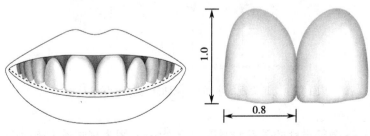

图 17-1　理想的微笑线　　　　图 17-2　中切牙的理想长宽比

牙周是维持天然牙健康和修复体寿命的根本所在,同时保证牙齿协调牙龈的美观、健康及双侧对称。具体来说,前牙牙龈龈缘高点通过不同位置的自然过渡给人以美感。如中切牙的牙龈顶点(zenith point)位于牙齿中轴的偏远中侧;侧切牙的牙龈顶点位于牙齿长轴中线上;尖牙的牙龈顶点位于牙齿长轴的偏远中端。上述牙龈的顶点的改变会影响牙齿的角度,也会影响到天然牙或修复体的外观形态。理想的状态是牙龈轮廓线应该呈扇形两侧对称(图 17-3),上颌前牙龈缘组织应该沿着两侧尖牙间的水平线分布,侧切牙龈缘顶点略低于这条线。上颌 6 个前牙的龈缘都在这条线上虽然不是很理想但也可以接受,如果侧切牙的龈缘顶点位于中切牙和尖牙以上则会不美观(图 17-4)。

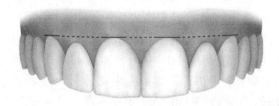

图 17-3 龈缘的扇形弧线

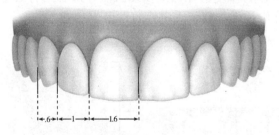

图 17-4 正面观的中切牙、侧切牙、尖牙的黄金比例

微笑设计的关键元素以中线为中心,因为它联系了颌面部和牙弓,特别是前牙。正面观,前牙的长轴有向中线倾斜的趋势,

并且从中切牙到尖牙逐渐明显。同时,后牙的轴线倾斜展现出与尖牙同样的倾斜倾向,这在视觉上产生一种层次感,看起来越向后,牙齿越小。因此,在美学设计中,嘴唇和牙齿产生了另一个需要被考虑的美学区域。微笑时口角之间的区域和上颌牙齿的表面(特别是前磨牙和磨牙)构成了口腔走廊的区域。这一区域越大越明显,后部的牙齿就越隐蔽,并限制了微笑的宽度。一个完整的对称的口腔走廊是美观微笑中一个重要的元素,口腔走廊不能被完全除去,因为一点阴影给微笑提供了一些深度。

微笑是人类特有的情感表达方式,它可以超越语言、文化、种族、年龄和性别等差异。同时微笑又能被广泛的理解和认识,比如在社交中,给人的第一印象通常是取决于微笑。这说明微笑是一种极具感染力的表情,并给人留下深刻的印象。所以,我们应以更为深入理解的角度去分析和设计完美的微笑,并用艺术的角度将微笑加以概念化的认识。构建一个口腔美学修复治疗计划时,首先需要设立标准或目标来衡量美学治疗的成功。患者可能是优先希望得到一个更加明亮美丽的微笑,而医师的责任是保证健康第一。理想的口腔美学治疗应该是将损伤和风险降到最低限度,尽量保持原有的天然牙体组织和维护牙周组织的健康。美学治疗计划在各方面尽量完美,然而,并不是所有的患者都愿意接受所有需要的治疗来达到期望的目标,因此与患者沟通是十分重要的一个步骤,让患者享有对即将实施的美学治疗计划充分的知情权[4]。

三、牙齿的美学漂白

牙齿的颜色是决定笑容的迷人程度的重要因素,而一个迷人的笑容在整体的外表吸引力中担任着重要角色,吸引力对获得成功和自尊的重要性在现实生活的研究中得到了证实。相比于修复治疗模式,美白,或者说漂白,是对变色牙的最保守的治疗。因此,人们对于洁白笑容的需求和改善的美学使它成为大受欢迎的、经常被要求的牙科治疗程序,同时牙齿美白的效果也常常鼓励患者寻求更进一步的美学治疗。

牙齿漂白治疗的成功因素取决于临床医师对于牙齿变色的类型、程度和位置的正确诊断。判断变色是否为外源性因素还是内源因素导致的非常重要。外源性着色与釉质表面或是获得性膜对茶、红酒、某些药物、铁盐、烟草和食物等物质的吸收有关;而在内源性变色中,牙齿颜色与釉质和牙本质的光散射和吸收性能有关,如四环素牙、釉质和本质发育不全、发育不良、胎儿成红细胞增多病和紫质症。除此之外,在牙齿增龄性变化中,更多的是继发性牙本质形成,半透明的釉质层变薄。减少的釉质和灰暗而且透光率较低的牙本质共同形成了看起来老化暗淡的牙齿。因此,牙科美学医师必须鉴别变色的类型,诊断病因,制订适合的治疗方案。

（一）牙齿漂白体系

大量的牙齿漂白方式可在国内外文献中得到描述,包括用不同的漂白药剂、浓度、使用时间、产品形式、使用模式和光激活途径。漂白的方式有三种基本途径:医师监督下的夜间护套漂白、诊室或高效漂白以及使用非处方产品漂白。典型的夜间护套漂白将低剂量的漂白药剂(5%~15% 的过氧化脲)通过个体制作的口腔护套用于牙齿,护套夜间佩戴至少 2 周。诊室漂白通常使用高剂量药剂(25%~35% 过氧化物产品)而使用时间较短,保护好软组织后在牙上使用美白凝胶,加热或光照可增加过氧化物的活性。诊室疗法可以在仅仅一次治疗后便得到显著的美白效果,但需要进行多次约诊来达到最适宜的美白。另外,诊室中使用的光激活疗法漂白技术是采用高浓度过氧化氢药剂,经等离子弧、发光二极管、氩激光器、金属卤素灯和氙 - 卤素光源来激活药剂,加速过氧化氢的分解,从而加快牙齿美白。预想中这种疗法耗时较少而见效较快,但现在的研究结果无法统一,一些赞誉它的益处,而另一些则说没有益处可言。

非处方疗法包括牙粉、美白条带、涂刷和全套包含预成型或半成型托盘的美白套装。作为美白产品销售的牙膏通常含有柔和的磨料来去除表面污渍,一些还包括极小量的过氧化物。牙齿暴露于牙膏时间很短,因此,可能存在的美白效果也极小。美白条带使用 6.5% 过氧化氢,涂刷使用 18% 过氧化脲作为美白药剂。与专业指定的产品相比,药剂与牙齿的接触时间大大缩短。因此,美白条带和涂刷必须使用更长时间来取得与专业产品相近的效果。这些方法在保持已经美白治疗牙齿的疗效方面很出色,也不需负担专业疗法花费,是无暇进行多次就诊患者们的好选择。

(二) 牙齿漂白的安全性

牙齿漂白用的药剂一般是没有毒性的,临床最常见的副作用是牙龈或黏膜刺激和牙齿敏感,也有少量报道的副作用是喉部疼痛、继发于长期托盘使用的颞下颌关节的症状和未成年人牙移位。典型的牙龈或黏膜刺激与托盘不合适、凝胶使用不当或过量凝胶使用时间过长有关。软组织的刺激通常较轻微短暂,并在治疗结束后很快缓解。缓解软组织和喉部刺激需要调整托盘或缩短使用时间。缓解颞下颌关节紊乱和牙移位需要制作托盘的材料较薄。

牙齿敏感是最常见的副作用,远超其他症状,在被治疗群体中发生率约为 55%~75%。牙齿敏感症状通常被认为是缘于所用材料的扩散性。过氧化脲可分解成过氧化氢和尿素,过氧化氢进一步分解生成氧气和水,而尿素可降解为氨气和二氧化碳。一些产品的副产物穿过牙本质小管到达牙髓,继而导致牙髓炎,引发牙齿敏感。缓解牙齿过敏方法包括使用漂白剂前在托盘中使用含氟凝胶或硝酸钾牙膏 10~30 分钟,治疗后对牙齿使用抗敏感药物,以及减少使用次数,如减少每天使用次数或仅隔天使用[7]。

牙齿漂白中,另一个需考虑的问题是对釉质和牙本质的影响。研究发现牙齿漂白产品能够去除牙本质玷污层,但是对釉质的影响很小。尽管如此,在使用树脂粘接剂粘接固位修复体时,应对被粘接的牙齿停止使用漂白剂 1~2 周时间,否则有降低粘接复合树脂的硬度和对粘接修复材料的颜色产生不利影响。

采用 10% 过氧化脲的活髓牙夜间护套漂白技术已经被使用超过 25 年,是经过最广泛研究的牙齿美白方法。它显示了对创伤所致变色牙和四环素牙、漂白尼古丁所致的色斑牙,生理性增龄的暗黄牙的疗效。尽管如此,它不能改变牙根颜色,同时在漂白治疗完成,牙齿会反弹大概半个色度,这可能与牙齿的再水化有关。在目前的牙齿美学治疗中,活髓牙漂白目前是能提供给患者的最安全、保守、经济、有效的美学治疗手段[8]。

四、瓷贴面的美学修复

瓷贴面作为一种保守的前牙美学修复方法,在牙体缺损修复中的应用已有 30 年的历史。长期的临床回顾性研究观察表明,瓷贴面在口腔中正常使用 15~20 年的成功率约为 95%,而合理的临床适应证选择、科学的牙体预备和先进的粘接技术应用是确保瓷贴面修复成功的关键。近 5 年来,由于高强度、高半透性(high translucency, HT)的二硅酸锂玻璃陶瓷材料的应用,使得瓷贴面制作厚度由常规的 0.7~1.0mm 减少到 0.3~0.5mm,牙体预备可局限在釉质层或不进行牙体预备也可完成对牙齿的美学微创修复治疗。当瓷贴面的边缘全都粘接在釉质层时,可有效避免修复体的微渗漏和脱粘现象的发生。刚性的牙釉质表面提供给瓷贴面良好的支撑,同时形成的瓷 - 树脂 - 牙釉质复合体,具有更高的强度和抵抗咬合力的能力,保证了瓷贴面粘接的持久性,提高了修复体临床使用寿命。

瓷贴面修复的适应证如下主要包括:①轻度变色牙:如四环素牙、氟斑牙、死髓牙和增龄性的变色牙;②釉质缺陷:如釉质发育不全、釉质钙化不全;③需要改变外形的牙齿:如锥形的侧切牙、尖牙位于侧切牙位置而需要改变外形以模拟侧切牙;

④由于磨损和磨耗引起的釉质折裂或缺损的牙齿;⑤关闭牙间隙:不愿接受正畸治疗或无法用正畸关闭的牙间隙;⑥错位牙:轻度扭转而又不愿接受正畸治疗的牙齿;⑦修补瓷面破损而能保留的固定修复体。目前,超薄瓷贴面主要用于氟斑牙、釉质裂纹及缺损、畸形牙及关闭牙间隙的前牙美学修复。瓷贴面修复的禁忌证包括:①牙体大部分缺损的牙齿,不能提供足够粘接固位的牙齿;②Ⅲ类错殆畸形的牙齿;③短小而又咬合紧的下颌牙齿,且有口腔不良习惯、咬合关系混乱的患者;④患者不合作,且经济原因不能承受较昂贵的治疗费用;⑤医师、技术人员能力有限或技术材料设备条件不足;⑥患者不合作有精神、心理疾病,或经济原因不能承受较昂贵的治疗费用者。对于年轻医师来说,掌握好瓷贴面的临床适应证,是保证前牙美学修复成功的关键因素之一。瓷贴面目前采用的材料主要有长石瓷、白榴石增强的长石瓷、玻璃陶瓷,其中以二硅酸锂玻璃陶瓷材料的强度最高,是目前制作前牙超薄瓷贴面的首选陶瓷材料[6]。2009 年初,Ivoclarvivadent 公司推出了 Vita 16 色、高半透性的 IPS e.max HT 瓷块,为临床超薄瓷贴面的制作提供了保证。采用 IPS e.max 制作的高强度玻璃陶瓷超薄瓷贴面的具体步骤见图 17-5。

贴面的颜色的选择,可采用 Ivoclar 或 Vita 比色板在自然光线下进行比色、选色,首先选择牙本质颜色,然后,再选择饰瓷表面的颜色。对 3-3 前牙(或 4-4 前牙)的颜色选择是根据患者的肤色、年龄、性别由医师、技工、患者三人共同确定,对个别牙比色参照邻牙的色泽进行选色。比色的目的是把患者天然牙的颜色信息准确传递给技师,以便制作出患者满意的修复体。天然牙的颜色千变万化,丰富多彩,准确比色需要掌握一定的比色技巧。另外,还需通过与患者交流了解患者对修复体颜色的心理预期高低,临床上一般有三种类型的患者:①依从医师型:多数患者愿意听从医生的专业意见;②自然效果型:这类患者要求修复体与天然牙自然协调,要求复制天然牙独特的

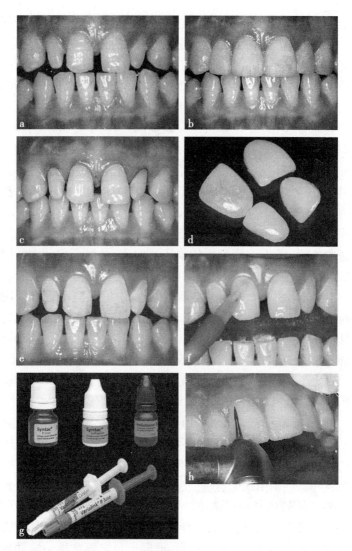

图 17-5　IPS e.max 制作高强度玻璃陶瓷超薄瓷贴面步骤

a. 患者术前的正面照　b. 口内诊断性的树脂罩面　c. 牙龈压排后硅橡胶取模　d. 制作的超薄瓷贴面厚度为 0.3~0.5mm　e. 酸蚀后的釉质表面　f. 逐层涂布树脂粘接剂　g. 牙齿表面粘接剂和树脂水门汀　h. 用专用车针去除多余的树脂水门汀

形态和颜色特征,这类患者最难修复;③好莱坞型:希望自己的牙和银幕上的影视明星一样白,甚至不顾自身的条件,一味要求白,越白越好,对于这样的患者一定要细心解释。有条件者可以采用牙科专用数码相机清晰拍摄患者的口腔颌面及牙齿的特征以便技工制作时参考。牙科医师要注意牙齿生理增龄性变化过程中牙齿颜色的改变,每个年龄阶段的天然牙齿颜色都在发生明显的变化,而金属烤瓷、全瓷修复体的颜色却很少发生变化。

五、多学科合作的牙齿美学修复治疗

在过去的 30 多年里,口腔修复的治疗工作逐渐发生着细微的变化。以前常规的口腔治疗工作是采用银汞合金修补龋洞,或拔除废用牙齿,关注点在修复缺损的功能。近十年来,人们对牙齿美白的要求日益增加,而牙科材料和制作技术的改进,跨学科间的相互合作为爱美的人们提供了有利条件。前牙的修复治疗步骤也从生理性修复—结构性修复—功能性修复—美学修复的程序,转变到从美学设计开始,依次是功能、结构的修复,最后是生理性的修复。在这个步骤中,牙科美学修复医师不能遗漏任何一个重要参数。同时,美学修复设计也必须遵循常规口腔修复体设计的 5 项基本原则:达到口腔生物力学要求;维护口腔软硬组织的健康;符合患者的美观需求;满足患者自身的愿望;适应患者的经济条件。

对于复杂的牙齿美学修复的患者来说,诊断模型(diagnostic model)是口腔修复检查的重要组成部分,尤其是在前牙美容修复治疗中,诊断模型的制取是必不可少的。诊断模型可提供和牙弓有关的所有信息,必要时可用面弓将上下颌牙齿的咬合关系转移到在𬌗架上进行模型分析测量。第二次复诊时用诊断蜡型或者在口内直接采用自凝树脂制作树脂罩面后与患者交流沟通美学修复治疗方案,以取得患者的理解。也通过复制研究模型的蜡型,制作暂时性修复体来确定当前条件下的修复治疗方案是否能满足患者功能性要求和美学要求。一个具备合理外形的暂时性修复体可以作为前牙美学修复的重要参照，判断修复体是否满足最后修复体的生物力学、生理学和美学的要求[6]。

在客观、科学测量和分析的基础上，首先确定中切牙相对于上唇的位置，唇侧倾斜角度以及上颌中切牙的长宽比例等。其次，确定上颌前牙龈缘的位置，它是根据上颌前牙的宽高比例、微笑时牙龈的露出量、左右口角线的弧度及上颌牙弓左右对称性等具体条件来确定。牙齿和牙龈位置的调整可以通过牙龈成型术、牙冠延长术或者结合正畸、正畸-正颌联合治疗来完成。同时，更重要的牙龈乳头的形态应与牙冠的长度相互协调，有研究表明牙龈乳头的长度和两牙接触区的长度为 1:1 时，牙龈外形弧线看起来比较美观。如果邻接区域长于牙龈乳头高度，可以调整一点牙齿的长度，既可以缩短牙冠长度也可以减少牙齿间的接触区；如果牙间接触区域比牙龈乳头短，那么牙龈看起来就觉得比较平坦，这可能由于牙齿因磨耗过程中非正常萌出形成的。要改善牙龈乳头的美观可以通过牙冠延长术和正畸牵引术来修正上颌切牙之间的牙龈位置。当上颌牙齿的美学设计完成后，下颌切牙和上颌前牙的咬合关系需要确定。首先要根据面容的情况确定下颌切牙切缘的位置，使它们恰到好处。可以选择正畸来压低或伸长牙齿，调整切缘位置的同时，下颌牙齿龈缘的位置也做了相应的改变。图 17-6 显示了一位 25 岁患广泛性侵袭性牙周炎的年轻女患者，经过牙周、牙体牙髓、修复及正畸系统治疗的过程。

在牙列缺损的美学修复中，通过种植体建立预后良好的美学效果是进行牙科修复时最为重要，同时也最具挑战的部分之一。美学修复的目的在于消除或减轻缺陷并获得最佳的美学效果，也就是患者感到"形象美观或满意"，同时医师评估检查到患者口内解剖结构良好，咀嚼、语音、吞咽系统功能完善。

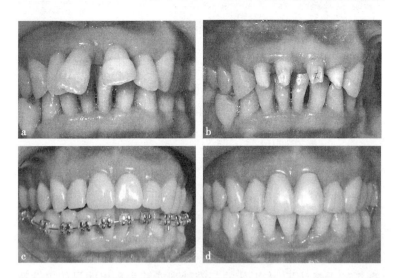

图 17-6　广泛性侵袭性牙周炎患者,经过牙周、牙体牙髓、修复及正畸治疗系列过程
a.广泛性侵袭牙周炎术前　b.上颌前牙根管治疗　c.上颌牙过渡性修复,下颌牙正畸治疗　d.完成正畸治疗后的口内情况

由于大多数美学修复指的是上颌前牙的"美学区域",在这一区域要获得理想的美学修复效果应当考虑其特定的解剖结构、如何手术及种植体成功的标准[9]。种植体放置之前,常规的制作诊断性蜡型,拍摄 X 线片,研究模型上𬌗架以及拍摄临床照片。此外,放射模板的建立也很重要,该模板应当描绘出诊断性蜡型的影像学轮廓,尤其是颊舌侧理想釉牙骨质界的位置,患者在拍摄 CT 时应当佩戴该模板。通过放射模板来评估 CT 检查结果,从而分析美学位点基础的条件。这一检查阶段可以从空间上评估牙槽嵴的缺损,牙槽嵴增高、增宽术的目的在于在种植体周围提供足够的骨组织以保证种植体的使用寿命及软硬组织的稳定性。因此种植体周围至少应当保证 2mm 的骨厚度,尤其是在牙槽嵴顶处,这一厚度可以保证重建生物学宽度后骨高度的维持。决定种植美学修复是否成功的因素互相联系且互相

依赖,最终修复效果取决于仔细的诊断及治疗计划的制订、严谨的手术过程以及术后修复过程。考虑美学位点基础、种植矩形并采用 AGBR 技术会获得良好的美学修复效果。种植矩形展现了之前往往被忽视的种植体顶端的骨量,而这对于获得最佳且长期的功能和美学效果是很有必要的。

六、无牙颌的美学修复

随着人们物质生活水平和文化生活水平的不断提高,人的寿命不断延长的同时,全口无牙颌患者的数量也在日益增多。对于那些身体健康、精神活跃,追求积极生活和个人价值的老年患者,往往需要与其生活方式和自身个性相适应的美学全口总义齿。如全口总义齿的人工牙看起来在色、形、泽方面如同真正的天然牙齿,人工牙的三维外观能够表现出明显的男性特征或女性特征。人工前牙的排列方式应模拟天然牙列的自然、逼真的美学效果,并体现出各自的个性,既满足功能恢复,又增进美观的"回复自我"的特殊要求,也就是体现性别(sex)、个性(personality)、年龄(age)这三大要素的个性化排牙。因此,作为当代的口腔修复学专科医师必须重新审视全口总义齿的美学要求,从而满足众多无牙颌患者的不同需求。

在无牙颌患者的修复治疗中,口腔修复专科医师必须充分了解无牙颌的口腔解剖特征和天然牙列的口腔解剖结构,采用新型的纳米复合树脂人工牙和仿真化的义齿基托材料,运用艺术化的手法再现天然牙在口腔内的情况。图 17-7 所示,左侧为天然牙口腔解剖结构,右侧全口总义齿。人工基托恢复缺损的牙槽嵴和黏膜,并用艺术化的雕刻手法模拟牙根凸度,唇侧凹陷。同时,牙科技师选择出匹配每一位患者生活方式的牙龈颜色,并将有许多的个性化的牙龈来满足每一个患者不同的美学需求[10](图 17-8)。此时的全口总义齿可以被作为提升患者自我形象的辅助品,且通过对天然牙的回忆,激发了患者对健康和自尊情感的追求。

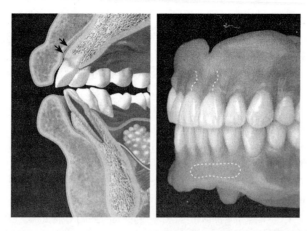

图 17-7　模拟天然牙列口腔解剖结构、仿真化的义齿制作

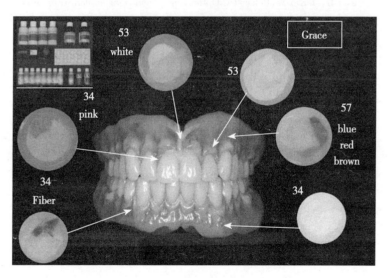

图 17-8　艺术化的牙龈形态和色泽的制作

参考文献

1. Principles of ethics and code of professional conduct.American Dental Association.Available at：http：//www.ada.org/prof/prac/law/code/index.

asp.2007（16）

2. 欧阳朗.谈美学和伦理学的关系.青海师范大学学报(社会科学版).1992，(2)86-89

3. 中华医学会医学美学与美容学分会,中华医学会医学伦理学分会.美容医学伦理宣言.2004，(4);65

4. 孙少宣,潘可风.美容牙医学.科学出版社.第2版.2003,7

5. Nicholas C.Davis Smile Design.Dent Clin N Am.2007，(51)299-318

6. 骆小平.全瓷修复体的设计及前牙美学修复.合肥:安徽科技出版社.2009

7. Pohjola R,Browning WD,Hackman ST,et al.Sensitivity and tooth whitening agents.J Esthet Restor Dent.2002，(14):85-91

8. Joiner A.The bleaching of teeth:a review of the literature.J Dent.2006，(34):412-429

9. Buser D,Martin W,Belser UC.Optimizing esthetics for implant restorations in the anterior maxilla:anatomic and surgical considerations.Int J Oral Maxillofac Implants.2004,19(Suppl):43-61

10. 阿部二郎.下颌吸附性义齿和BPS临床指南.骆小平译.北京:人民军医出版社.2014

第十八章 口腔颌面锥形束CT的临床应用

武汉大学口腔医学院　程勇

提要：本文内容涉及口腔颌面锥形束CT概述、牙及牙周疾病、颞下颌关节疾病、正畸治疗中的应用、牙种植学中的应用。

口腔颌面锥形束CT（oral and maxillofacial cone beam computed tomography），是专为口腔临床及研究工作而设计研发的一种新型数字容积体层摄影（digital volumetric tomography）。1998年意大利工程师P.Mozzo研制成功并报道了由意大利QR公司生产的第一台商用机型NewTom 9000[1]，1999年日本口腔颌面放射学家Y.Arai教授也报道了其命名为Ortho-CT的口腔颌面锥形束CT机[2]。

口腔颌面锥形束CT使图像能从矢状位、冠状位及轴位三维方向上来显示正常组织和病变组织结构，避免了二维平片因组织器官影像重叠、投照角度变化所致影像扭曲、变形等缺陷；与传统医用CT相比，其具有空间分辨率高、数据采集时间短、射线利用率高、辐射剂量低等优点，所以口腔颌面锥形束CT一经问世便备受推崇，现在已经进入临床广泛应用阶段。本文将从口腔颌面锥形束CT机的基本工作原理和主要性能及其在口腔牙及牙周疾病、颞下颌关节病、口腔正畸、口腔种植等学科的临床应用进行简要概述。

一、口腔颌面锥形束CT概述

传统螺旋CT扫描采用的扇形扫描方式不同，口腔颌面锥形束CT采用圆锥形射线束进行扫描，通过X射线源和面积探测器围绕扫描区旋转360°完成图像获取过程。这一过程中，X

线一经发出即通过人体组织投照到对侧的面积影像探测器,探测器将接收到的图像信号经模拟/数字——数字/模拟转换器在电脑屏幕上呈现数字图像,旋转一周后即获取容积数据原始图像,在此基础上经过阵列处理器计算分析并以体素的方式实现轴位、矢状位、冠状位的图像重建[3]。

口腔颌面锥形束 CT 圆锥形射线束的应用,使其扫描时间较螺旋 CT 大大缩短,在连续照射扫描模式的锥形束 CT 机扫描时间基本上即为曝光时间,短时快速扫描意味着放射剂量和出现运动伪影可能性的降低。口腔颌面锥形束 CT 最突出的特点之一便是低放射剂量,其有效放射剂量显著低于传统医用 CT 的患者有效放射剂量,但是不同厂家的口腔颌面锥形束 CT 机、不同的扫描视野患者的有效放射剂量不同,目前文献报道为 $17.2\sim464\mu Sv$ 不等[4-6]。表 18-1 是文献中记载的常用口腔 X 线检查的有效剂量。

表 18-1　文献中记载的常用口腔 X 线检查的有效剂量

常用口腔 X 线检查	有效放射剂量(μSv)
数字曲面体层	4.7~14.9
普通曲面体层	26
全口牙片(19 张 D-speed 胶片 + 圆形准直仪)	150
传统医用 CT,扫描上、下颌骨	2100
传统医用 CT,只扫描上颌	1400
口腔颌面锥形束 CT	17.2~464

数值计算依据 1990 年国际辐射防护委员会(ICRP)公布的修正因子(WT)

口腔颌面锥形束 CT 另一最突出的特点是高空间分辨率(spatial resolution)和精准的成像质量(Geometric accuracy)。不同口腔颌面锥形束 CT 的空间分辨率略有不同,体素大小可为 0.076~0.3mm,便决定了其在口腔颌面部牙、牙周、颞下颌关节、下颌管以及骨小梁等结构的细微观察中不可取代的优势。口腔颌面锥形束 CT 扫描后重建图像与真实物的比例均可达到 1∶1,再加上其较螺旋 CT 少的金属伪影、运动伪影以及小体素减少部分容积效应的产生等特点,能够更为清晰、准确、真实地从三维平面显示正常组织和病变组织结构[7,8](图 18-1)。

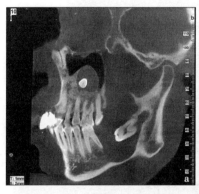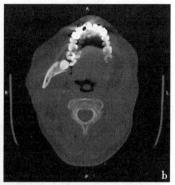

图 18-1　口腔颌面锥形束 CT 影像

a. CBCT 影像　b. 螺旋 CT 影像

螺旋 CT 影像较 CBCT 影像显示更多的金属条带伪影

CBCT 三维成像和多方向层面成像特点方便了口腔颌面部疾病临床应用,其数据可在初次重建获得的轴位图像上进行多向、多层面重建及曲面体层重建或三维重建(图 18-2)。CBCT 的序列纵断面重建,可以清楚地显示呈正交垂直关系的纵断面影像,是口腔颌面部 CT 的特色重建序列。三维重建图像允许任意角度旋转观察,任意选择重建范围,在三维重建图像上通过调节窗可将部分骨组织去除,只留下密度较高的牙齿图像。再辅以轴位和其他层面图像可以精确地了解埋伏牙的形态、位置、与邻牙的关系以及邻牙有无位移或根吸收等。其实现了通过医学三维图像分析软件对各组织结构进行立体测量,为口腔临床医师做进一步治疗设计或术前入路选择提供准确的信息[9-11]。

目前,由于受到口腔颌面锥形束 CT 机所应用探测器的限制,其对比度分辨率低,不能够像传统医用 CT 一样显示口腔颌

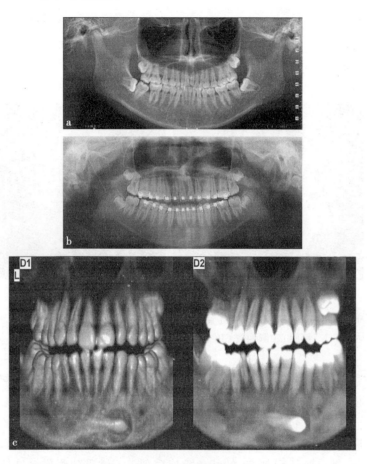

图 18-2 CBCT 影像

a. CBCT 重建曲面体层片 b. 传统曲面体层片 c. CBCT 三维立体重建
CBCT 重建曲面体层片,较之传统曲面体层片去除了颈椎的重叠影像,显示
颌骨、牙齿、窦腔均更为清晰;CBCT 三维立体重建,可更为直观显示多生牙

面部的软组织结构,所以其在涉及软组织病变的临床应用较为
局限。口腔颌面锥形束 CT 机因各机型探测器、灰阶值、体素大
小、医学信息换算软件和三维重建方式存在差异,导致在具体应
用过程中缺乏影像间横向比较的统一标准[12,13]。

二、牙及牙周疾病

随着现代口腔医学的发展,传统 X 线手段已不能满足诊疗工作的需要,如多生牙、阻生牙需了解其形态、位置及其与正常牙列的关系,复杂牙体、牙周或根尖疾病、阻生齿拔除需精细分析牙、牙槽骨及相关颌骨结构的三维信息,口腔颌面锥形束 CT 应运而生,现已广泛应用于牙和牙周疾病的影像诊断。

(一) 多生牙、阻生牙定位

1. 多生牙　多生牙(supernumerary tooth)是一种常见的牙源性发育异常,表现为牙齿数目增多,亦称额外牙,可导致恒牙迟萌、移位、拥挤、牙列缝隙、牙根吸收及含牙囊肿形成等。部分病例临床上无自觉症状,常在 X 线检查时被发现。根尖片、咬合片、曲面体层片及头颅正、侧位片,均可用于观察多生牙的存在,并可采用一定的方法分析多生牙与邻牙的位置关系,但其效果往往欠佳,难以反映多生牙和牙列的三维位置关系,影响了治疗手段的选择,因此建议口腔颌面锥形束 CT 可用于多生牙病变的常规检查。

柳登高等通过对 487 例患者的 626 颗多生牙 CBCT 图像分析研究,发现多生牙中 92.3% 位于上颌前牙区,通常为锥形牙,并且提出将上颌前牙区多生牙的矢状位置分为 6 型。Ⅰ型:多见,多生牙位于邻近切牙长轴的腭侧且位于牙根尖的冠方;Ⅱ型:多生牙位于邻近切牙长轴的腭侧且牙体大部分位于牙根尖的根方;Ⅲ型:多生牙位于牙列中央且位于牙颈部(水平阻生或正常方向);Ⅳ型:多生牙位于牙列的根尖区或根尖上方;Ⅴ型:多生牙位于牙列根尖区之唇侧;Ⅵ型:多生牙位于牙弓腭侧且垂直向位置介于Ⅰ型和Ⅱ型之间。其他部位多生牙相对较少,包括腭部、磨牙区及前磨牙区等(图 18-3、图 18-4)[14]。

2. 阻生牙　阻生牙是指在正常萌出期未能在牙弓正常位置萌出的牙齿。上颌尖牙是继第三磨牙之后最常见的阻生牙,发病率约为 0.9%~3.0%。一般根尖片或曲面体层片可以作为观察上颌阻生切牙、尖牙及下颌阻生第三磨牙的基本片位,对于难

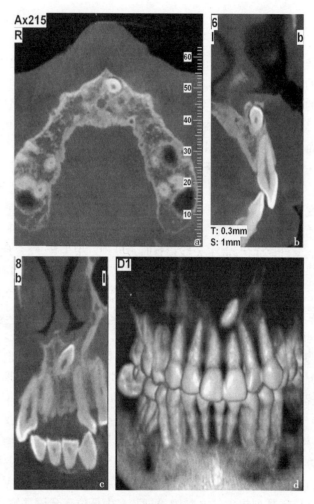

图 18-3 口腔颌面锥形束 CT 显示牙列正中多生牙

a. 轴位 b. 矢状位 c. 冠状位 d. 三维重建

三维重建显示多生牙位于鼻底、21 根尖上方

以满足临床诊疗需要的情况下可行口腔颌面锥形束 CT 检查[15]。

Becker 等在对上颌埋伏尖牙治疗失败的分析中指出，不能够从三维方向上准确定位埋伏阻生尖牙的形态、位置、与邻牙

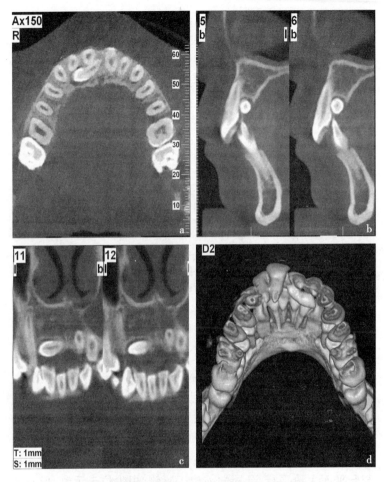

图 18-4 口腔颌面锥形束 CT 显示横向阻生多生牙

a. 轴位 b. 矢状位 c. 冠状位 d. 三维重建

轴位和冠状位示横向阻生多生牙,冠朝向远中,根位于近中;三维重建显示多生牙位于 11、12 牙颈部腭侧

的关系以及对支抗的控制不当是造成其治疗失败的主要原因[16]。Oberoi 等通过对 42 例埋伏尖牙的病例研究后发现欧洲人群中约 60% 的埋伏尖牙都为腭侧阻生[17],Alqerban 等比较 2 种 CBCT 与普

通全景片对埋伏尖牙的定位后,发现 CBCT 在显示尖牙牙冠宽度以及尖牙与殆平面的成角上与曲面体层片有显著差异,并且 CBCT 能从多个角度完整清晰地显示埋伏牙的形态、大小、萌出方向、唇腭侧位置,从而确定 CBCT 在埋伏尖牙的定位上更加精确[18]。

上颌阻生尖牙 CBCT 检查的目的包括观察尖牙的位置、方向、邻牙外吸收情况及是否形成含牙囊肿等,建议对严重移位、可疑牙根吸收或含牙囊肿形成的阻生尖牙常规行 CBCT 检查。根据 CBCT 图像分析,柳登高提出将上颌阻生尖牙分 6 型:Ⅰ型:近中唇向阻生,尖牙冠位于切牙区,且位于牙列唇侧;Ⅱ型:近中腭向阻生,尖牙冠位于切牙区,且位于牙列腭侧;Ⅲ型:原位阻生,尖牙仍位于侧切牙与第一前磨牙之间,但未萌至殆平面;Ⅳ型:远中倾斜阻生,尖牙牙冠位于前磨牙区甚至磨牙区,可位于牙列颊侧或腭侧;Ⅴ型:水平阻生,阻生尖牙的长轴与牙殆平面大致平行;Ⅵ型:倒置阻生,阻生尖牙的长轴与正常牙列的方向相反,牙尖朝向根尖方向(图 18-5)[15]。

张万林等分析了 125 枚上颌埋伏中切牙 CBCT 表现,根据埋伏牙的形态、位置、朝向以及与邻牙的位置关系将上颌阻生中切牙归纳为 4 型:Ⅰ型:后翻型,阻生牙沿长轴方向向后上方旋转,致使牙冠及部分牙根舌侧面朝向前方或前上方,多数伴有根弯曲畸形、根发育细小;Ⅱ型:后钩型,阻生牙为弯曲畸形牙,牙冠钩向后下方使得舌侧窝朝向后上方,冠根大部分位于牙列舌侧,弯曲部略偏唇侧;Ⅲ型:后前水平型,阻生牙长轴与殆平面大致平行,牙冠向前位于唇侧,根尖位于舌侧,形态基本正常;Ⅳ型:高位型,阻生牙与牙列平行或近远中倾斜,位置较高,多与牙列重叠,偏唇侧,形态大多正常(图 18-6)[19]。

下颌第三磨牙约 52.3% 阻生,常需拔除,术中下牙槽神经损伤率为 0.4%~9.8%,从局部解剖因素看,下颌第三磨牙邻近下颌神经管甚至突破神经管管壁是损伤下牙槽神经的解剖学基础。根尖片及曲面体层片是其拔除术前常用 X 线检查手段,但常常对阻生牙颊舌向位置与邻牙或下颌管关系显示不清楚。

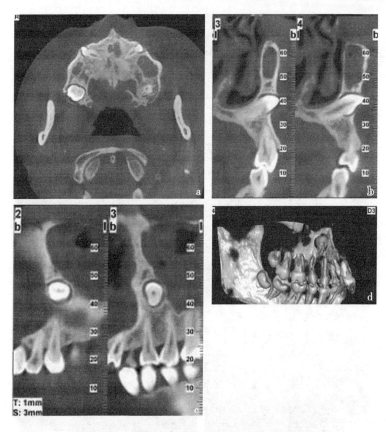

图 18-5 CBCT 显示水平埋伏阻生尖牙影像

a. 轴位 b. 冠状位 c. 矢状位 d. 三维重建

轴位、冠状位示水平埋伏阻生尖牙,冠朝向唇侧,根朝向腭侧;矢状位(c)、三维重建示阻生尖牙位于牙列根尖区上方,牙冠紧邻上颌窦后壁

　　有学者将 CBCT 与曲面体层片、横断体层摄影等相比较发现,CBCT 能更加精确地评价埋伏第三磨牙的牙根数目及其与下牙槽神经管的位置关系[20]。Ghaeminia 等比较 53 颗下颌第三磨牙的曲面体层片及 CBCT 图像,以术中下牙槽神经暴露作为金标准,指出虽然 CBCT 在预测下牙槽神经暴露方面的敏感度与特异度比曲面

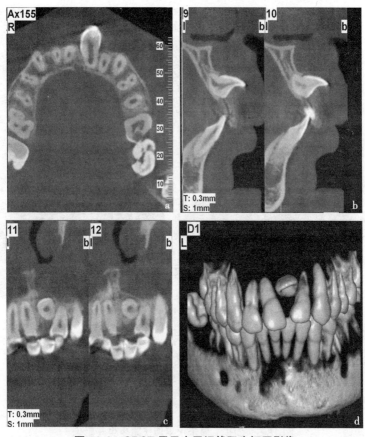

图 18-6　CBCT 显示水平埋伏阻生切牙影像

a. 轴位　b. 矢状位　c. 冠状位　d. 三维重建

轴位、矢状位示水平埋伏阻生切牙,冠朝向唇侧,根朝向腭侧,牙体弯曲畸形,
牙根短小;冠状位(c)、三维重建示阻生尖牙位于牙列中央 11、22 牙颈部之间

体层片无显著性优势,但 CBCT 提供的冠状位图像反映了牙根与
下颌管的颊舌向关系,这有利于术中采取适当措施,以减少损伤下
牙槽神经的风险。CBCT 可精细显示下颌第三磨牙与下颌神经管
管壁的关系,包括颊舌向位置、有无骨间隔、邻牙牙根有无吸收
等,这对手术设计及减轻手术并发症具有重要意义(图 18-7)[21]。

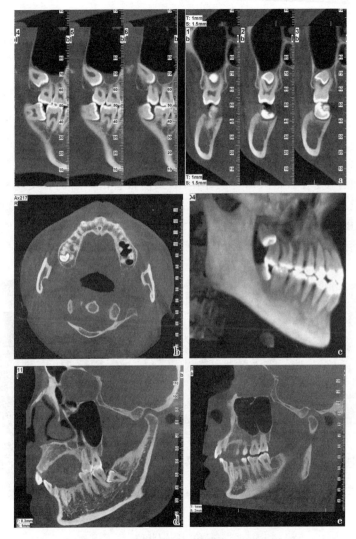

图 18-7 CBCT 显示前倾阻生第三磨牙影像

a~c. 显示 18 近中阻生,牙体紧邻上颌窦底壁,部分牙冠位于 17 远中颊根与腭侧根之间,17 各根根尖未见明显吸收 d、e. 分别为 38 拔除前、后 CBCT 影像 d. 显示 38 前倾阻生,牙冠紧邻 37 远中根,牙根位于下牙槽神经管上壁 e. 显示 8 拔除后,可见 37 有明显远中根外吸收

(二) 牙髓及根尖周病

对牙髓、根尖疾病的影像学诊断仍首选根尖片,对于存在复杂根管解剖及疑难根尖周炎的病例,往往需辅以口腔颌面锥形束 CT 技术进行观察,以提高此类疾病的诊治水平。

根管充填不严密、超充、遗漏根管、器械断入常常是牙体牙髓疾病治疗失败的主要原因。而普通口内 X 线摄片常因采用不同角度投照,胶片、牙齿、X 线球管三点不能垂直在一条直线上,往往使图像相互重叠,不能清晰显示牙根走向、细小根管弯曲程度,对临床医师有误导作用,致使根管治疗后仍有反复肿胀等症状。通过对根管治疗后仍有症状的牙体牙髓病患者行 CBCT 检查,运用三维成像技术对患牙进行多层面分析,均明确病因,提高了根管治疗的成功率(图 18-8)。

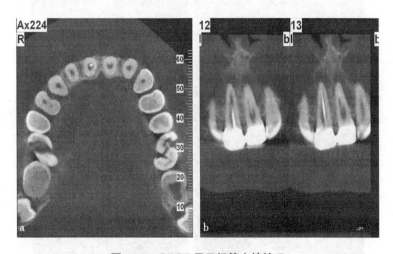

图 18-8 CBCT 显示根管充填情况
a. 轴位   b. 冠状位
轴位、冠状位示 11、21 根管欠充,11 根尖可见类圆形囊性骨质密度减低

有学者对比 CBCT 与传统口内根尖片后指出,CBCT 较根尖片对根管侧壁穿孔的诊断率较高,有助于早诊断、早治疗,提高

治疗效果[22]（图 18-9）。Young 曾报道一例患有根尖瘘管 15 年未愈，直到通过 CBCT 进行分析发现了根管侧壁穿孔的病例，而传统牙片显示根管充填良好，未见侧壁穿孔，牙胶尖定位显示窦

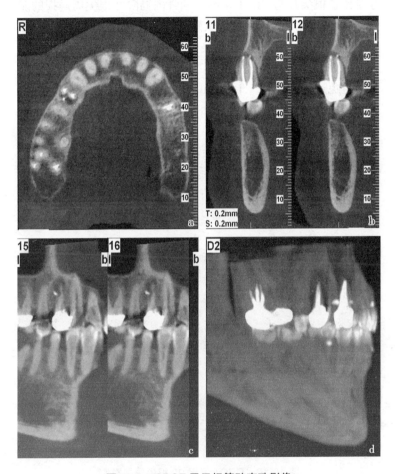

图 18-9　CBCT 显示根管壁穿孔影像

a. 轴位　b. 矢状位　c. 矢状位　d. 三维重建

轴位显示 14 双根管内可见高密度充填物影，根尖区骨质密度减低，远中可见点状高密度影；矢状位示 14 根充严密，根尖可见泪滴状高密度影；矢状位（c）、三维重建显示 14 颊侧根根尖 1/3 处根管壁有穿孔

道来源于牙根侧方,通过 CBCT 影像分析,发现根管侧壁穿孔,行穿孔修补术后,症状及瘘管于 1 年后消退,疗效良好[23]。

　　根尖周炎的早期诊断对病变的控制有着重要的意义,Patel 等对比了根尖片与 CBCT 检测干颅骨内局限性根尖周病损的能力后发现:CBCT 与根尖片的敏感度分别为 0.248 和 1.0,两种方法的特异度均为 1.0,这可能是因为在根尖片上骨密质与骨松质影像重合,不能清晰呈现根尖周结构,而 CBCT 的三维成像则可以避免这一问题[24]。De Paula-Silva 等以病理切片为金标准,比较了根尖片与 CBCT 对犬的 83 颗根尖周炎患牙的诊断,结果发现 CBCT 可以检出 84% 的患牙,敏感性为 0.91,特异性为 1,诊断准确度为 0.92;根尖片则仅能检出 71% 的患牙,敏感性是 0.77,特异性是 1,诊断准确度是 0.78[25]。CBCT 图像可了解牙髓牙周组织的解剖结构,能够清晰地了解根尖周组织的形态,早期诊断根尖周组织的病变,减少患者的痛苦(图 18-10)。

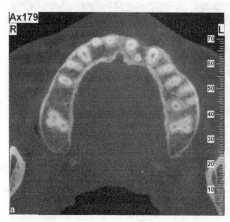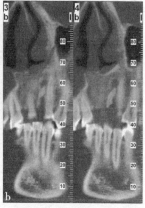

图 18-10　CBCT 显示 22 根尖周炎影像
a. 为轴面　b. 冠状位

　　根尖囊肿和根尖肉芽肿分别是慢性根尖周炎的不同表现类型,根尖肉芽肿经过完善的根管治疗大多可以愈合,而根尖囊肿多需行根尖手术。二者病因、临床表现相似,仅凭借 X 线片和临床检查很难将二者区分开,因此术后的病理学诊断一直是鉴别根尖周囊肿和根尖肉芽肿的金标准。有些学者认为 CBCT 可通过灰度不同区别根尖周囊肿和根尖周肉芽肿,但也有一部分学者对于 CBCT 通过灰度区分二者持不同意见[26,27]。

(三) 牙根外吸收

牙根外吸收最终导致牙齿的拔除,早期发现牙根外吸收通常依赖于临床检查和 X 线检查。Estrela 等分析 48 例炎症性牙根吸收患牙的根尖片与口腔颌面锥形束 CT 图像,将牙根外吸收根据其与牙根的位置关系分为根颈、中、尖 1/3;根据发生的牙根面分为唇颊侧、舌腭侧、近中、远中及根尖部;根据吸收范围分为 5 度。结果表明根尖片可发现 68.8% 的 IRR,而口腔颌面锥形束 CT 可发现 100% 的 IRR,根尖片识别牙根外吸收的假阴性率约为 51.9%,假阳性率约为 15.3%,尤其当病损位于颊侧或舌侧根面时,准确率更低。而且,传统根尖片不能发现小于直径 0.6mm、深度 0.3mm 的缺损[28]。由于根尖片只能显示相互重叠的二维影像,因此常不能清晰的显示吸收范围,难以准确评估牙根吸收的严重程度,CBCT 在很大程度上弥补了根尖片的缺点,其多层面重建技术可以显示病变的真实形态和部位,确定病变范围、破坏程度及周围牙槽骨的吸收状况,并可发现先前未发现的吸收缺损,有助于确定牙根吸收后的治疗规划,提高了患牙保存率。

(四) 牙根折裂

牙根折裂是指既无外伤史又无龋病、只发生于后牙牙根的一种特殊类型的折断,根尖片对于牙根折裂的诊断有一定意义,口腔颌面锥形束 CT 提供的三维图像可较好的反映牙根及根周牙槽骨情况,对牙根折裂的诊断可靠性较高,且其敏感度明显优于根尖片[29,30]。

Bernardes 等对 20 例疑似根折的患者进行常规根尖 X 线

片和 CBCT 图像研究,发现 CBCT 诊断根折的敏感性和精确性显著高于传统 X 线片[31]。Hassan 等曾对比 CBCT 与 X 线根尖片对牙根纵裂的诊断能力,并评估根充物对诊断牙根纵裂的影响,结果显示 X 线与 CBCT 诊断牙根纵裂的敏感度分别为37.1% 与 79.4%。CBCT 对活髓牙与已根管治疗患牙的诊断敏感度分别为 80% 与 78.8%,而根尖片敏感度分别为 47.5% 与26.6%,根管治疗后 CBCT 的敏感度没有明显改变,而 X 线的敏感度明显降低[32](图 18-11)。

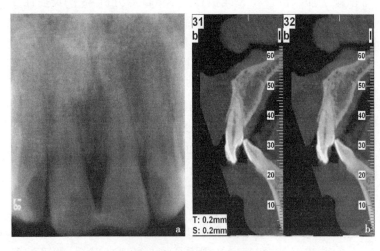

图 18-11　外伤后牙影像

a. 前牙外伤后牙片,根周膜清晰,骨硬板尚为连续　b. CBCT 扫描同一颗牙齿可见 11 根中 1/3 斜行牙折

(五) 牙周炎

　　牙周炎的 X 线表现为牙槽骨吸收,牙槽嵴顶及骨硬板模糊、消失,牙槽嵴顶高度降低,对牙周炎的影像学检查主要目的是检测牙槽骨缺损的程度。现有的根尖片测量技术测量1mm 以下的牙槽骨缺损病变敏感度不够,Vandenberghe 等分别评价了口腔颌面锥形束 CT 体外检查牙周疾病的准确性,并与

根尖片进行比较,结果显示所有的牙槽骨缺损和根分叉病变都能通过口腔颌面锥形束 CT 得到明确的诊断,同时其在测量弹坑样缺损和根分叉病变时非常有效;Jervestorm 等通过体外模拟牙周组织发现,对 0.19mm 人工牙周空间,CBCT 的测量准确性达到 100%,在此范围内,CBCT 提供了更好的可视化牙周膜的模拟空间[33,34]。口腔颌面锥形束 CT 对于后牙牙槽骨缺损的观察精度及可靠性较高,可用于复杂牙周炎病例的术前评估及术后随访观察(图 18-12)。

三、颞下颌关节疾病

(一)关节间隙改变

颞下颌关节紊乱病实际上是包括了颞下颌关节本身及其相关咀嚼肌的多种疾病实体的一个集合名词。关节间隙改变是颞下颌关节紊乱病最常见的一种 X 线征象,对于颞下颌关节紊乱病关节间隙检查仍以许勒位片为最多,侧位体层片亦在用,前者最大的缺陷在于其投照角度,口腔颌面锥形束 CT 可以准确地显示关节间隙的变化。

2002 年 Major 等人利用 MRI 对青年人颞下颌关节 335 例进行检查,发现关节盘移位和关节间隙的改变有明显的关系,通过测量颞下颌关节各间隙和髁突位置的改变来推断关节盘的位置有一定的可行性。随着口腔颌面锥形束 CT 近年来的不断发展和应用,很多学者开展了一系列的研究工作[35]。王瑞永等利用口腔颌面锥形束 CT 测量 50 名健康人的 100 侧颞下颌关节间隙,表明健康人群髁突基本位于颞下颌关节窝的中央位置,虽然并非完全居中,而是具有一定的变异范围,但以髁突中位率最高,其结论为不能够完全否定颞下颌关节间隙变化对于颞下颌关节紊乱病的诊断价值[36]。日本学者 Ikeda 等人选择 22 例无关节症状且经 MRI 证实在牙尖交错合时关节盘处于正常位置的健康颞下颌关节为研究对象,用口腔颌面锥形束 CT 测量三个月前后颞下颌关节各间隙的宽度及测量的变异值,结果显

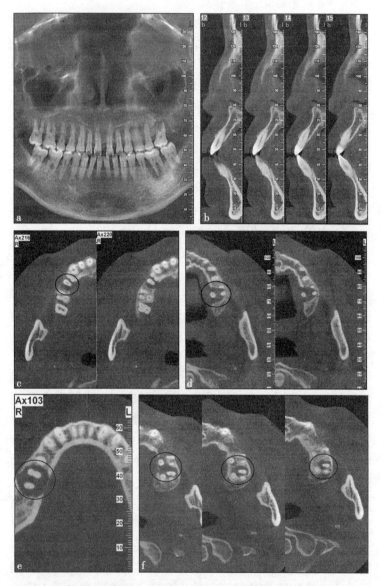

图 18-12　CBCT 显示牙周病变影像

a,b. 显示牙槽骨水平型吸收,牙槽嵴高度降低　c~e. 为牙槽骨垂直型吸收
分别形成一、三、四袋骨壁　f. 为混合骨袋

示,三个月前后两次间隙测量的差异为 0.01%~0.07%,即认为髁突位置在关节窝内的位置相对稳定,同时也证明了利用口腔颌面部锥形束 CT 对颞下颌关节各间隙的测量十分稳定[37]。

颞下颌关节紊乱病关节间隙改变的情况基本可分为四种:整个关节间隙增宽,表现为髁突下移位;整个关节间隙变窄,表现为髁突上移位;关节前间隙增宽而后间隙变窄,表现为髁突后移位;关节前间隙变窄而后间隙增宽,表现为髁突前移位(图 18-13)。

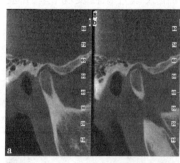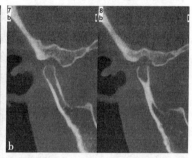

图 18-13　CBCT 显示关节间隙影像

a. 显示颞下颌关节前间隙增宽,后间隙变窄　b. 显示颞下颌关节各间隙均增宽

对于关节盘病变,口腔颌面锥形束 CT 关节造影克服了普通关节造影仅能获得少数关节层面造影图像的缺陷,可以获得关节造影矢状位、冠状位及轴位多个层面的图像,从而更有利于对关节盘位置和关节盘穿孔的诊断。但在条件允许时对于关节盘和关节内软组织病变的检查应首选磁共振检查[38]。

(二)髁突骨质改变

Honda 等人利用 CBCT 和 MSCT 共同检查 21 具尸体 TMJ 是否有髁突骨皮质缺损或骨赘形成,并与肉眼检查结果对照,发现前者敏感度为 0.8,后者为 0.7,两者特异度均为 1.0,由此可见口腔颌面锥形束 CT 对于诊断颞下颌关节骨关节病有着很大的优势[39]。Katakami 等人利用常规 X 线检查、螺旋 CT、口腔颌面锥形束 CT 与 Micro-CT、电镜下组织观察对比，口腔颌面部锥形束 CT 对髁突骨质有高度再现性，并将髁突的骨质改变分为皮质骨缺损、骨赘形成、骨内囊肿、髁突表面粗糙不整、髁突磨平、髁突凹陷、髁突双线征共 7 种类型[40]。傅开元等以颞下颌关节骨关节病 X 线表现分型作为评判标准分为以下六型：髁突表面皮质骨模糊消失型（Ⅰ型）、表面缺损破坏型（Ⅱ型）、髁突磨平型（Ⅲ型）、骨质硬化型（Ⅳ型）、骨质增生型（Ⅴ型）、囊样变型（Ⅵ型），然后比较口腔颌面部锥形束 CT 与经咽侧位 X 线片比较发现Ⅰ型、Ⅱ型两者具有较高的一致性，而其他类型则重复性和一致性很低[41]。髁突表面皮质骨模糊消失型（Ⅰ型）、表面缺损破坏型（Ⅱ型）可能预示疾病的进展或者终止，对于诊断早期骨关节病并提示尽早进行治疗避免疾病的进一步发展有着重要的意义（图 18-14）。

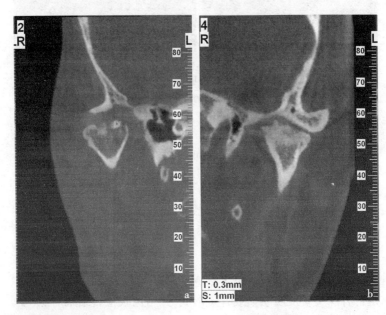

图 18-14　CBCT 显示髁突骨质改变影像

a. 显示髁突表面骨皮质缺损、破坏　　b. 显示髁突表明骨皮质粗糙不整，骨质增生明显

(三) 颞下颌关节紊乱病治疗

颞下颌关节紊乱病(TMJ)的治疗方法有很多,治疗程序首选可逆性保守治疗,如药物、理疗、封闭和咬合板治疗等;然后用不可逆性保守治疗,如调𬌗、正畸矫治等;最后选用关节镜外科和各种手术治疗。

颞下颌关节上腔药物注射在临床上应用非常广泛,Honda 等利用口腔颌面锥形束 CT 为 52 名需要关节上腔注射治疗的患者行术前检查,利用公式计算进针角度、进针深度后型上腔穿刺治疗,其中 50 名患者一次成功[42]。Matsumoto 等学者利用口腔颌面锥形束 CT 对 76 例需行颞下颌关节上腔注射的患者进行术前评估,对比 106 例常规上腔注射的患者术后 1 周开口度、术后疼痛指数及进针重置次数,发现使用口腔颌面锥形束 CT 术前评估的患者在术后 1 周开口度和疼痛指数方面具有显著优势,且其进针次数较无术前评估者少,是一种非常有价值的方法[43]。CBCT 在 TMJ 中的临床研究还刚刚起步,亟需开展严谨的诊断性试验研究及系统评价,在广大临床和基础工作者不断努力下,以 CBCT 诊断作为平台,TMJ 的诊断和治疗水平一定会得到极大提高。

(四) 颞下颌关节强直

纤维性强直口腔颌面锥形束 CT 表现为:关节结节、关节窝和髁突均可见有不同程度的破坏;密质骨丧失;骨表面形态不规则,严重者可表现为凹凸不平;关节间隙密度增高。骨性强直口腔颌面锥形束 CT 表现为:关节结节、关节窝、髁突完全失去正常形态,且融合成一高密度的骨性团块。固化严重者表现为一致密骨球样结构(图 18-15)。

除去口腔颌面锥形束 CT 以外,许勒位片、关节正侧位片、曲面体层片、传统医用 CT 均可对关节强直做出诊断。

四、正畸治疗中的应用

(一) 头影测量

正畸治疗前通过投影测量正、侧位片进行头影测量分析,

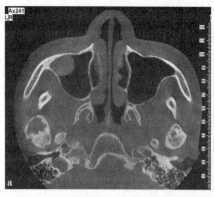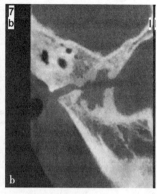

图 18-15　CBCT 显示颞下颌关节强直影像

显示双侧颞下颌关节窝、关节结节、髁突失去正常形态,呈骨球形结构,且表明均可见凹凸不平的骨质破坏

得到颅颌面骨骼位置关系与形态特点的信息,但是因为其投照技术存在不可避免的缺陷而导致影像误差。随着口腔颌面锥形束 CT 在口腔颌面部影像诊断中的广泛应用,它克服了传统二维影像存在放大率、低分辨率、结构重叠及图像失真等问题,且口腔颌面锥形束 CT 所配置软件可以完成任意空间距离或角度的测量,使影像测量的功能极大丰富,对正畸患者的诊断、治疗以及在医患沟通方面均带来了很大的帮助。

　　大量研究表明口腔颌面锥形束 CT 的三维线距以及角度测量均有较高的准确性,使得正畸的影像学诊断正在从二维时代向三维时代迈进(图 18-16)[44-50]。Periago DR 等发现口腔颌面锥形束 CT 生成的头颅侧位片各项测量值的测量误差是 2.31%,虽然同干颅骨上卡尺测量误差 0.63% 比起来要大些,但他们认为其误差不具有显著性差异,所以仍可以认为口腔颌面部锥形束 CT 的测量分析非常的精确[51]。Moshir M 等很多学者选择数字量角规对干颅骨的测量值作为金标准,将口腔颌面部锥形束 CT 的测量值和传统头颅侧位片上的测量值进行比较,结果显示口腔颌面部锥形束 CT 较传统头颅侧位片的定点和测量均更为精确。很多临床实验

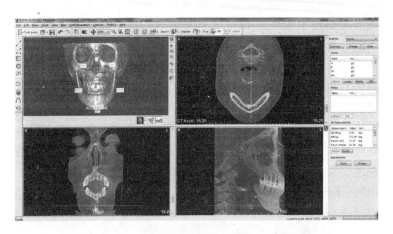

图 18-16 三维头影测量标记点描记及测量分析

的结果也证明了这一点,认为口腔颌面锥形束 CT 较传统头颅侧位片更具有优势,但也有人认为两者之间并无明显的差异性[52]。

（二）微植体支抗的引导植入

微植体支抗其因其突出的支抗效果、便捷的植入方式、较小的患者依赖性等优点得到了广泛应用,且因其体积小,植入部位灵活多变,满足正畸临床多种需要,在三维方向上发挥多重效应,适应证广泛。但是微植体支抗在植入后 12 周内大约有 15% 的松脱率,脱落后正畸医师需要在新的位点上植入新的支抗钉,调整之前制订的正畸治疗计划。造成这一问题的原因有很多,除了患者主观和支抗钉本身的因素外,植入位点的骨质和骨量也是一大重要原因。口腔颌面部锥形束 CT 可以实现在微植体支抗植入术前有效地评估上、下颌骨的骨质、骨量,掌握下颌神经管、鼻窦及上颌窦等重要结构的确切位置,从而准确判断出上下颌骨放置微植体支抗的安全区域,同时也为种植钉植入过程中避免造成牙根的损伤做出有效指导[53,54]。

Watanabe H 等通过口腔颌面锥形束 CT 测量分析得出,在上颌骨距离牙槽嵴顶 6mm 处,随着植入角度的逐渐增高,微植体接触皮质骨厚度增加,且不会造成牙根损伤;而下颌骨植入位点应在距离牙槽嵴顶 4mm 水平处[55]。Liou 等通过统计测量成人颧牙槽嵴处的骨量,距离殆平面 14~16mm,且与第一磨牙长轴呈 55°~70° 时骨量最佳[56]。Kim 等学者展示了一种非常简洁的利用 CBCT 扫描和多种图像重建方法制作的微植体定位装置,通过牙根间三个维度上的观测种植区骨质以及骨量,确定微植体植入部位、方向以及角度。其研究中采用的是仅在 2~3 颗牙的距离内进行根据影像信息设计完成的模板输出数据进行激光快速成型,完成指导微植体植入的导板模型,是需要植入微植体支抗的正畸患者和医师很好的选择,既可以有效防止损伤周围组织,也保证了微植体精确的植入有效的降低其失败率[57](图 18-17)。

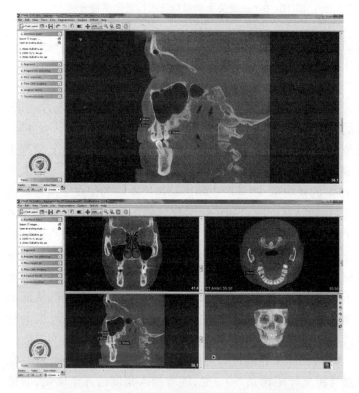

图 18-17　三维测量牙槽骨不同高度的牙根近距

(三)气道分析

青少年错𬌗畸形的形成机制中,口呼吸导致颌骨发育异常及牙齿位置错乱是常见的现象,临床中导致口呼吸的原因较为复杂,其中上呼吸道狭窄是一个重要原因。以往正畸医师常通过询问病史及临床视诊来判断患者有无慢性扁桃体炎、慢性鼻炎等上呼吸道阻塞病症,由于相应专科知识和检查手段的欠缺,易漏诊。而上呼吸道阻塞症状的持续,不仅影响正畸临床的治疗效果,远期也易导致错𬌗畸形的复发。应用 CBCT 不仅可对患者上呼吸道不同断面进行直线距离测量,还可以对上呼吸道的容积进行测量,帮助正畸医师做出气道是否狭窄的正确诊断,从而避免漏诊发生,及时进行相关专科治疗,获得并保持良好的正畸治疗效果(图 18-18)。

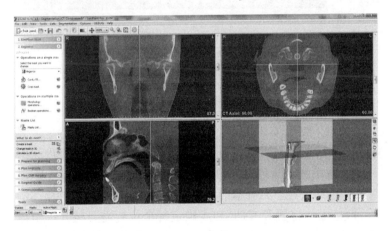

图 18-18 气道重建

口腔颌面锥形束 CT 中,轴位图像可反映上呼吸道的前后、左右径情况并进行定量的测量同时测量上呼吸道的横截面积可以更为科学地反映上呼吸道的狭窄情况,在科研和临床中的应用与传统头颅侧位片测量方法相比有显著地优越性[58-62]。Grauer 等应用 CBCT 三维重建技术分析不同面型与上呼吸道体积形态的关系时发现,呼吸道体积与垂直向面型关系不大,但骨性安氏Ⅱ类错𬌗患者的呼吸道往往处于前倾位,反之安氏Ⅲ类错𬌗患者的呼吸道形态更为垂直[62](图 18-19)。

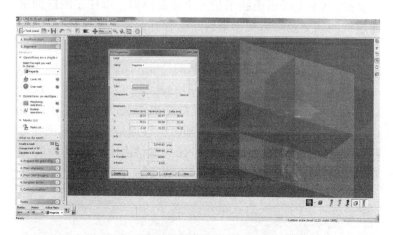

图 18-19　气道的表面积和体积的测量

五、牙种植学中的应用

随着牙种植体在临床上的广泛应用,种植后发生感觉障碍和出血并发症的发生率不断增加,口腔医师面临着颌骨内结构神经血管结构的个体差异,其高变异性决定了三维影像在术前计划中的必要性。且种植前治疗方案的确定包括植入种植体的数目、植入的位置和方向、初步确定每个位置需要植入种植体的最佳长度和直径、评估术前是否需要其他治疗准备等,所以CBCT 可以提供颌骨的颊舌向宽度、倾斜度和形态以及至关重要的种植区解剖结构的空间关系等信息,为口腔种植学的术前诊断、手术方案制订、模拟手术、外科导板的制作、种植术后评估等方面提供了良好的影像学手段。

(一) 种植术前需考虑因素

解剖学评估应对牙槽骨形态进行分析,包括骨量及骨质的情况。骨量的评估不仅包括骨量的较少,也要考虑不利的骨形态,骨质的评估主要包括松质骨和密质骨的结构、比例以及骨密度。此外种植体与重要解剖结构之间的关系,如与神经、血管、牙根、鼻腔和上颌窦窦腔之间的关系可影响种植手术是否成功及最终的修复结果[63,64]。

CBCT 的应用使牙槽骨骨量的测定和分析变得更加容易,可通过专有的软件或第三方软件利用光标移动直接计算测量,测量结果可以精确到 0.01mm。种植体植入空间三维测量包括垂直高度、近远中距、唇颊侧至舌腭侧距离(图 18-20)。①垂直向距离:种植体的最大长度应始终比牙槽骨的垂直长度短 1~2mm,因为钻孔时的深度一般会超出种植体长度 1~1.5mm。②近远中距离:对于大多数无牙颌牙弓,最重要的数据是下颌骨两侧颏孔之间的牙弓长度,以及上颌骨两侧尖牙突起间的牙弓长度。假设相邻种植体之间的最小间隙为 3mm,那么这个测量可以用来计算种植体的数目,即最多数目 = 距离 /(种植体宽度 +3mm)。若种植体是植入两颗牙之间,则应测量三个数据:邻牙牙冠的最大近远中宽度、邻釉牙本质界稍下方的牙槽嵴水平处的近远中距离以帮助选择种植体的宽度、最后是邻牙牙根中部的近远中宽度,如果这个距离小于牙槽嵴顶处的宽度则意味着考虑用锥形种植体,以免侵犯邻牙牙根。③唇颊侧至舌腭侧距离:一般 1 个种植体唇颊侧和舌腭侧都应至少 1mm 厚度的骨组织包围,所以牙槽嵴宽度应不少于 2mm+ 种植体宽度。

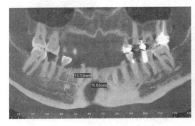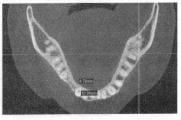

图 18-20　实现三维方向上骨量测量和分析

传统的种植术前骨质分析方法是由 Lekholm 和 Zarb 提出的，根据皮质骨和松质骨含量比例及松质骨的排列紧密程度，将牙槽骨质量分为Ⅰ~Ⅳ类骨，Ⅱ类骨及Ⅲ类骨最有利于平衡种植体对初期稳定性和骨结合的要求[65]。Norton 等的研究利用分析 CT 值（Hounsfield）来评估局部松质骨的密度，即Ⅰ类骨 CT 值 >+850HU，Ⅱ/Ⅲ类骨 CT 值为 +500~+850HU，Ⅳ类骨 CT 值为 0~+500HU[66]。Isoda 等通过 CBCT 显示的密度值对种植区骨密度进行了评估，并利用动物实验证实运用 CBCT 反映的信息推断出的骨密度状况和种植体的初期稳定性有关联，故认为运用 CBCT 进行术前骨质状况评估能够有效指导术者对种植体初期稳定性做出预测[67]（图 18-21）。很多学者认为种植术前利用 CBCT 进行骨密度值的检测是客观评估骨密度的一种可靠方法[68-73]（图 18-22）。

种植体在口腔颌面部植入受到了上、下颌骨内存在的很多解剖结构的限制，种植体的位置与上颌骨内鼻腭管、上颌窦、鼻腔、下颌骨内下牙槽神经管、颏孔区、下颌骨前部区、下颌正中管、下颌骨舌侧孔解剖结构的位置关系也是需术前评估的重要因素之一。从修复学的角度看，理想的种植体骨量可以被定义为牙槽骨的一个圆柱体大小，高为 10mm，近远中径和颊舌径均为 8mm，并且垂直于牙列的咬合面。骨量不足，上颌窦底位置较低以及有

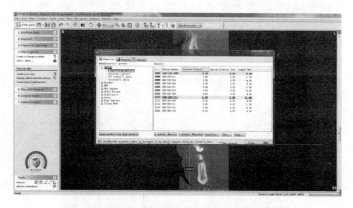

图 18-21　在种植体真实数据指导下模拟种植

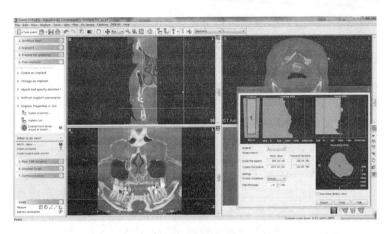

图 18-22 种植体周围骨密度的测量

可能损伤下颌神经管等复杂病例的处理上,CBCT 的应用也可以一定程度上降低手术风险,提高成功率(图 18-23)。

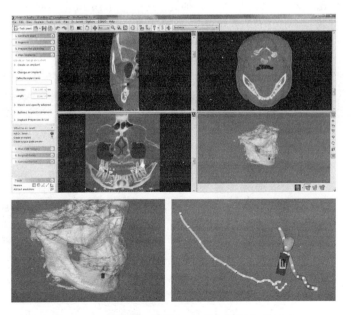

图 18-23 种植体与周围牙齿、下牙槽神经的重建

(二) 种植术前计算机辅助设计和种植导板的制作

口腔颌面锥形束 CT 提供的与颌骨长轴垂直的横断面影像在术前对牙槽骨形态的评价以及术后种植体失败需要移除时的分析中均具有重要作用,其与相应软件应用的结合,已经使口腔修复、外科及口腔诊断等学科在种植治疗的计划及手术过程中易于合作(图 18-24)。运用 CBCT 获取较为精确的图像信息,通过第三方软件将其转化为虚拟的种植区三维模型,然后采用 CAD/CAM 技术结合光固化进行制作,由此便可以理想、精确地设计出合理的种植修复方式,用这样的方法制作的导板系统即为静态导板系统。静态导板系统具有独特的优势,制作的导板精准,操作简便,不论术者还是助手,包括导板制作者都可以参与到种植方案设计的过程中,由此类导板引导的种植手术 1 年成功率可达 96.6% 以上。临床上使用的另一种模板为动态导航系统,即通过第三方软件将 CBCT 三维影像影像学模板转化为种植手术模板进而指导医师完成手术。该系统也可将种植手术过程进行模拟直接在计算机显示器上多方位立体向患者展示,有助于患者对种植修复的理解[74-77]。

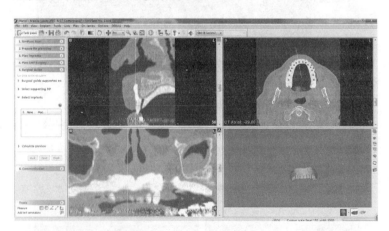

图 18-24　种植术前计算机辅助设计和种植导板的制作

参考文献

1. Mozzo P,Procacci C,Tacconi A,et al.A new volumetric CT machine for dental imaging based on the cone-beam technique:preliminary results. European radiology.1998,8(9):1558-1564

2. Arai Y,Tammisalo E,Iwai K,et al.Development of a compact computed tomographic apparatus for dental use.Dento maxillo facial radiology.1999,28 (4):245-248

3. Scarfe WC,Farman AG,Sukovic P.Clinical applications of cone-beam computed tomography in dental practice.Journal(Canadian Dental Association).2006,72(1):75-80

4. Rottke D,Patzelt S,Poxleitner P,et al.Effective dose span of ten different cone beam CT devices.Dento maxillo facial radiology.2013,42(7):20120417

5. Roberts JA,Drage NA,Davies J,et al.Effective dose from cone beam CT examinations in dentistry.The British journal of radiology.2009,82(973):35-40

6. Moze G,Seehra J,Fanshawe T,et al.In vitro comparison of contemporary radiographic imaging techniques for measurement of tooth length:reliability and radiation dose.Journal of orthodontics.2013,40(3):225-233

7. Baumgaertel S,Palomo JM,Palomo L,et al.Reliability and accuracy of cone-beam computed tomography dental measurements.American journal of orthodontics and dentofacial orthopedics:official publication of the American Association of Orthodontists,its constituent societies,and the American Board of Orthodontics.2009,136(1):19-25

8. Timock AM,Cook V,McDonald T,et al.Accuracy and reliability of buccal bone height and thickness measurements from cone-beam computed tomography imaging.American journal of orthodontics and dentofacial orthopedics:official publication of the American Association of Orthodontists, its constituent societies,and the American Board of Orthodontics.2011,140 (5):734-744

9. Lagravere MO,Carey J,Toogood RW,et al.Three-dimensional accuracy of measurements made with software on cone-beam computed tomography images.American journal of orthodontics and dentofacial orthopedics:official publication of the American Association of Orthodontists,its constituent societies,and the American Board of Orthodontics.2008,134(1):112-116

10. Maret D,Molinier F,Braga J,et al.Accuracy of 3D reconstructions based on

cone beam computed tomography.Journal of dental research.2010,89(12):
1465-1469

11. Damstra J,Fourie Z,Ren Y.Comparison between two-dimensional and midsagittal three-dimensional cephalometric measurements of dry human skulls.The British journal of oral & maxillofacial surgery.2011,49(5):392-395

12. Nemtoi A,Czink C,Haba D,et al.Cone beam CT:a current overview of devices.Dento maxillo facial radiology.2013,42(8):20120443

13. Wilde F,Lorenz K,Ebner AK,et al.Intraoperative imaging with a 3D C-arm system after zygomatico-orbital complex fracture reduction.Journal of oral and maxillofacial surgery:official journal of the American Association of Oral and Maxillofacial Surgeons.2013,71(5):894-910

14. Liu DG,Zhang WL,Zhang ZY,et al.Three-dimensional evaluations of supernumerary teeth using cone-beam computed tomography for 487 cases.Oral surgery,oral medicine,oral pathology,oral radiology,and endodontics.2007,103(3):403-411

15. 马绪臣.口腔颌面锥形束CT的临床应用.北京:人民卫生出版社.2011

16. Becker A,Chaushu G,Chaushu S.Analysis of failure in the treatment of impacted maxillary canines.American journal of orthodontics and dentofacial orthopedics:official publication of the American Association of Orthodontists,its constituent societies,and the American Board of Orthodontics.2010,137(6):743-754

17. Oberoi S,Knueppel S.Three-dimensional assessment of impacted canines and root resorption using cone beam computed tomography.Oral surgery, oral medicine,oral pathology and oral radiology.2012,113(2):260-267

18. Alqerban A,Jacobs R,Fieuws S,et al.Comparison of two cone beam computed tomographic systems versus panoramic imaging for localization of impacted maxillary canines and detection of root resorption.European journal of orthodontics.2011,33(1):93-102

19. 张万林,柳登高,张祖燕,等.埋伏上颌中切牙影像学分类.现代口腔医学杂志.2006,20(6):569–571

20. Suomalainen A,Venta I,Mattila M,et al.Reliability of CBCT and other radiographic methods in preoperative evaluation of lower third molars.Oral surgery,oral medicine,oral pathology,oral radiology,and endodontics.2010,109(2):276-284

21. Ghaeminia H, Meijer GJ, Soehardi A, et al. Position of the impacted third molar in relation to the mandibular canal. Diagnostic accuracy of cone beam computed tomography compared with panoramic radiography. International journal of oral and maxillofacial surgery. 2009, 38 (9):964-971

22. Lofthag-Hansen S, Huumonen S, Grondahl K, et al. Limited cone-beam CT and intraoral radiography for the diagnosis of periapical pathology. Oral surgery, oral medicine, oral pathology, oral radiology, and endodontics. 2007, 103 (1):114-119

23. Young GR. Contemporary management of lateral root perforation diagnosed with the aid of dental computed tomography. Australian endodontic journal: the journal of the Australian Society of Endodontology Inc. 2007, 33 (3): 112-118

24. Patel S, Dawood A, Mannocci F, et al. Detection of periapical bone defects in human jaws using cone beam computed tomography and intraoral radiography. International endodontic journal. 2009, 42 (6):507-515

25. De Paula-Silva FW, Wu MK, Leonardo MR, et al. Accuracy of periapical radiography and cone-beam computed tomography scans in diagnosing apical periodontitis using histopathological findings as a gold standard. Journal of endodontics. 2009, 35 (7):1009-1012

26. Simon JH, Enciso R, Malfaz JM, et al. Differential diagnosis of large periapical lesions using cone-beam computed tomography measurements and biopsy. Journal of endodontics. 2006, 32 (9):833-837

27. Rosenberg PA, Frisbie J, Lee J, et al. Evaluation of pathologists (histopathology)and radiologists (cone beam computed tomography) differentiating radicular cysts from granulomas. Journal of endodontics. 2010, 36 (3):423-428

28. Estrela C, Bueno MR, De Alencar AH, et al. Method to evaluate inflammatory root resorption by using cone beam computed tomography. Journal of endodontics. 2009, 35 (11):1491-1497

29. Bornstein MM, Wolner-Hanssen AB, Sendi P, et al. Comparison of intraoral radiography and limited cone beam computed tomography for the assessment of root-fractured permanent teeth. Dental traumatology: official publication of International Association for Dental Traumatology. 2009, 25 (6):571-577

30. Kamburoglu K, Ilker Cebeci AR, Grondahl HG. Effectiveness of limited cone-beam computed tomography in the detection of horizontal root fracture.

Dental traumatology: official publication of International Association for Dental Traumatology.2009,25(3):256-261

31. Bernardes RA,de Moraes IG,Hungaro Duarte MA,et al.Use of cone-beam volumetric tomography in the diagnosis of root fractures.Oral surgery,oral medicine,oral pathology,oral radiology,and endodontics.2009,108(2): 270-277

32. Hassan B,Metska ME,Ozok AR,et al.Detection of vertical root fractures in endodontically treated teeth by a cone beam computed tomography scan. Journal of endodontics.2009,35(5):719-722

33. Vandenberghe B,Jacobs R,Yang J.Diagnostic validity(or acuity)of 2D CCD versus 3D CBCT-images for assessing periodontal breakdown.Oral surgery, oral medicine,oral pathology,oral radiology,and endodontics.2007,104(3): 395-401

34. Jervoe-Storm PM,Hagner M,Neugebauer J,et al.Comparison of cone-beam computerized tomography and intraoral radiographs for determination of the periodontal ligament in a variable phantom.Oral surgery,oral medicine,oral pathology,oral radiology,and endodontics.2010,109(2):e95-101

35. Major PW,Kinniburgh RD,Nebbe B,et al.Tomographic assessment of temporomandibular joint osseous articular surface contour and spatial relationships associated with disc displacement and disc length.American journal of orthodontics and dentofacial orthopedics:official publication of the American Association of Orthodontists,its constituent societies,and the American Board of Orthodontics.2002,121(2):152-161

36. 王瑞永,马绪臣,张万林,柳登高.健康成年人颞下颌关节间隙锥形束计算机体层摄影术测量分析.北京大学学报(医学版),2007,05: 503-506

37. Ikeda K,Kawamura A.Assessment of optimal condylar position with limited cone-beam computed tomography.American journal of orthodontics and dentofacial orthopedics:official publication of the American Association of Orthodontists,its constituent societies,and the American Board of Orthodontics.2009,135(4):495-501

38. 张娟,马绪臣,金真,等.无症状志愿者颞下颌关节盘位置的磁共振观察.中华口腔医学杂志.2009,44(10):598-600

39. Honda K,Larheim TA,Maruhashi K,et al.Osseous abnormalities of the mandibular condyle:diagnostic reliability of cone beam computed

tomography compared with helical computed tomography based on an autopsy material.Dento maxillo facial radiology.2006,35(3):152-157

40. Katakami K,Shimoda S,Kobayashi K,et al.Histological investigation of osseous changes of mandibular condyles with backscattered electron images. Dento maxillo facial radiology.2008,37(6):330-339

41. 傅开元,张万林,柳登高,等.应用锥形束 CT 诊断颞下颌关节骨关节病的探讨.中华口腔医学杂志.2007,42(7):417-420

42. Honda K,Bjornland T.Image-guided puncture technique for the superior temporomandibular joint space:value of cone beam computed tomography (CBCT).Oral surgery,oral medicine,oral pathology,oral radiology,and endodontics.2006,102(3):281-286

43. Matsumoto K,Bjornland T,Kai Y,et al.An image-guided technique for puncture of the superior temporomandibular joint cavity:clinical comparison with the conventional puncture technique.Oral surgery,oral medicine,oral pathology,oral radiology,and endodontics.2011,111(5):641-648

44. Kumar V,Ludlow J,Soares Cevidanes LH,et al.In vivo comparison of conventional and cone beam CT synthesized cephalograms.The Angle orthodontist.2008,78(5):873-879

45. Chien PC,Parks ET,Eraso F,et al.Comparison of reliability in anatomical landmark identification using two-dimensional digital cephalometrics and three-dimensional cone beam computed tomography in vivo.Dento maxillo facial radiology.2009,38(5):262-273

46. Ludlow JB,Gubler M,Cevidanes L,et al.Precision of cephalometric landmark identification:cone-beam computed tomography vs conventional cephalometric views.American journal of orthodontics and dentofacial orthopedics:official publication of the American Association of Orthodontists,its constituent societies,and the American Board of Orthodontics.2009,136(3):312.e1-10

47. Gribel BF,Gribel MN,Frazao DC,et al.Accuracy and reliability of craniometric measurements on lateral cephalometry and 3D measurements on CBCT scans.The Angle orthodontist.2011,81(1):26-35

48. van Vlijmen OJ,Berge SJ,Swennen GR,et al.Comparison of cephalometric radiographs obtained from cone-beam computed tomography scans and conventional radiographs.Journal of oral and maxillofacial surgery: official journal of the American Association of Oral and Maxillofacial

Surgeons.2009,67(1):92-97

49. White AJ,Fallis DW,Vandewalle KS.Analysis of intra-arch and interarch measurements from digital models with 2 impression materials and a modeling process based on cone-beam computed tomography.American journal of orthodontics and dentofacial orthopedics:official publication of the American Association of Orthodontists,its constituent societies,and the American Board of Orthodontics.2010,137(4):456.e1-9

50. Kau CH,Littlefield J,Rainy N,et al.Evaluation of CBCT digital models and traditional models using the Little's Index.The Angle orthodontist.2010,80(3):435-439

51. Periago DR,Scarfe WC,Moshiri M,et al.Linear accuracy and reliability of cone beam CT derived 3-dimensional images constructed using an orthodontic volumetric rendering program.The Angle orthodontist.2008,78(3):387-395

52. Moshiri M,Scarfe WC,Hilgers ML,et al.Accuracy of linear measurements from imaging plate and lateral cephalometric images derived from cone-beam computed tomography.American journal of orthodontics and dentofacial orthopedics:official publication of the American Association of Orthodontists,its constituent societies,and the American Board of Orthodontics.2007,132(4):550-560

53. Kau CH,English JD,Muller-Delgardo MG,et al.Retrospective cone-beam computed tomography evaluation of temporary anchorage devices.American journal of orthodontics and dentofacial orthopedics:official publication of the American Association of Orthodontists,its constituent societies,and the American Board of Orthodontics.2010,137(2):166.e1-5

54. Schatzle M,Mannchen R,Zwahlen M,et al.Survival and failure rates of orthodontic temporary anchorage devices:a systematic review.Clinical oral implants research.2009,20(12):1351-1359

55. Watanabe H,Deguchi T,Hasegawa M,et al.Orthodontic miniscrew failure rate and root proximity,insertion angle,bone contact length,and bone density.Orthodontics & craniofacial research.2013,16(1):44-55

56. Liou EJ,Chen PH,Wang YC,et al.A computed tomographic image study on the thickness of the infrazygomatic crest of the maxilla and its clinical implications for miniscrew insertion.American journal of orthodontics and dentofacial orthopedics:official publication of the American Association

of Orthodontists, its constituent societies, and the American Board of Orthodontics.2007,131(3):352-356

57. Kim SH, Choi YS, Hwang EH, et al Surgical positioning of orthodontic mini-implants with guides fabricated on models replicated with cone-beam computed tomography.American journal of orthodontics and dentofacial orthopedics:official publication of the American Association of Orthodontists, its constituent societies, and the American Board of Orthodontics.2007,131(Suppl 4):S82-89

58. Aboudara CA, Hatcher D, Nielsen IL, et al.A three-dimensional evaluation of the upper airway in adolescents.Orthodontics & craniofacial research.2003,6(Suppl 1):173-175

59. Tso HH, Lee JS, Huang JC, et al.Evaluation of the human airway using cone-beam computerized tomography.Oral surgery, oral medicine, oral pathology, oral radiology, and endodontics.2009,108(5):768-776

60. Kim YJ, Hong JS, Hwang YI, et al.Three-dimensional analysis of pharyngeal airway in preadolescent children with different anteroposterior skeletal patterns.American journal of orthodontics and dentofacial orthopedics: official publication of the American Association of Orthodontists, its constituent societies, and the American Board of Orthodontics.2010,137(3): 306.e1-11

61. El H, Palomo JM.Measuring the airway in 3 dimensions:a reliability and accuracy study.American journal of orthodontics and dentofacial orthopedics:official publication of the American Association of Orthodontists, its constituent societies, and the American Board of Orthodontics.2010,137(Suppl 4):S50.e1-9

62. Grauer D, Cevidanes LS, Styner MA, et al.Pharyngeal airway volume and shape from cone-beam computed tomography:relationship to facial morphology.American journal of orthodontics and dentofacial orthopedics: official publication of the American Association of Orthodontists, its constituent societies, and the American Board of Orthodontics.2009,136(6): 805-814

63. Mraiwa N, Jacobs R, Moerman P, et al.Presence and course of the incisive canal in the human mandibular interforaminal region:two-dimensional imaging versus anatomical observations.Surgical and radiologic anatomy: SRA.2003,25(5-6):416-423

64. Uchida Y, Noguchi N, Goto M, et al.Measurement of anterior loop length for the mandibular canal and diameter of the mandibular incisive canal to avoid nerve damage when installing endosseous implants in the interforaminal region: a second attempt introducing cone beam computed tomography. Journal of oral and maxillofacial surgery: official journal of the American Association of Oral and Maxillofacial Surgeons.2009,67(4):744-750

65. Albrektsson T, Zarb G, Worthington P, et al.The long-term efficacy of currently used dental implants: a review and proposed criteria of success. The International journal of oral & maxillofacial implants.1986,1(1):11-25

66. Norton MR, Gamble C.Bone classification: an objective scale of bone density using the computerized tomography scan.Clinical oral implants research.2001,12(1):79-84

67. Isoda K, Ayukawa Y, Tsukiyama Y, et al.Relationship between the bone density estimated by cone-beam computed tomography and the primary stability of dental implants.Clinical oral implants research.2012,23(7): 832-836

68. Shahlaie M, Gantes B, Schulz E, et al.Bone density assessments of dental implant sites: 1.Quantitative computed tomography.The International journal of oral & maxillofacial implants.2003,18(2):224-231

69. Aranyarachkul P, Caruso J, Gantes B, et al.Bone density assessments of dental implant sites: 2.Quantitative cone-beam computerized tomography. The International journal of oral & maxillofacial implants.2005,20(3):416-424

70. Gonzalez-Garcia R, Monje F.The reliability of cone-beam computed tomography to assess bone density at dental implant recipient sites: a histomorphometric analysis by micro-CT.Clinical oral implants research.2013,24(8):871-879

71. Fuster-Torres MA, Penarrocha-Diago M, Penarrocha-Oltra D, et al.Relationships between bone density values from cone beam computed tomography, maximum insertion torque, and resonance frequency analysis at implant placement: a pilot study.The International journal of oral & maxillofacial implants.2011,26(5):1051-1056

72. Kwong JC, Palomo JM, Landers MA, et al.Image quality produced by different cone-beam computed tomography settings.American journal of orthodontics and dentofacial orthopedics: official publication of the

American Association of Orthodontists, its constituent societies, and the American Board of Orthodontics.2008,133(2):317-327

73. Naitoh M,Hirukawa A,Katsumata A,et al.Evaluation of voxel values in mandibular cancellous bone:relationship between cone-beam computed tomography and multislice helical computed tomography.Clinical oral implants research.2009,20(5):503-506

74. Bae,M.J.,J.Y.Kim,J.T.Park,et al.Accuracy of miniscrew surgical guides assessed from cone-beam computed tomography and digital models [J].Am J Orthod Dentofacial Orthop,2013.143(6):p.893-901

75. Morea,C.,J.E.Hayek,C.Oleskovicz,et al.Precise insertion of orthodontic miniscrews with a stereolithographic surgical guide based on cone beam computed tomography data:a pilot study [J].Int J Oral Maxillofac Implants, 2011.26(4):p.860-5

76. Liu,H.,D.X.Liu,G.Wang,et al.Accuracy of surgical positioning of orthodontic miniscrews with a computer-aided design and manufacturing template [J].Am J Orthod Dentofacial Orthop,2010.137(6):p.728 e1-728 e10 ; discussion 728-9

77. Kim,S.H.,Y.S.Choi,E.H.Hwang,et al.Surgical positioning of orthodontic mini-implants with guides fabricated on models replicated with cone-beam computed tomography [J].Am J Orthod Dentofacial Orthop,2007.131(4 Suppl):p.S82-9